全国名老中医传承系列丛书

庞铁良·著

U0121985

王彦恒

医术经验继承心悟

精神障碍中医挈要

王彦恒，全国名老中医药专家。于中医神志病领域悬壶六旬，德术兼备。起沉疴中西共举，祛痼疾脑心并重，通古蕴融令新知，授岐黄桃李芬芳。

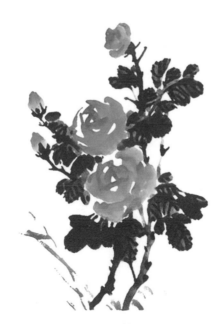

华夏出版社
HUAXIA PUBLISHING HOUSE

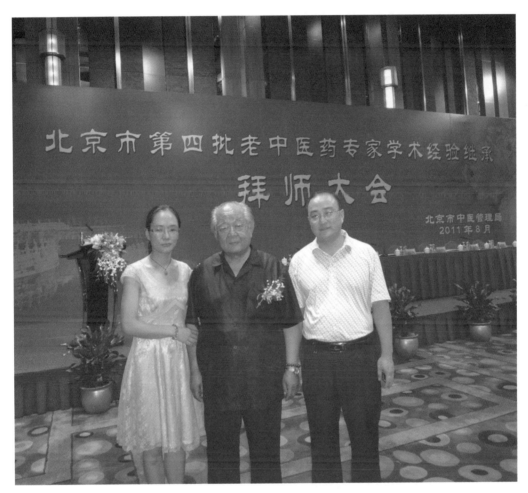

2011 年 6 月，敬侍王彦恒老师。摄于北京市第四批老中医药专家学术经验继承拜师大会。左立者为袁海宁师妹，右立者为庞铁良。

序　言

精神障碍指的是大脑机能活动发生紊乱，导致认知、情感、行为和意志等精神活动不同程度障碍的总称。精神障碍的发病率在逐年增长。根据 1993 年全国精神疾病流行病学调查结果，我国 15 岁以上人口中精神疾病患病率是 13.47‰，其中以精神分裂症为主的重性精神疾病的患病率为 9.66‰。国内外的研究表明，人群中精神分裂症患病率一般稳定在 5‰左右。我国目前精神病性障碍患者约有 1600 万，抑郁症患者约有 3000 万。据统计，精神障碍占全球整个疾病负担的 50% 以上。精神障碍正引起全世界性的密切关注和深入研究。

精神障碍的中医研究历史悠久。早在先秦《五十二病方》就专门设立"颠疾"一篇，收纳两个药方。在《黄帝内经》中设立了《灵枢·癫狂》篇章，将精神障碍划分为癫、狂两大类。《黄帝内经》记载了精神障碍发病原因，指出先天因素和药物因素等可以导致精神障碍。《素问·奇病论》曰："人生而有病巅疾者……此得之在母腹中时。"《素问·腹中论》曰："石药发瘨，芳草发狂。"《黄帝内经》还提出用生铁落和针刺等方法治疗精神障碍。随着中国社会的发展，中医对精神障碍的研究不断深入。涌现出刘完素的"火热过亢"病因学说，张从正、朱丹溪的"痰迷心窍"病机学说，李梴的"血迷心窍"理论，王肯堂的癫狂痫、烦躁、惊悸恐三分类等研究成果。

当今医学迅猛发展，中医学百家争鸣，百花齐放，迎来国际推广战略。为了拓宽中医精神障碍临床研究事业的发展，促进医学交流，笔者总结王彦恒老中医运用中医药治疗精神障碍的临床医疗经验，并结合自身临床体会，参阅医学相关文献资料，渐渐从感性认识上升到理性认识，编写了《王彦恒医术经验继承心悟：精神障碍中医挈要》一书。此项工作得到了北京市中医管理局的支持，并受到中共中央北京市委组织部给予的优秀人才项目资助（编号 2012B008014000002）。希望此书能够为从事精神障碍诊疗的临床医师提供参考，使吾辈更好地传承王彦恒老师的医学学术思想和临床经验，精益求精。

庞铁良

2017 年 03 月 27 日

前　言

为了让学者了解王彦恒老师，更好地掌握和运用王彦恒老师的学术思想和临床经验，抓住精髓要领，本书分为 2 个部分进行阐述，力争纲举目张。

第一部分是学术经验继承。这一部分详细介绍了王彦恒老师的学术思想、学术技能要点，使本书挈要以示学者。每节末尾都附有"心悟发微"，即笔者学习中的心得体会。

第二部分是中医临床发微。这部分是笔者在认真学习和总结王彦恒老师临床诊疗经验的基础上，结合自身 20 余年的临床经验，不断地继承内化总结凝炼所成。共分为两个方面进行论述：

第一方面，中医临证发微。此部分阐述了笔者对王彦恒老师精神障碍辨证诊疗经验的继承与发展。

此章共论述了 15 种疾病，其中脑神疾病 11 种，抗精神病药物所致的药源性疾病 4 种。笔者在继承王彦恒老师脑神理论、药毒发病机制理论和临床经验的基础上，始终坚持"不断从中西医结合中完善中医体系"的指导思想，紧密围绕中医与西医的共同焦点——"祛除疾病，恢复健康，延长寿命"，结合中西医各自优势，尤其是精神科中医与西医各自病种和病名的诊疗特色，对 15 种疾病逐一进行了系统论述，阐明了心悟观点。并在每个病种的后面，都特别设立临诊寄语，进一步补充阐述前文未尽之处，使之挈要明了。

在 11 种脑神疾病中，有 7 种传统病名疾病，有 4 种新增病名疾病。

首先，对"郁病"进行总结论述，明确了郁病的核心症状是心情不舒，即精神郁闷；指出郁病不包含西医抑郁发作，后者一直被混杂于中医"虚劳"、"郁病"、"癫病"范畴之中。进而，将拥有精神低落、索然无味、疲乏倦怠为主要症状的一类疾病独立，并借鉴西医的"抑郁"二字，冠以"抑郁病"病名，另立一节进行了论述。

阐述了"癫病"的精神淡漠、静而少动、言语错乱三大主症，和"狂病"的精神暴躁、动而多怒、言语错乱三大主症，指明了言语错乱是精神错乱的典型具体表现，精神错乱是癫病与狂病共同的核心症状。癫病是精神错乱向淡漠极发展的结果，狂病是精神错乱向暴躁极发展的结果。由此亦揭示了不以言语错乱为主症的西医躁狂发作不应归属于中医狂病范畴。并将具有精神高涨、自评过高，言行滔滔急迫、语意多变，交际过多，举止张扬，莽撞易怒等一系列症状的疾病独立出来，命名为"亢奋病"，单设一节进行了详细论述。

为进一步区分由担忧惧怕引起的烦躁，与由郁怒、多虑、悲伤、哀愁等情绪引起的郁病烦躁之不同，文中将以担忧惧怕、紧张烦躁为主要临床特征的疾病，用"忧恐病"命名进行单独论述。

另外，将一直混杂在癫病、狂病和郁病之中的，以信念不实为主症的疾病，冠以"妄想病"病名，单独进行阐述。

将以记忆力减退，遇事易忘为主症的"健忘病"进一步明确到提醒可晓的层面，使之更好地与呆傻愚笨为主症的"痴呆病"鉴别，并从病机角度阐述健忘病重在脑神不畅，痴呆病重在脑神失用。

对于"不寐病"，强调平复阴阳，调整脑神的重要性，主张应用非安神类中药祛邪扶正，调节脑神，达到安神之效。阐明了多寐病脑神不能畅达舒展的发病机理，强调以畅通脑神为大法进行治疗。

笔者将王彦恒老师的脑神理论，贯穿于以上 11 种疾病诊疗之始终，将这 11 种疾病总体归属于脑神疾病。抑郁病、亢奋病、忧恐病、妄想病 4 种新增病名的提出和论述，是坚持中医发展观，不断继承和健全中医脑神理论体系，充实中医学体系内涵的结果。

本书对抗精神病药物所致的药源性疾病，只选择了 4 种典型的疾病进行论述。意在继承和发扬王彦恒老师的药毒发病机制理论，充实药毒发病机制理论与治未病思想进一步融合的临床具体应用内容。

第二方面，临床常用药对。此部分总结王彦恒老师临床用药的精髓，继承和发扬其药物配伍思维，以药对形式，结合现代药理研究和自身临床应用疗效，阐述笔者临床用药之心悟与发微。

本书在成书过程中，个别部分是在吸取了师姐冯秀杰、耿晓英等相关心得体会的基础上所形成的。编写期间，得到了华夏出版社曾令真、梁学超等同志的大力支持，使本书得以加工润色。谨此对他们表示由衷而诚挚的感谢！

王彦恒老师医术精湛，学术思想精深。笔者仅以涉足中医二十余载的经验和学识，尽最大努力去理解、继承和感悟王彦恒老师的医术经验，考究医书，发微阐述，希望在此与同道共同交流学习。如有不足之处，还望诸位同道不吝指正，提出宝贵意见，以便更好地传承王彦恒老师的医疗学术思想和经验，推进中医、中西结合治疗精神障碍事业的发展，提高为人类健康服务的水平！

庞铁良

2017 年 03 月 27 日

王彦恒简介

王彦恒，河北定州人，1936 年 8 月出生，现任首都医科大学附属北京安定医院特需门诊主任医师，是第五批全国名老中医药专家学术经验继承指导老师，第四批北京市名老中医药专家学术经验继承指导老师。自 1954 年开始学习中医，1956 年前往北京，师从于京城名医、北方伤寒派大师陈慎吾，并就读于陈慎吾开办的"汇通中医讲习所"，深入研习中医经典。1958 年，"汇通中医讲习所"并入北京市中医学校，王老继续就读于该校中医专业，并于 1961 年毕业，后分配到北京安定医院，自此一直从事中医精神科临床工作。

王老坚持探索精神疾病的中医药治疗方法，勤求古训，自强不息，立足中医理论，博采众长，将中医理论紧密结合精神科临床实践，以中医人的姿态在精神科领域努力奋斗，勤于临诊，不断创新，于 1983 年组建北京安定医院中医病房，开辟出一条中西医结合治疗精神科疾病的道路。

20 世纪 80 年代，国内很多精神科中医医师调离岗位，面对这种困境，王老锲而不舍，以乐观心态坚守临床岗位，从逆境中起航，提出并倡导"脑主神明"学说，建立"脑神控制系统"的脑神理论，打破了西医所谓中医"有心无脑"的局面。

在精神障碍的病机方面，王老提出脑神受扰和失养是精神障碍的基本病机，"始发于肝，并发于心，失调于脏，上扰脑神"为精神障碍的总体病机，并且特别指出狂病病机为"始于肝郁，并发心火，阻滞脾胃，痰火内炽，久伤肾水，狂势易见"。在精神障碍的治疗方面，王老主张"精神障碍，以通为本；脏腑功能，以和为先；邪聚之位，以清为顺；脑神康复，以肾为根"。

王老擅长中医、中西医结合治疗精神分裂症等各种精神障碍，尤擅以中医中药治疗由于长期服用各种抗精神病药物、抗抑郁药物引发的各种药源性疾患，如迟发性运动障碍、肝功异常、阳痿、闭经、药源性体重异常、不孕不育。

王老临床经验甚丰，注重四诊合参，整体分析；治疗精神疾病主张从脑神立论，审察并谨守病机；善用菊参汤，清畅脑神；注重辨证论治，联合用药。

在治疗抗精神病药物不良反应方面，王老提出"药毒"最易侵犯脾胃，次及肺肝，终致伤及心肾的发病机制，形成"药物毒邪，始发于胃，并发于脾，侵及脏腑，病势多途，筋骨受损，伤正毁形，诸病皆生"的理论观点，擅长用黄石藤汤为基本方，结合辨证，荡涤郁热、通利血脉、清理药毒，共达治疗抗精神病药物不良反应的作用。

王老曾获北京市科技进步奖2项。主编著作有《中西医结合论治抑郁障碍》（人民卫生出版社，2005）、《实用中医精神病学》（人民卫生出版社，2001），参加编著学术著作有《临床中医内科学》、《今日中医内科》等，主审《中医论治精神药物不良反应》（人民卫生出版社，2014），发表学术论文30余篇。

王老五十余年如一日，对待患者如同亲人，临床中如遇有经济困难的患者，常免收其诊费；如遇有不孝不敬的患者或者家属，必直言劝诫。王老一直以"善心道手，以民为天"作为自己行医的座右铭，一心严求医术，善待患者及家属，医治精神疾病，造福人类。

目　录

第一部分　学术经验继承

第二部分　中医临床发微

第一部分　学术经验继承

第一章　基础理论

第一节　中西医结合发展观

一、中医与西医的异同

从目前来看，中医与西医作为医学，都服务于人类健康，但是它们各具特点和优势。西医采用形而下的观点，主张从微观角度观察和认识疾病，并且将量化标准积极运用于临床，不断推动自身发展。中医采用形而上的观点，主张从宏观角度观察和认识疾病，将阴阳学说、精气学说、藏象学说及整体观念贯穿于临床始终，不断地寻求发展。因此，中医与西医从认识疾病的起点上就采用了截然不同的两个角度。《易·系辞上》云："形而上者谓之道，形而下者谓之器"。形而下的观点和形而上的观点使西医和中医沿各自的方向不断发展，似乎是背道而驰，永远不能对焦。

中医和西医的关注点更是不同。任何一种医学都是面对两个事物——医疗群体和疾病。西医从一开始就注重疾病的形质和成因，所实施的手段更是针对二者有的放矢地进行攻击，它在发现细菌、病毒、抗生素等方面成绩瞩目，使人类的感染性、传染性疾病得到了迅速有效的控制。中医从诞生之日就始终秉承扶正气、祛邪气，她伴随中华民族走过了三千多个春夏秋冬，使中华儿女繁衍至今，生生不息。

虽然中医与西医有不同的思维模式和理论体系，甚至有人认为中医与西医是永不相交的"平行线"。但是，必须要肯定中医与西医研究的对象都是人体的疾病，中医与西医总的研究目标都是使人类祛除疾病，健康长寿。正因为对象和目标的一致性，中医与西医的焦点——祛除疾病，恢复健康，延长寿命，也就由此产生。这一焦点也是中医与西医最终交汇聚集的地方。"脑主神明"的观点就是从中医与西医研究目标和对象一致性的共同焦点出发而形成的。

二、中西医结合是医学发展历史的必然产物

为推进医学发展，更好地达到祛除疾患、保障健康的医学目标，王老一直要求我

们，要切实将中医与西医的优势有机结合在一起，发挥中医与西医的内在潜能。

中医需要接纳西医微观的疾病形质和成因等研究成果，西医也需要接纳中医宏观的整体观念和人体正气等内容，中医与西医为了共同的研究对象和目标，必将走向相互结合共同发展的道路，发挥医学为人类做出更大贡献的潜力。

中西医结合是中医和西医发展到一定历史时期的产物，是历史发展的必然，是实现未来医学的必由之路。只有中西医结合，才能不断地发展医学理论，服务好人类的健康。西医已经逐渐接受了中医的整体观念，从"生物医学模式"转型为"社会-心理-生物医学模式"，正在全面推进以人为本的医学理念。中医也在实事求是地推进量化标准，利用现代的科学技术，吸取西医微观认识疾病的方法，与时俱进，不断发展。这一切都是在以往中西医结合工作给予的启示下发展起来的，是中医与西医互相促进发展的事实见证。

心悟发微　从数学的发展来看，中国数学与西方数学在中西方不同的文化影响中不断发展。到现在，数学已无中国数学和西方数学之分，更无传统数学和现代数学之分，当今数学只有一种。笔者认为，数学的发展如此，医学的发展亦将如此。无论哪一种医学，都将最终走到一起，成为一种"完善的医学"。中西医结合工作是推进和实现"完善的医学"的一种途径；是对未来医学发展起着了承上启下作用的支撑点，是未来医学与现代中西医的纽带；是让医务工作者拥有更强大的包容性思维的有效方式。中西医结合工作必将引领医学新思潮的涌现。

第二节　中医的神

中医学所说的神，内涵深远，不仅仅局限于人体，而是涉及世界万物。

首先，从世界万物层面来讲。

《素问·天元纪大论》云："故物生谓之化，物极谓之变，阴阳不测谓之神，神用无方谓之圣"，明确地指出神就是世界万物的变化规律，并且能够被圣人发现、掌握和运用。《素问·阴阳应象大论》云："阴阳者，天地之道也，万物之纲纪，变化之父母，生杀之本始，神明之府也"，确切地指明神所在的处所是天地万物的阴阳。"阴阳"属于中国古代哲学范畴，是对自然界中相互关联的事物或现象中对立双方的概括。

古代哲学用"阴阳"的观点去认识世界，将世界看成一个物质性的整体，世界存在着阴阳对立双方，世界本身也就是阴阳对立统一的结果。由此进一步可以看出，阴阳相互作用是世界万物发生、发展和变化的根源。因此不言自明，世界万物层面的神就是世界万物阴阳相互作用的变化规律。

《易传·说卦》记载"神也者，妙万物而为言也"，说明神是造化万物的奇妙莫测的功能。《尸子·贵言》更记载有"分天下以生为'神'……神也者，万物之始，万事之纪也"。由此可见，中医学从世界万物层面对神的认识，与古代哲学对神的认识是一致的。二者都认为神是万物之阴阳相互作用的变化规律，是万物发生、发展和变化的动力。

其次，从人体层面来讲。

《灵枢·天年》阐明人体神的含义："黄帝曰：何者为神？岐伯曰：血气已和，荣卫已通，五藏已成，神气舍心，魂魄毕具，乃成为人。"这说明在躯体的气血调和、脏腑完备的情况下，人体神就处于心中，魂魄依于人的身体，一个有生命的人就出现了；也就是指明神是支持人体生存于世界的生命力。人体只有存在神，才能魂魄相依为使，富有生机。人体之神以气血调和、五藏完备为基础而发挥正常作用。

《素问·八正神明论》中说："血气者，人之神，不可不谨养"，《灵枢·营卫生会》云"血者，神气也"，更说明血气是人体神的物质基础，而且还需要谨养之。《素问·六节藏象论》进一步指明："天食人以五气，地食人以五味，五气入鼻，藏于心肺，上使五色修明，音声能彰。五味入口，藏于肠胃，味有所藏，以养五气，气和而生，津液相成，神乃自生。"《素问·平人绝谷》也云："神者，水谷之精气也。"肯定地阐述了人体神须依赖水谷精气及其所化生的气血津液物质来不断地滋养，才能不断地存在于体内。然而人体神的物质基础血气是居于脉中，不停地流行。人体神附着于血气，当然也就居于脉中；血与脉都是由心所主，从而心主人体神。正如《灵枢·本神》所曰："心藏脉，脉舍神"，以及《素问·灵兰秘典论》所云："心者，君主之官，神明出焉"。

《灵枢·本神》中进一步明确人体神的具体由来，云："故生之来谓之精，两精相搏谓之神，随神往来者谓之魂，并精而出入者谓之魄。"人体神就是由男女交媾，男女之精相互搏结而产生的生命力；是男女之精活力的延续。

《灵枢·天年》中云："以母为基，以父为根，失神者死，得神者生也。"《素问·移精变气论》云：“得神者昌，失神者亡。”详细阐明了人体神的作用就是维系人体生生不息的生命。人体拥有神则可以活生生地存在；失去神则人体虽有躯体，但没有生命。《素问·五常政大论》形象地使用“神机”一词，云：“根于中者，命曰神机，神去机息。”此处的“机”就是人体生生不息的状态，就是人体的生命，也可称之为“生机”。这里更直白地指明了，人体的生命与神共存亡，神是生命的支撑力量，是人体生长壮老已不断发展变化的动力。

在《素问·脉要精微论》中有这样的记载：“衣被不敛，言语善恶，不避亲疏者，此神明之乱也。”其中，用“神明”来称呼清明的、正常的神。“神明之乱”是指正常神出现的异常，其临床表现有衣被不敛，言语善恶，不避亲疏等多种症状。

心悟发微　笔者认为，不论是在自然界层面，还是在人体层面，“神”都是一种动力，是一种规律，具有以下5种特性：第一是物质性。“神”的存在需要有一定的物质基础，如人体气血、五藏以及世界万物的阴阳等。第二是发展性。“神”能不断汲取自然界或人体的诸多信息，由弱变强。第三是能动性。“神”能使自然界或人体发生、发展和变化。第四是可认识性。“神”会被人类不断地发现、认识、掌握、运用。第五是消亡性。“神”会随着人体气血、五藏以及世界万物的阴阳等物质的衰减而衰减，消亡而消亡。精神障碍就是“神”出现了问题。

第三节　脑主神明

中医只有明确人体的“神”到底由哪一脏腑主宰，才能进一步认清“神明之乱”的总体情况。王老倡导“脑主神明”学说，认为“脑主神明”是自古就有的观点，并且经历代医家逐步完善，已经成为一种学说。

王彦恒老师考究古籍时发现，秦汉时期，《黄庭内景经·至道章》记载了脑的结构，“泥丸九真皆有房，方圆一寸处此中”，认为脑分为九宫，九宫的中间一宫为泥丸宫；并且记有“泥丸百节皆有神”，进一步说明在泥丸宫中有神所居。《内观经》中则更明确地说：“泥丸君，总众神也。”《素问·脉要精微论》明确记载：“头者，精明之府”，《素问集注》对此进一步说明：“诸阳之神气，上会于头，诸髓之精，上聚于脑，故头为精髓神明之府。”可见，中医自古就认为脑是精髓神明汇聚的地方，是阳气汇集的地方。正如《金匮玉函经·证治总例》所云：“头者，身之元首，人神所注。"

隋唐时期，孙思邈在《千金方·灸法门》曰："头者，人神所注，气血精明三百六十五络上归头。头者，诸阳之会也。"

宋代《三因极一病证方论》的作者陈无择云："头者，诸阳之会，上丹产于泥丸宫，百神所聚。"

明代《本草纲目·辛夷》更明确地指出"脑为元神之府"。清《医宗金鉴·正骨心法要旨》记载："头为诸阳之首，位居至高，内涵脑髓，脑为元神之府，以统全体者也"，就明确地提出居于脑的神具有统御全身的作用。由此可见，居于脑内的神就是人体神。

现代中医学在"头为元神之府""总众神""统全体"的基础上，明确脑所主的人体神内涵，进一步完善"脑主神明"学说。将人体神的内涵定义为两个层次，第一个层次为广义之神，第二个层次为狭义之神。也就是人体神既包括广义之神也包括狭义之神。

狭义之神是指人的精神、意识、思维活动。《素问·刺法论篇》记载"气出于脑，即室先想心如日"，表述了人狭义之神的思维活动部分出于脑。《医林改错》认为"灵机记性，不在心在脑"，"小儿无记性者，脑髓未满；高龄无记性者，脑髓渐空"。"两耳通脑，所听之声归脑"，"两目系如线，长于脑，所见之物归脑"，"鼻通于脑，所闻香臭归于脑"，"小儿初生时，脑未全，囟门软，目不灵动，耳不知听，鼻不知闻，舌不言……至三四岁脑髓渐满，囟门长全，耳能听，目有灵动，鼻知香臭，言语成句"。详细地说明了人狭义之神的记忆、听觉、视觉、嗅觉、语言等活动部分都由脑来完成。由此，包括人的精神、意识、思维活动在内的狭义之神皆由脑所主。

广义之神是指整个人体生命活动的内在动力。《素问·刺禁论篇》云："刺头，中脑户，入脑立死"，明确阐述了人脑受伤可当即死亡，生命活动就此终止。因此，人体的一切生命活动都有赖于人脑。脑主人体的生命活动，即主广义之神。

综上所述，在历史的长河中，脑与神的概念和关系不断地完善发展，逐渐明朗，进而形成"神居于脑中，脑总统众神，主神明"的"脑主神明"学说。此学说为探索"神明之乱"奠定了理论基础。

王老虽然倡导"脑主神明"学说，但也认为"脑主神明"和"心主神明"不是相悖的，主张不要废除"心主神明"理论，提倡"脑主神明"学说和"心主神明"理论并存互用。

心悟发微　狭义之神与广义之神的关系。狭义之神是广义之神的核心。人体内在的精神、意识、思维活动是整个人体生命活动的一部分，是使人体实现生活功能和社会功能的核心力量。因此，广义之神包含狭义之神，狭义之神是广义之神的核心，是广义之神的高级体现。只有狭义之神清明，人体才能在社会上有序地生存，生活功能和社会功能完备。狭义之神一旦混乱，必将导致生活功能和社会功能受损，引起人体生命活动紊乱，广义之神混乱。

"脑主神明"与"心主神明"的关系。"心主神明"是从心主血脉角度出发而得出的。由于心主血脉，血气又是人体神的物质基础，所以说"心主神明"。"脑主神明"是从脑为髓之海的角度出发而得出的。因为诸髓上通于脑，脑是由人体先天之精所化生的，为髓之海，接受诸髓之感，储存记忆，主持诸髓之动，为元神之府，故云脑主神明。因而笔者认为，"脑主神明"与"心主神明"是从各自的不同角度出发而形成的，一个注重髓海，一个注重气血，它们二者相互补充，相互为用，并行不悖。《内经》不仅云心主神明，还在《灵枢·本神》记载有"所以任物者谓之心"。这种任物功能应归属狭义之神的范畴。如果从任物角度，心主之神明应归属于脑主之神明范畴。

第四节　脑神理论

一、脑神的概念与功能

1. **脑神的概念**　王彦恒老师认为，神是脑活动的体现，脑是神的载体，神与脑不可分离，故合而称之脑神。脑神就是指人体的总神，统御人体的生机，是人体之大主，既包括人体的广义神，又包括狭义神。人体有脑神则生，无脑神则死。

（1）五脏神：人体是以五脏为中心，通过经络系统，把六腑、五体、五官、九窍、四肢百骸等全身组织器官有机地联系起来，构成一个表里相连，上下沟通，密切联系的统一整体。按照五脏为中心，人体划分为五大系统，即五大藏象，心藏、肝藏、脾藏、肺藏和肾藏。每个系统都有各自的神，称为脏神。五大藏象系统各自的脏神分别称之为心神、肝神、脾神、肺神和肾神。我们把这五个藏象之神合称为五脏神。心神主宰统御心藏的生机，表现在主持水谷精微化生血液、推动血液在脉管中运行和主持任物情志活动的功能上，其五行属性随心属于火。肝神主宰统御肝藏的生机，表现在疏通畅达全身气机，贮藏血液，调节血量和主持郁怒情志活动的功能上，其五行属性随肝属于木。脾神主宰统御脾藏的生机，表现在运化水谷，统摄血液和主持思虑情志活动的功能上，其五行属性随脾属于土。肺神主宰统御肺藏的生机，表现在主宰人身之气，司呼吸，朝百脉，辅佐肺藏主治节，通调水道和主持悲愁情志活动的功能上，其五行属性随肺属于金。肾神主宰统御肾藏的生机，表现在贮存封藏精气，主持和调节全身水液代谢平衡，摄纳呼吸之气和主持恐惧情志活动的功能上，其五行属性随肾属于水。每个藏象的脏神都各自主持自己所属藏象的生命活动。各个脏神之间也依据五行相生相克制化胜复关系不断运动，相互作用，有机联系。五脏神就是五个藏象发生、发展和变化的动力。

（2）脑神：脑神作为人体的总神，统御人体所有的生命活动，每个藏象的生命活动自然也就归属于脑神所统御。这样就建立起一个脑神和五脏神共同组成的构架，形成一个脑神支配协调的系统，王彦恒老师将之命名为"脑神控制系统"。"脑神控制系统"是以脑神为中心，通过经络气血，将各个脏神有机地联络在一起，构成的一个统一体。"脑神控制系统"的提出，明确了脑神的统领地位；阐明了脑神与脏神之间的上下关系，以及各个脏神之间的相互作用关系。从而，建立了脑神的概念体系，形成了脑神理论。由此，脑神通过主宰五脏神，实现统御人体的生机，成为人体的总神。

2. 脑神的功能　脑神的具体功能可以总结为以下三个方面：

首先，脑神主宰和协调整个人体的生命活动。人体全身各个脏腑形体官窍等能够发挥各自的正常功能，相互协调，保持人体安康，都是由脑神有序调节而达到的。

其次，脑神主宰人体的意识、记忆、思维、情绪等精神活动。人体能够精神饱满，意识清楚，感受事物，思维敏捷，记忆力强，言语清晰，情志自然，全都依赖于脑神调节有序。

最后，脑神主宰人体的五脏神。具体可分为两个层面，第一个层面是脑神支配五脏神各成员完成各自主持的人体生命活动和精神活动；第二个层面是脑神支配五脏神相互发生作用。

二、脑神的状态

脑神的状态包括精神意识、面色、眼神、呼吸、语言、形体动态和对外界的反应等方面。

脑神正常状态就是"明"的状态，又称为"有神""得神""神明"状态。脑神贵在清明，人体脑神清灵而明净，则人体正气生。有神的具体表现为：精力充足，正气旺盛，面色滋润，言语清晰，目光明亮，表情丰富自然，动作灵活，呼吸均匀等。

脑神异常状态就是"昏"的状态，又称为"神昏"状态。脑神不清不明，蒙顿昏沉，轻则为人体正气不足，重则为人体正气无存。神昏状态包括少神、失神、假神、神志错乱。少神、失神、假神所云之神都属于广义神范畴。神志错乱所云之神属于狭义神范畴。

"少神"又称"神气不足"，是精气不足的状态，多见于正气虚弱者。临床表现为：精力不足，倦怠疲乏，面色少泽，声低语怯，目光晦滞，表情淡漠，动作迟缓，呼吸无力等。

"失神"又称"无神"，是精气亏虚的状态，多见于正气大伤、脏腑功能衰弱者，病情严重，预后不良。临床表现为：萎靡不振，目暗睛迷，面色无华，懒言无语，意识模糊反应迟钝，循衣摸床，撮空理线，动作失灵，呼吸细微或急促等。

"假神"又称"回光返照"，是阴阳即将离绝的状态；见于垂危阶段的久病或病重者突然出现与整个病情不相符的、精神局部暂时好转的假象；是患者临终的预兆。临床表现为：本已失神的久病重病之人，突然精神转佳，目光转亮，颧色转赤如妆，言语变多，忽念亲人，食欲大增等。

"神乱"又称"神志错乱"，是脑神运行不畅，主宰精神活动的功能失调。一般发生在疾病发生发展的过程中，不一定是疾病危重末期。临床表现为：精神低落，索然无味；烦躁不安，紧张恐惧；独处向隅，闷闷不乐，喃喃自语，恶见他人；淡漠寡言，呆愣不应；喜怒无常，语无伦次；无故地吵闹不宁、打人毁物、乱走高呼，少卧不饥；跌扑不醒，两目直视，口吐泡沫，四肢抽搐，叫声如羊，醒后如常；突然昏倒，半身不遂，口眼歪斜；遇事易忘，呆傻愚笨等。

神志错乱内容繁杂众多，笔者将其大致分为精神抑郁、精神亢奋、精神不宁、精神错乱、精神呆忘、精神厥闭六类。

精神抑郁是指精神活动低落，自评过低，灰心丧气，郁郁寡欢，索然无味，反应迟缓和寡言少动的神乱状态。

精神亢奋是指精神活动高涨，精力过盛，轻松愉快，激动多喜，睡眠减少、自评过高，乐于冒险，挥金如土的神乱状态。

精神不宁又称为情绪不宁，是指内心烦闷焦急，精神活动时而高涨，时而低落，跌宕起伏，易哭易笑易怒，甚至手足躁扰不宁的神乱状态。

精神错乱是指精神活动没有方向，没有秩序，杂乱如麻，言语错乱的神乱状态。

精神呆忘是指精神活动迟钝笨拙，失忆错记的神乱状态。轻者提醒可晓，重者提醒无效，不解人语。

精神厥闭是指突然昏倒，不省人事，或两目上视、口吐泡沫、四肢抽搐、叫声如羊、醒后如常，或口眼歪斜、半身不遂的神乱状态。

三、影响脑神的因素

脑神由"两精相搏"而来，需要气血进行充养。因此，脑神不仅受先天因素影响，还受后天因素影响。

1. **先天因素**　是指在母体内所禀受的因素，包括禀受父母生殖之精的遗传因素，以及在母体过程中影响孕育的内外环境因素。脑神的化生有赖于父母之精的活力，脑神在母体内的成长有赖于母体气血的充养。因此，先天因素将影响脑神的生成和成长，对脑神起着先决作用。

2. **后天因素**　是指人体脱离母体后，影响其生存、生长和发育的内外环境因素。包括外感六淫、饮食、劳逸、七情、痰饮、瘀血、外伤等多种因素。在脱离母体后，人体的脑神对外界事物是开放的，不断地接受、认识和改造外界事物；同时，也在不同程度上受到外界事物的侵扰，其"阴平阳秘"的自身平衡也面临被打破的风险。此外，自身内在诸多不良产物也会影响脑神。当然，人体脑神在不断地改造着一切对其不利的后天因素，寻求着新的平衡顽强地与形体共存，努力地使人体生命终其天年。

（1）外感六淫和疠气：六淫和疠气都是外感病因，或由肌表，或由口鼻，都由人体外部入侵机体，引起脑神失调而发病。六淫是指风、寒、暑、湿、燥、火等六气异常而形成的六种外感病邪。疠气是具有强烈传染性的外感病邪。《素问·调经论》就有邪在表的轻微神病的记载："血气未并，五藏安定，邪客于形，洒淅起于毫毛，未入于经络也，故命曰神之微。"六淫和疠气的传变规律皆可通过由表及里，或直中于里的形式，以不同程度影响脑神。

（2）七情内伤：七情病邪是指喜、怒、忧、思、悲、恐、惊七种情志活动的相对异常状态。七情损伤人体，各不相同。正如《灵枢·本神》曰："心怵惕思虑则伤神，脾忧愁而不解则伤意，肝悲哀动中则伤魂，肺喜乐无极则伤魄，肾盛怒而不止则伤志，恐惧而不解则伤精。"七情病邪根据各自的特性伤及不同的脏神，影响脑神，使其失调。

（3）劳逸失度：人体劳逸结合，身心才能健康。过劳就会耗气、伤形、伤神、损精。《中藏经·劳伤论》记载："劳者，劳于神气也；伤者，伤于形容也。"过于安逸容易导致气血运行不畅，脏神和脑神功能减退。《素问·移精变气论》也云："精神不进，志意不治，故病不可愈。今精坏神去，荣卫不可复收。"

（4）饮食失宜：人体饮食品种需要多样化，数量需要适度，饮食更需要卫生清洁。饮食物进入人体各有所归。《素问·至真要大论》记载："夫五味入胃，各归所喜，故酸先入肝，苦先入心，甘先入脾，辛先入肺，咸先入肾。"饮食偏嗜容易造成五味和寒热中某一部分过于偏盛或缺乏，导致脏腑阴阳失调，影响脑神。《灵枢·五味》曰："谷不入，半日则气衰，一日则气少也。"《素问·痹论》又云："饮食自倍，肠胃乃伤。"过饥伤胃，气血生化无源，脑神失养；过饱积食生湿成痰，易扰脑神，脑神失常。《金匮要略》记述："秽饭馁肉臭鱼，食之皆伤人。"饮食物不洁，食之则易损伤肠胃，伤及脏腑，中害脑神。

（5）外伤侵袭：多由机械暴力、烧烫、冷冻、虫兽叮咬、化学物品、电击等意外因素伤及人体，导致人体的损伤。轻者损伤肌肤，微伤脏神；重者损伤筋骨、内脏，重伤脏神；二者皆可波及脑神。甚者则可以直伤脑神。

（6）继发性因素：是在疾病的发生发展过程中，引起气血津液代谢失调，进而产生的痰饮、瘀血、结石等病理产物。这些病理产物在一定条件下，作为一种新的致病因素反过来又伤及人体，使气血运行不畅，影响脏神，伤及脑神。

心悟发微 在脑神控制系统的框架下，脑神调控着五脏神，使之呈现正常或异常的状态。但在脑神的运行中，还有脑神短时休息的状态，那就是睡眠状态。笔者认为，睡眠是脑神对外界事物刺激的反应暂时中断或降低的状态，是脑神自我调整和完善的状态。睡眠状态应归属于脑神的正常状态，是脑神正常的休眠状态；醒觉状态，是脑神正常的活动状态。由此，脑神的正常状态，包括睡眠状态和醒觉状态。

人体为了维持阴阳平衡和脑神的正常状态，适应自然界昼夜变化规律，脑神的运行具有夜寐昼醒的更替规律。卫气夜行于阴经，阴气盛则脑神运行进入睡眠状态；卫气昼行于阳经，阳气盛则脑神运行进入醒觉状态。夜寐昼醒的更替规律让脑神随自然界阴阳变化而运行，顺应自然万物之神，调和阴阳，维持脑神充盛清明。如果脑神夜寐昼醒的更替规律被打破，就会出现不寐、多寐等病症。

第二章 病机理论

第一节 精神障碍的基本病机

治疗精神障碍重点在于抓住精神障碍的基本病机。王彦恒老师认为，抓住病机是认识疾病的关键环节。只有抓住病机才能明确病位、病性，才能指导临床遣方用药，进行有效治疗。

精神障碍的总体临床表现都是脑神异常，即神昏，具体可表现为烦躁、恐惧、狂躁不安、淡漠痴呆等症状。脑神的正常皆有赖于脑主神明功能的正常发挥。王老主张依据"脑主神明"理论来认清神昏的发生、发展和变化机理，抓住脑，是治疗精神障碍的"突破口"。脑一旦出现某种异常，总会影响到其所主宰的脑神，导致脑神失调，引起神昏。因此，可以说，精神障碍的基本病机根于脑神失调。

当脑受气滞、痰阻、瘀血、火热、虚风等病邪侵害时，脑主神明功能受扰，于是脑神失调，烦躁、恐惧、狂躁不安、淡漠痴呆等脑神异常症状随即表现出来。情志不遂，肝气郁结，气机不畅，脑气运行受阻，神明失司，出现脑神异常；肝郁克脾，脾虚生痰，痰郁更阻气机，蒙蔽脑神，导致脑神异常；气郁日久化火，火性炎上，上扰于脑，脑主神明功能失司，症见脑神异常；化火日久伤阴，肝阳上亢，肝风内动，扰动脑神，致脑神异常；肝火横逆犯胃，胃腑失和，运化失司，阳明蕴热，充斥内外，躁扰脑神，致脑神异常；火热灼炼津液成痰，痰火互结上扰于脑，脑神失控，致脑神异常；气滞日久，血行不畅，瘀阻于脑，脑神失司，终致脑神异常。

先天禀赋不足，或后天失于调养，或久病耗损，内乏气血，精气内耗，或肾气不足，固摄失司，或肾精亏虚，精髓不充，皆可导致脑失所养，脑神失司，致烦躁、恐惧、狂躁不安、淡漠痴呆等脑神异常症状皆出；迁延日久，损及肾阴肾阳，脑神失润失温，病情更为复杂。

总而言之，脑神受扰或失养皆可导致精神障碍的发生；病位在脑，涉及肝、心、脾、胃、肾；病性有虚有实；脑神受扰或失养是精神障碍的基本病机。精神障碍非外感疾病，实属内伤杂病。多由情志因素引起，影响肝的疏泄而发病，进而波及其他脏腑。正如王老所说，精神障碍"始发于肝，并发于心，失调于脏，上扰脑神"。

心悟发微 笔者认为，脑主神明学说是抓住精神障碍核心症状脑神异常的支撑，是推进探明精神障碍病机的理论基础和力量源泉。脑神控制系统是抓住脑神作为精神障碍病机主体的理论支柱。脑神受扰或失养的精神障碍基本病机的形成，是王老脑主神明学说从生理到病理的发展，是脑主神明学说的临床具体运用，是脑主神明学说的进一步完善，是为精神障碍进行具体的辨证论治奠定了基础。

笔者认为，王老谨守脑神受扰或失养的这个基本病机，是解决精神障碍中医"辨证难"的核心力量，也是启动解决精神障碍中医"论治难"的基点。王老倡导的脑主神明学说、王老创立的拥有脑神控制系统的脑神理论和精神障碍的脑神受扰或失养的基本病机，三者共同开启了中医药治疗精神障碍的新篇章。

第二节 "药毒"的发病机制

抗精神病药物不良反应是目前医学难以解决的问题，苯二氮草类、盐酸苯海索、东莨菪碱为常用药品，但疗效不够满意。虽然精神障碍患者的精神症状被抗精神病药物控制，但药物的不良反应却又长期困扰患者。

王老认为引起抗精神病药物不良反应的根本原因是抗精神病药物的"药毒"。通过临床详细观察和分析"药毒"引起的各种不良反应病症，结合中医药理论和临床治疗经验，不断地探索抗精神病药物不良反应的发病规律，王老提出并倡导抗精神病药物的"药毒"发病机制。

1. 首犯脾胃 抗精神病药物的"药毒"最易侵犯脾胃。药物入于胃腑，蕴结成毒，毒热炽盛，腐熟功能亢进，出现消谷善饥等症状；胃中毒热之火上炎，出现口干、口臭等症状；毒热弥散伤及阴津，出现渴喜冷饮、小便短黄等症状；毒热耗伤肠道津液，肠道失润干燥，出现大便秘结等症状；胃中毒热熏蒸，上迫廉泉，津液外溢，出现口角流涎等症状；阻碍脾胃运化功能，水谷运化失司，湿浊停聚体内，与毒热相合，蕴酿成痰，痰热湿浊内聚，出现形体肥胖等症状；脾胃运化功能失司，胃气失于和降，出现痞满、腹胀、吞咽梗塞等症状。

2. 次及肺肝 抗精神病药物的"药毒"还易侵犯肺肝。抗精神病药物消化吸收和输布代谢过程正如《素问·经脉别论篇》所云饮食行于两途，"食气入胃，散精于肝，淫气于筋。食气入胃，浊气归心，淫精于脉，脉气流经，经气归于肺，肺朝百脉，输精于皮毛。毛脉合精，行气于府，府精神明，留于四藏"，"饮入于胃，游溢精气，上输于脾，脾气散精，上归于肺，通调水道，下输膀胱，水精四布，五经并行"。因此抗精神病药物的"药毒"循此两条途径，侵袭人体肺肝。药毒壅盛于肺，肺气不利，出现胸闷憋气等症状；肺经壅热，与脾胃湿热相合，郁蒸于肌肤，出现风团、斑疹、丘疹等症状；肺热伤阴，出现口渴引饮、干咳等症状。药毒蕴热归肝化火，循经上攻头目，气血涌盛脉络，出现头胀头痛、面红目赤、耳鸣等症状；肝经热壅，乳络运行不畅，引起乳胀、溢乳等症状；火热循经伤及冲任，血海不宁，出现月经先期等症状；毒热炽盛，胆汁泛溢，发为黄疸等症状；火热伤阴化风，肝胆气火上逆，风火相煽，上扰清窍，引起头晕、目眩等症状；热盛风动，筋脉挛急，引起项强、面部挛急、鬼脸时作、吸吮伸舌、咀嚼鼓腮、目眨不已、双目仰视或偏视、肢体强直、头摇肢颤、身倾颈斜、手舞足蹈等症状；火热耗伤阴血，出现面色不华等症状。

3. 终及心肾　抗精神病药物的"药毒"终至伤及心肾。药毒蕴热内扰于心，耗伤心之阴血，心失所养，出现心胸烦热、失眠惊悸、急躁多汗、坐立不安、易怒狂躁等症状。药毒日久，耗伤肾气，损及肾精，肾之阴阳虚损，冲任失调，或热扰冲任，出现月经后期、月经先后无定期、闭经等症状；肾虚精关不固，或毒热扰于精宫，引起遗精、早泄等症状；肾虚膀胱失约，见尿频数清长、夜尿频多等症状；毒热与湿相合，下注膀胱，见尿灼热、尿频、尿急、尿痛等症状；湿热困阻宗筋，或肾虚生殖动力无源，引起性欲减退、阳痿等症状；肾虚髓减，脑髓失养，出现淡漠健忘，神呆迟钝等症状。

总而言之，抗精神病药物的"药毒"侵袭人体，蕴毒化热，侵袭五脏六腑、经脉筋骨，流窜各处，耗伤气血精津液，损及正气，症状涉及周身，病位广泛，变化多端，因人而异，病症复杂。可引发黄疸、痉病、颤病、癫病、狂病、郁病、痴呆、心悸、胸痹、药疹、眩晕、腹痛、呕吐、呃逆、便秘、癃闭、遗精、阳痿、汗证、虚劳、内伤发热、头痛、闭经、月经先期、月经后期等多种药源性疾病。由此，形成王老"药物毒邪，始发于胃，并发于脾，侵及脏腑，病势多途，筋骨受损，伤正毁形，诸病皆生"的抗精神病药物"药毒"理论。

"药毒"反应症状有的在用药早期即可出现，有的则是在用药数月或数年后才出现。王老认为因为个体素质不同，"药毒"在体内出现的时间、致病的部位和态势也会不同。

心悟发微 笔者认为，王老所说的"药毒"有别于中医皮肤科所说的"药毒"。后者又称"药疹"，指的是一种疾病，是药物通过口服、注射或皮肤黏膜直接用药等途径进入人体后，引起的皮肤或黏膜的急性炎症反应，相当于西医的药物性皮炎。而王老所说的"药毒"指的是抗精神病药物内在的一种偏性，是致病因素，它可以引起药物的副作用、变态反应、继发性反应、后遗效应、致畸作用等，也可以引起毒性反应等的症状。

笔者认为，王老所说的"药毒"亦有别于"药邪"。"药邪"是指用药不当造成疾病的一类致病因素。如果药物炮制方法不当，或医生不熟悉药物的性味、功效、常用剂量、副作用、配伍禁忌等，致使应用不当，或患者不遵守医嘱乱服药物，不仅直接影响治疗效果，而且会导致其他疾病的发生，这些都称之为药邪致病。药邪的形成具体有四种情况：一是用药过量，二是炮制不当，三是配伍不当，四是用法不当。药邪致病表现多为中毒，亦可加重病情，变生他病。中毒者，轻者表现为头晕、心悸、恶心呕吐、腹泻、舌麻；重者出现全身肌肉颤动、烦躁、发绀、出血、昏迷，甚至死亡。然而，王老所说的"药毒"，是在合理用药过程中出现的一类致病因素，是药物内在的一种偏性。在"药毒"产生的过程中，不存在用药过量、炮制不当、配伍不当、用法不当等用药不当的情况发生。所以，"药毒"与"药邪"有明显的区别。

抗精神病药物不良反应的发生不仅和抗精神病药物的"药毒"有关，更与患者的禀素体质有关。禀素体质或湿热、或血热、或体弱等病人更容易发生抗精神病药物不良反应，形成各种药源性疾病。从容易发生药源性疾病的患者体质出发，可以应用中医治未病思想进行提前干预调节体质，降低抗精神病药物不良反应的发生率。也是中医治未病思想的具体体现。

第三章　诊疗特色

第一节　注重四诊合参、整体分析

一、重视中医整体观念的实际应用

整体观念就是在认识事物和现象时，使用的一种系统的、全局的、完整的观点。中医学的整体观念就是以人为出发点形成的认识观点，其认为人自身具有完整性，人与外界事物环境之间具有统一性和联系性。王老更是主张，人是一个神与形俱的统一体，人与社会、季节等外在环境是一个相互联系、统一的整体。

（一）人是一个神与形俱的统一体

《素问·上古天真论》云："能形与神俱，而尽终其天年"，人体之"神"是人形体内在的生命动力，人体之"形"是人体之"神"不断调护的外显之体。神与形有机地统一于人体内环境中，形成一个整体。人体神是人体形的活力，人体形是人体神的载体。人体神无人体形则不可见；人体形无人体神则不可动。人体只有形与神有机地结合，才能生存于自然界之中，通过形体活动的表现，来体现人体神的活力；通过人体神的主宰，来保护形体，使形体适应自然界和人类社会。精神障碍就是人体神出现了异常问题，不能适应人类社会来调护人体形。

在临床诊断过程中，要通过观察人体形的动作、言语等外在的活动表现，将人体的各局部表现进行综合分析，整体研究，推测内在人体神的变化，察外知内，从而做出正确的诊断，为临床治疗提供真实的依据。

在临床治疗中，要着眼于全局，从整体角度出发，在探求人体神与人体形相互内在联系的基础上，抓住本质，确立适当的治疗原则和方法。

（二）人与外环境的关系

人与社会、季节等外环境是一个联系的、统一的整体。人的外环境是人类赖以生存、发展的自然社会综合体，可分为自然环境和社会环境。人类的生存活动不可能脱离外环境。因此，人与外环境是相互联系的统一的整体。

人的自然属性是自然界赋予的。自然界存在着人类赖以生存的必要条件，日月、山水、物种、气候等多种因素不断地为人类生存服务，也不断地影响着人类。《灵枢·岁露》云："人与天地相参也，与日月相应也。"古人依据气候变化将一年分为四季、二十四节气。季节气候的变化直接影响着人体，《素问·四气调神大论》云："阴阳四时者，万物之终始也，死生之本也。逆之则灾害生，从之则苛疾不起。"临床上春秋两季是精神障碍患者病情容易复发、波动、加重的季节，精神障碍患者需要顺应四季气候变化，进行有效的调适，方可有效地降低复发率。

人的社会属性在当今时代尤显突出。朋友、同事、婚姻、家庭、法律、宗教、文化、政治、经济等社会环境因素与每个人的生活都息息相关，直接或间接地影响着每个人的心身健康。创新、竞争等意识已经作为推进人类发展的主要动力，占据了社会意识形态的主流，对人的心身更是具有重大影响。当今人必须是社会人，不可能脱离社会。对于精神障碍患者来说，社会环境因素直接影响疾病的发生、发展和康复。这是因为，精神障碍患者本身就是社会功能受损，不能更好地适应社会。如果能够提供一个对患者康复比较适宜的社会环境，将会加快精神障碍患者康复，降低复发概率。对于不适应社会因素影响的人群，应提前进行适当的心理疏导，帮助其认清自身状况、社会状况，给予合理的指导，使其阴阳调和，适应社会，会有效地降低精神障碍的发生，起到预防效果。

总之，在整个临床诊疗过程中，应始终贯彻整体观念，将局部与整体统一，人体神与人体形统一，人与社会自然统一，从整体上对疾病深入认识，切实地进行形、神、社会的整体治疗。

二、四诊合参、整体分析是中医诊病整体观念的具体体现

在中医诊病过程中，望、闻、问、切四诊从不同角度收集患者病情资料，各具特色。

望诊是通过视觉观察患者的神、色、形、态，及其排泄物的形、质、色、量等情况。闻诊是通过听觉和嗅觉感知患者的声音和气味的质、量等情况。问诊是通过询问患者或陪诊者，听取发病过程、现有症状以及相关内外环境等情况。切诊是通过手触按患者体表，感受其脉搏及躯干肢体各部位状况。

四诊是通过医生目视、耳闻鼻嗅、对话、手触四种不同方法，来感知患者的病情。另外，还应借助现代化设备进行更为深入的观察，包括观察患者的血液、尿液、骨骼、肌肉、生物电波、脉管、脏腑等。这会让中医的四诊范围拓宽，数据翔实可靠。

王老认为，四诊中以望诊为首，最为重要。尤其在中医诊治精神障碍时，望神更是重中之重。但是四诊合参缺一不可，只有这样，才能更好地掌握患者心身状况和受外环境影响的情况，进而将四诊收集的资料，从人与自然、人与社会的整体角度综合分析，进行诊病辨证。王老一直要求我们在诊治精神障碍时，要充分运用整体审查、四诊合参和望诊技巧的优势，力争辨证准确，治疗有效。

心悟发微　笔者认为，现代医学对精神障碍的病理生理学还存在很多疑问，而且祖国医学对此类病的治疗也存在着不如意的地方，可以说精神障碍是疾病谱中最疑难的疾病。王老充分发挥中医望诊技巧，及整体审察、四诊合参的优势，是解决这类疑难病"辨证难"的有效手段。

第二节　"五定"思想贯穿诊疗的始终

王老一直强调，在中医辨病辨证论治过程中，必须做到确定主症、确定病位、确定病性、确定治法和确定方药。我们将这五个确定，简称为"五定"。将王老应用"五定"的主张，称为"五定思想"。下面具体论述王老的"五定思想"。

1. 确定主症　症是疾病过程中表现出来的人体异常现象，既可以是患者主观感觉到的，也可以是客观存在的。症又称为症状。主症是疾病发展过程中某一阶段表现最为突出的症状，是疾病某一阶段的集中表现。在临床上，要仔细观察，深入问询，整体分析，才能确定主症，进而为诊病辨证打下坚实的基础。疾病是包括症状在内的整个病变全过程；证候是疾病某一阶段时症状集合的本质。因此，疾病和证候都是由症状组成的。只有确定主症，综合次症，全面分析，才能够做好疾病和证候的诊断。在精神障碍类疾病诊断过程中确定主症显得尤为重要。只有通过临床技能来发现患者内在的心理症状，剔除次症的干扰，抓住主症，才能明确疾病的本质。

2. 确定病位　不同的疾病由于致病因素不同，人体所受侵袭的部位也不同。即使同一疾病在不同阶段，人体受侵袭的部位也是不同的。中医学中的病位有表里、气血津液、脏腑、六经、卫气营血、三焦、经络等。在临床上，根据病变表现的一系列症状，抓住主症，来确定疾病所侵袭人体的部位主次。只有明确了疾病的病位，才能使治疗有的放矢，祛除疾病。

3. **确定病性** 疾病在发展过程中的不同阶段，会出现同一病位的不同症状，或不同病位的相同症状。究其原因，其实是疾病的本质属性发生变化。疾病的本质属性，简称为病性。疾病可简要分为寒、热、虚、实、阴、阳六种属性。寒热反映人体阴阳偏盛偏衰；虚实反映人体正邪盛衰。阴阳则是疾病属性分类的总纲领，也是最基本的纲领。通过四诊合参来揭示疾病的本质，确定病性以此指导临床治疗，才能达到预期效果。

4. **确定治法** 治法是在辨证诊病的基础上，遵循疾病治疗原则确立的具体治疗措施。治法的确定关乎疗效，对疾病的诊断和用药起着承上启下的作用。

5. **确定方药** 方药是治法的具体体现，是前四个"确定"的结晶，是治疗疾病的具体方式。临床上，在治法的指导下，具体运用中药或穴位来确立组方，从而进行有效治疗。王老认为，此"五定"缺一不可。要在说清病人的五个确定以后，才能进行具体治疗。

心悟发微 笔者认为，以上"五定"是疾病诊疗过程中的五个重点环节。只有理清主症，探明机理，才能明确病位和病性，进而运用治法，施用方药。这五个环节缺一不可。王老在临床诊疗中一直向我们反复强调应重视"五定思想"，要坚持将其贯穿诊疗的始终。笔者认为，这充分体现了王老严谨的临床诊疗和治学态度。医学本身就是一门十分严谨的学问，从事医学工作就必须实事求是，严格精准地进行医疗活动，谨慎地推理分析，辨证施治。王老严谨的诊疗和治学态度值得我们学习和弘扬。

第三节 畅通脑神，首重补益肾精

王老在治疗精神障碍，畅通脑神时，十分注重补益肾精。

人体的髓是脑髓、脊髓和骨髓的统称。髓位于骨内的腔中，形如膏状。居于颅骨之内的髓，称为脑髓；居于脊柱之内的髓，称为脊髓；居于一般骨之内的髓，称为骨髓。髓具有充养脑神，滋养骨骼，化生血液的作用。

脑髓简称脑，是髓的重要组成部分，也是髓的汇聚之所，故又称为"髓海"。《灵枢·海论》云：“脑为髓之海，其输上在于其盖，下在风府”。脑深藏于头部，位居于头颅之内，形如桃核，表面满布沟回，上至颅囟，下至风府，直通七窍，下通脊柱，与脊柱中的脊髓相连通。脑髓位居体内髓的最高位，是髓中之精华，为髓中之首，统御着其他的髓。正如《素问·五脏生成篇》所云：“诸髓者，皆属于脑。”

关于髓的生成，《素问·阴阳应象大论》记载：“肾生骨髓”，《素问·痿论》更云：“肾主身之骨髓。”肾主要有三种功能：一为藏精，二为主水，三为主纳气。“肾藏精”是指肾具有贮存、封藏精气的作用。精，就是精气，是构成人体和维持人体生命活动最基础的物质，分藏于五脏六腑及形体官窍等组织器官，其主要藏于肾。正是由于精主要藏于肾，故称之为“肾精”，或“肾中之精”。更确切地说，这应为广义的肾精，有别于狭义的肾精，即“生殖之精”。广义肾精具有生髓的作用。正如《灵枢·经脉》所云：“人始生，先成精，精成则脑髓生。”由此，肾藏精，精生髓，髓充骨，故肾主骨生髓。肾藏精功能是肾主骨生髓的根源，肾精贮藏殷实，髓海得充，脑神得养，脑神功能运行畅达。《素问·海论》就云：“髓海有余，则轻劲多力，自过其度；髓海不足，则脑转耳鸣，胫酸眩冒，目无所见，懈怠安卧。”

精、气、神的关系，是中医理论体系乃至中国传统思想中的重要命题。精气神相依而不相离。“神”是人体生命活动的主宰和体现，其物质基础是“精”；“精”通过气化功能转化为“神”；气是“精”转化为“神”的动力；“神”的状态又是衡量“精”“气”状态的依据。而藏精之脏主要是肾，人体纳气之脏亦为肾。可以说，肾决定着精与气的状态，也就是决定了神的状态。肾脏功能正常，精贮充足，气纳有权，精得化神，神明畅达。

治疗精神障碍的脑神异常诸症，首应从肾入手，抓住生成脑髓之源，调节精化神的功能，使脑髓得充、精气调顺、脑神有根有源，不过不及，适度统御人体。尤其是在精神障碍的脑神康复期，补益肾精更是非常重要，这充分体现了王老“脑神康复，以肾为根”的治疗原则。

心悟发微 笔者认为，在补益肾精的时候，应当注重气化问题。气是精与神连接的桥梁，气化是精气神相互作用的基础。只有气化功能正常，肾精才能转化为神，其功能才能得到发挥。故补益肾精宜动中求补，不宜静中求补，要适当地使用理气之品。

第四节　畅通脑神，不忘心主

王老在临床治疗精神障碍、畅通脑神的过程中，强调通利血脉；并且认为通利血脉是畅通脑神的前提。人体血脉是由心所主。心主持水谷精微化生血液，推动血液在脉道中运行，保持着血脉的充盈和流畅。欲使血脉通利、脑神畅通，当以心之功能正常为前提。

脉管是心藏脏体的延续，与心藏脏体相连，形成封闭的环路。脉管依赖于心之阴血的营养和滋润。血居于脉管当中，依赖于心阳的温煦水谷精微来化生；依赖于心气的推动来运行。如果心阳不足，水谷精微不能化生为血，脉管当中血就会少，导致血脉亏虚，脑神失养；如果心之阴血不足，使脉道失养，干涩而不滑利，导致血行艰涩，脑神不畅；如果心气不足，无力推动血在脉管中运行，导致血行无力，脑神失养。因此，心阳、心阴、心血、心气充盛，才能使血液充盈，脉管通利，行血有力，血在脉中充盈流畅，营养全身各部，各脏神和脑神得养，"脑神控制系统"顺畅协调，脑神清明，维持生命活动。

当火热之邪侵扰心藏，心的阴血受到火热之邪的煎熬，心阳受到火热之邪的扰动，造成血液运行无序，心神功能失调，通过"脑神控制系统"扰乱脑神，出现脑神异常。临床主张应用清热和血的治疗方法，以使血脉平和通利，心神和脑神安宁。

当各种因素引起心气推动失常时，血液淤滞于脉中，不能运行周身以营养脏腑、四肢百骸、肌肉皮毛，脑府也失于滋养，脑神异常。临床主张应用益气活血的治疗方法，以使血脉通利，心神有所主，脑神畅通，处于神明之状态。

当各种因素影响心阳温煦化生功能时，血液生成不足，脉中血液不得充盈，不足以营养脏腑、四肢百骸、肌肉皮毛，脑失所养，脑神异常。临床主张应用益心阳、补心血的治疗方法，使血液充盈，脏腑周身得养，脑神恢复正常。

因此，治疗精神障碍脑神异常，不要忘心主，应及时调护心藏，使心主血脉功能正常，血脉通畅，各脏神和脑神得养，不受邪扰，神明得复。

心悟发微　笔者从心主血脉功能深入感悟王老"脑神控制系统"中心神的地位。心神主宰统御心藏的功能，具体表现为主持水谷精微化生血液，推动血液在脉管中运行和主持任物情志活动。心神在脑神的控制下清明畅通，主管的心藏功能正常，血脉有所主，血液化生充盈，脉道通利，推动血行有力，血液能够运行于周身，营养脏腑、四肢百骸，供养脑神和各脏神，维持各自正常的生命活动。如果心神失常，化生血液不足，脉道不利，血行无力，脑神和五脏神都得不到血液供养，虚而失调。心神失常，无以任物，对万物不能认知，其他各脏神不知所措，脑神被蒙蔽，神明不存。可见，心神在"脑神控制系统"的调控下不仅作用于其他各脏神。还反向影响脑神。心神是脑神和五脏神的供养保障，是脑神和其他各脏神正常运行的开启端。心神的重要性正如《素问·灵兰秘典论》所云："心者，君主之官，神明出焉。"

第五节　畅通脑神，须肝气平和

王老在临床中，强调肝气平和是畅通脑神的关键坏节。认为精神障碍始发于肝，肝的功能失调、肝神失控是精神障碍发病的关键。

肝具有两大功能：一主疏泄，二主藏血。首先，肝能疏通畅达人体周身气机，使人体分属五脏神所管辖的组织器官气行通畅、功能活动正常。其次，肝能够贮藏血液，通过气机调节，使周身血液合理分布。在正常肝神的指挥下，肝的功能活动有序进行，全身的气血条达平和舒畅。一旦气血失于平和条达，就可使肝神异常，再通过"脑神控制系统"影响脑神，终可导致脑神失调，发为精神障碍。

临床上气血失于平和条达可表现出胸胁脘腹或少腹胀满甚或疼痛、月经不调甚或崩漏闭经、抑郁寡欢、善太息，头昏、目眩、肢体麻木等多种症状。治疗上疏肝和气为首要，使肝神功能恢复，脑神通达。

气血失于平和条达，日久最易郁滞化热生火，出现面红目赤、头晕胀痛、失眠多梦、烦躁易怒等诸多症状。治疗上应以清降肝火为先，火降则气和，气和则肝神得以康复，脑神方能清明畅通。

心悟发微　笔者对王老在临床中强调的"脏腑功能，以和为先"治疗原则有两点认识。

第一，笔者认为"以和为先"的"和"首先在于脏腑阴阳的调和。《易传·系辞上》云："一阴一阳之谓道"，《素问·阴阳应象大论》亦云："阴阳者，天地之道也，万物之纲纪，变化之父母，生杀之本始，神明之府也，治病必求于本"。阴阳是自然界中相互对立的两个方面属性的概括，是自然界的一般规律，是分析和归纳千变万化客观事物的总纲，是医学诊断治疗时务必遵循的根本。阴阳和则万物生，人体贵在阴阳和。《素问·生气通天论》就说："凡阴阳之要，阳密乃固。两者不和，若春无秋，若冬无夏，因而和之，是谓圣度……阴平阳秘，精神乃治；阴阳离绝，精气乃绝。"保持人体脏腑的阴阳调和是养生中最重要的法则，也是治疗人体疾病最重要的法则。

第二，实现人体脏腑阴阳调和，首先在于阴阳活动和相互作用的道路畅通，也就是阴阳之气的运行条达舒畅，而主导人体调节气机的脏腑是肝。肝主疏泄，主藏血，总体调节人体的气机，血液分布，使气血调和。由此，肝藏功能正常，气血调和，人体分属于五脏神所管辖的组织器官气血分布正常，功能运行条畅，脏腑相互作用，沟通有序，五脏神各司其守，脑神得养，人体无恙。故"五脏功能，以和为先"，首先应当确保肝脏功能正常，气血阴阳调和。在治疗精神障碍时，首先应当注重疏肝和气。

第六节　畅通脑神，以调理脾胃为根

王老治疗精神障碍，进行畅通脑神时，注重脾胃，以调理脾胃作为治疗的基础。

《素问·灵兰秘典论》曰："脾胃者，仓廪之官，五味出焉。"脾在腹合胃，脾胃互为表里。《素问·厥论》云："脾主为胃行其津液者也。"胃为腑，能够受纳和腐熟水谷。脾为脏，具有主运化、主统血的功能。在脾神的指挥下，脾通过脾气的温煦推动，能够促进胃受纳和腐熟水谷，使水谷精微上输至心肺，输布于周身，使气血充盛，循道而行，全身组织器官得养，精气神十足。脾胃为"后天之本"，为气血生化之源。脑神和五脏神全依赖后天脾胃的补养，才能各行其职。脾胃健，则五脏神和脑神得养，神畅形实。

若脾失健运，不能为胃行其津液，气血运化失常，则周身失养，五脏神和脑神得不到充实，神气不足，无以统御脏腑周身，故出现发脱齿摇、耳鸣耳聋、健忘恍惚、腰膝酸软、呆钝迟缓等诸多症状。治疗上应补益后天脾胃，以充养先天精气，方能精气得充、脑神得养。

若胃受纳腐熟失调，饮食物滞留于胃，则脾不得运化，气血生化无源，精气亏虚，形神失养，诸症悉出。饮食物滞留于胃，胃气不能通畅下降，夹饮食物之浊气逆而上行，扰乱脑神，出现心烦懊恼、失眠多梦、胃脘胀满甚则疼痛、嗳腐食臭、呃逆呕吐、厌食纳呆等症状。胃腑以通为和，以降为顺，喜润恶燥。治疗上当以通降消食为治法，方能胃气得降，浊气得除，脑神得安。

精神障碍治疗中，欲畅通脑神，必先让脑神及五脏神营养充盛；若神气不充足，无以为动。脑神和五脏神皆由精所化生。精的生成来源虽禀受于父母的生殖之精，但是出生之前在胞中，是从母体汲取营养物质；出生之后，则以脾胃水谷之精充养。水谷之精充盛，人体之精才能得到供养而充盛，脑神和五脏神才能有精不断地化生，从而达到精充神旺。因此，畅通脑神必以调理脾胃为根。

心悟发微　笔者从脾胃谈起，分析王老应用的"邪聚之位，清下为顺"治则。

对于人体气机，在上者，其气宜降，如心肺两脏宜降；在下者，其气宜升，如肝肾两脏宜升。脾胃者，居于中，为气机升降的枢纽。脾主运化宜升，胃主受纳腐熟宜降，脾胃枢纽关乎气机升降。因为肝主疏泄，具有疏通畅达全身气机的作用，所以气机的升降不论周身，还是脾胃枢纽，总由肝所主，脾胃为其枢纽。若脾胃中阻，枢纽壅塞，土壅木郁，肝亦无能为力。由此，临床调节气机应从肝和脾胃两方面入手。

精神障碍脑神失调的病机不外两条：一为邪扰脑神，二为脑神失养。王老的"邪聚之位，清下为顺"治则，应是针对邪扰脑神这一病机而设的。脑神居于脑，而脑居人体最高位的头内，头为诸阳之会，轻灵之所。脑神位高，其气宜降，今受邪所扰，必先清除病邪，顺其气以降。精神障碍属内伤类疾病，欲降其气，必先从脾胃和肝入手调其气机。通降胃气，开启枢纽，以使气降；泄肝降气，以顺脑气。气降则邪随其降，脑神方能不受邪扰，和畅通达。

第七节　宣降肺气，助脑神通达

王老治疗精神障碍，不忽视肺藏。应用宣降肺气，以协助通达脑神。

肺为"华盖"，其在五脏六腑中位置所处最高。《素问·灵兰秘典论》云："肺者，相傅之官，治节出焉。"肺主治节，由肺神调控指挥。肺首先司呼吸主一身之气，再者朝百脉助心行血，调节津液代谢以主水。人体出生之后，肺吸入的自然界清气，是生成体内之气的重要组成部分。气是精转化为神的关键物质，人无气，则神不生。人体气机随肺的一吸一呼而进行着宣发肃降。因此，肺司呼吸通畅，使气机升降有序，人体神生成有源，脑神运行有序，通达畅明。

脾为生痰之源，肺为贮痰之器。肺受痰阻滞，司呼吸功能受阻，呼吸不畅，生成人体之气的清气不能正常吸入，造成气减神衰。化痰宣肺是治疗的最宜之法，能有效清除肺内之痰，使呼吸通畅，人体之气生成有源，气盛神旺，脑神通达。

心悟发微　笔者从宣降肺气，思考王老应用的"邪聚之位，清下为顺"治则。

笔者认为，肺通过司呼吸来调节一身之气，从而实现肺主气的功能，进而治理调节血液运行和水液输布排泄。肺主气司呼吸功能失调，治理调节血液和水液的功能就无从正常发挥。

精神障碍隶属内伤类疾病，多由情志失调引起，其始发于肝。情志失调，肝的疏泄功能失常，必将影响肺的气机运动，使气机升降动力不足，进而又加重气机疏泄不畅，津液不能正常运行，聚而成痰。痰反之又易聚于肺，阻碍气机，恶性循环，气血失于正常输布，脑神不明。治疗方面，应抓住肺这一关键之脏，宣肺化痰，清除痰邪，豁畅气机，使肺气得降，脑神得养、得畅。

第八节　畅通脑神，强调祛除祟邪

王老认为人体内继发性病邪和内生性病邪最容易伤及脑神，因此特别注重识别人体内继发性病邪和内生性病邪。

继发性病邪是指人体因情志等多种因素导致体内产生的气滞、瘀血、痰浊等病理产物。这些病理产物滞留于体内影响机体，引起新的病变而成为致病因素。由于其是继发于其他病理过程中而产生的致病因素，所以又称之为"继发性病因"。

内生性病邪是指由于脏腑经络和气血津液等功能失调而产生化风、化寒、化火、化燥、化湿等病理变化。由于这些病邪与六淫中的风、寒、火、燥、湿所致病的临床表现类似，但是非外感而来，而是体内生成，所以分别称为内风、内寒、内火、内燥、内湿，统称为"内生五邪"。

无论继发性病邪还是内生性病邪，本来都是机体疾病发展过程中所产生的，但是，在其生成以后，又可对机体产生不良的影响，而成为致病因素。

王老常把人体内容易扰乱脑神出现脑神异常的继发性病邪和内生性病邪统称为"祟邪"。其中以气滞、痰浊、瘀血、火邪四种尤易影响脑神，导致脑神异常。并且强调及时有的放矢地祛除祟邪，为畅通脑神扫清障碍。本节重点讨论气滞、痰浊、瘀血、火邪四种祟邪。

1. **气滞**　气滞是由于情志不舒，持久不解；或是外来精神刺激突然且强烈，超出人体调节范围；或是人体自身耐受和调节能力下降，从而引起的气机运行不畅。气滞导致脑气不畅，终致精神障碍疾病出现。气滞始于肝，并且涉及心、脾、肾、肺。针对气滞，王老施用行气畅脑之法，常选择佛手、香附、川芎等，而不用或少用柴胡，认为柴胡有劫肝阴之弊，若少量使用也佐用白芍，以免伐肝。

若气滞日久，易伤脾气，脾气不足，无以养脑，脑气亏虚，脑气不畅更甚。王老常在行气畅脑的基础上，应用太子参、生黄芪来补益脾气之不足，使其上养脑气。

若气滞横逆犯胃，胃肠气机失和，通降之气郁滞于中，甚则原本下降之气逆而上行，脑气更加受扰而不畅。王老常使用莱菔子、炒枳壳，并配以酒大黄以通腹行气，使气降而脑神通畅。

2. **痰浊**　痰浊是因为脾的运化失司而生，或由于火邪灼炼津液而成，或由于气滞不行津液久聚而成。中医学历来就有"怪病从痰论治"的说法，痰浊蒙扰脑神，出现头昏、呆钝等诸多症状，常导致精神障碍类疾病的发生。

王老认为痰浊是最为胶着的祟邪，本身就不易祛除，若上蒙扰脑神，就更是胶固难除。治疗应当不急不躁，依法而治。常用法夏、陈皮、郁金、青礞石、天竺黄、远志以祛痰浊，痰祛浊清，脑神畅通。

3. **瘀血**　瘀血多是由气滞进一步发展而来。脑之气不行，则脑之血亦不行，瘀血由生，更加阻滞脑的气血运行，脑神运行不畅，终致精神障碍疾病出现。王老常秉承《医林改错》通窍活血汤的方义，应用川芎、赤芍、桃仁、红花以活血化瘀，祛除瘀血之邪祟，使脑神畅通。

4. **火邪**　火邪可由气血或病邪郁结而产生，也可由机体相对或绝对阳盛过亢而产生。不管是如何产生的，火邪总是具有炎上的特性，容易上扰伤及脑神，从而导致精神障碍不同程度的各种症状。

王老注重火邪，常应用黄连、黄芩、栀子以从心泻火；应用生珍珠母、生磁石、生石决明、代赭石、怀牛膝以从肝泻火；应用生石膏、玄参、生地黄以从胃泻火；应用酒大黄以从肠和血室泻火。脏腑火邪泻除，五脏神清明，脑神不受其扰，清静如初，方得安宁，诸症消除。但清泻火邪的治法不宜久用，以免伤及机体正气，应中病即止，适度为佳。

祟邪易伤脑神，而成精神障碍类疾病。因此，清除祟邪是脑神康复的前提。只有祛痰浊、除瘀血、畅气机、泻火邪，才能使祟邪祛除，脑神恢复清灵。

心悟发微 考究《说文解字》"祟"字为"神祸也，从出，从示"，是指鬼神给人的灾祸，今人引申为不正当。依据王彦恒老师对"祟邪"的概括，笔者认为，"祟邪"之名，首先在于揭示继发性病邪和内生性病邪的不正当性，非正常人体所有；其次在于揭示精神障碍类疾病多为内伤性疾病，起病隐匿，继发性病邪和内生性病邪在不知不觉的过程中形成；另外在于揭示精神障碍类疾病临床表现多不为人所理解。

领悟王彦恒老师的"祟邪"的内涵，笔者认为，还应将积食明确地纳入"祟邪"之中。积食是由于脾胃受损或暴饮暴食引起的饮食物停滞于胃的证候。精神障碍始发于肝，肝气郁结，横逆于胃，胃失和降，易生积食。积食郁滞于中，胃气不降，浊气逆而上行，扰动脑神。若积食郁久化热，更易促进积食浊气上逆扰神，致使精神障碍类疾病出现。《张氏医通·不得卧》即云："脉滑数有力不得卧者，中有宿滞痰火，此为胃不和则卧不安也。"治疗上应予和胃导滞法，可使用焦神曲、焦山楂、莱菔子消食化滞，用连翘清积食之郁热，用大黄、枳实、厚朴、芒硝导滞泄热，以使积祛热清，胃气降，脑神不受邪扰，清明畅通。

第九节　畅神基本方——菊参汤

王彦恒老师在临床上常用"菊参汤"作为治疗精神障碍类疾病的基本方来畅通脑神，遵循"以通为本"、"以清为顺"的治疗原则。

一、组成与服法

菊参汤是由菊花、川芎和丹参三味中药组成。此方在临床应用时，常作为基本方与其他中药配伍，诸药经水煎煮后，取适量汤液口服。

二、组方原理

1. 中医组方原理

（1）菊花：性微寒，味辛甘苦，入肝、肺经。《神农本草经》云其"主诸风头眩，肿痛，目欲脱，泪出"。《本草正义》言菊花"凡花皆宣扬疏泄，独菊则摄纳下降，能平肝火，熄内风，抑木气之横逆"。《本草蒙筌》载菊花"驱头风，治头痛晕眩，清头目第一……安肠胃，除胸膈烦热"。由此可知，平肝火、熄内风是菊花的主要功效，能清头目，疗诸风头眩，使脑神清；抑木气横逆之功效，可安肠胃，除胸膈烦热。

（2）丹参：性寒，味苦，入心、心包、肝经。《神农本草经》云："主心腹邪气，肠鸣幽幽如走水，寒热积聚，破症除瘕，止烦满，益气"。《本草蒙筌》曰丹参"辟精魅鬼祟，养正驱邪。更治肠鸣幽幽，滚下如走水状"。《日华子本草》言丹参"养神定志，通利血脉，治……血邪心烦，头痛"。由上可见丹参首要的功效在于养神定志，以达到驱心腹邪气，辟精魅鬼祟，疗心烦满闷，终令邪去而脑神清。

（3）川芎：性温，味辛，入肝胆、心包经。《神农本草经》云："主中风入脑头痛。"《名医别录》云："除脑中冷动，面上游风去来，目泪出，多涕唾，忽忽如醉。"《本草正义》："以气用事，生发之力殊猛，能上达头目，直透顶巅……旁行肢节，贯通脉络，透达腠理，开泄肌肤。"可见川芎具有疏通气血的功效，上达头顶，旁通肢节肌肤，下入血海，使全身气血通畅，精神自爽。其上达头顶，引药上行入脑，助菊花、丹参之功，共疗脑神的疾患。

三种药有机结合，相互为用。川芎味辛助丹参上行入脑，加强养神定志的作用。川芎还可载丹参入血海，旁达肢节肌肤，加强通畅气血的作用。唯独菊花味苦能摄纳下降，平肝熄风，清头目；抑肝气横逆，安肠胃。菊花与川芎一升一降，一抑一散，相互配合，通达上下内外，气机得畅，更助丹参养神定志。王老认为，菊花、川芎和丹参三药相须为用，共同起到养神定志、清畅脑神的作用，治疗精神障碍类疾病。

2. 现代组方研究

笔者查阅文献发现，现代中药药理研究对菊参汤的三味药认识颇深。

丹参：小剂量丹参使动物安静、驯服、自主活动明显减少，大剂量使动物伏卧、眼睑下垂，但保持对传入刺激的反应性，能及时回避有害刺激。丹参与巴比妥类及非巴比妥类催眠药合并应用，可使清醒动物进入深度的睡眠，其作用效果与丹参的剂量成正比；丹参与氯丙嗪或甲丙氨酯合并应用，可增强原有的抑制作用，使动物的自主活动明显减少；丹参虽无明显的抗惊厥作用，但对苯丙胺的精神运动兴奋作用却有明显的对抗作用，故丹参有明显的安定作用。

杭白菊：其所含总黄酮（TFCM）能显著改善 D- 半乳糖衰老小鼠学习记忆能力，其机制可能与 TFCM 的抗氧化特性以及提高中枢胆碱能系统功能有关。

川芎：其水煎剂具有中枢抑制作用，表现为镇静催眠。腹腔分别注射 20mg/kg、10mg/kg、5mg/kg 川芎水煎剂均能引起小鼠自主活动的减少，戊巴比妥钠睡眠时间延长，并能明显加强阈下剂量戊巴比妥钠的催眠作用。川芎水煎剂可以对抗东莨菪碱造成的小鼠记忆获得障碍，还可以对抗 40% 乙醇造成的小鼠记忆再现障碍。

通过现代中药药理研究表明，菊花、川芎和丹参三药结合，具有镇静、改善学习记忆能力的功效。与王彦恒老师所说此方具有"养神定志、清畅脑神"功效的中医理论相符。

三、用药剂量

王彦恒老师主张，菊参汤的三味药组成不变，但各药的剂量要根据临床症状和证候类型进行适当调整。

依据精神障碍症状的轻重来调整丹参的剂量，精神障碍症状轻者可用 10g，重者可用至 60g。川芎一般用量 10g，血瘀明显者可用至 30g。根据肝火旺盛的热象轻重来调整菊花的剂量，轻者可用 6g，重者可用至 20g。

四、辨证论治，联合用药

王彦恒老师认为，要将精神症状与躯体症状相结合进行整体辨证，掌握疾病某一阶段的病理本质，有针对性地使用方药，才能更好地达到治疗目的。对脑神异常的具体辨证论治如下：

1. **肝气郁结证** 症见抑郁寡欢，胸胁或少腹胀痛，善太息，舌淡红，脉弦。

治法：疏肝理气。

方药：菊参汤合柴胡疏肝散加减，菊花、川芎、丹参、佛手、香橼、枳壳、白芍、香附、郁金、合欢皮等。肝郁克脾，出现脾气虚的少气乏力、倦怠懒言等症状者，加用太子参、黄芪等。

2. **痰蒙神明证** 症见痴呆朦胧，表情淡漠，喉有痰声，呕吐痰涎，苔腻，脉滑。

治法：化痰开窍。

方药：菊参汤合导痰汤加减，菊花、川芎、丹参、半夏、胆南星、远志、天竺黄、石菖蒲、郁金等。

3. **肝火内炽证** 症见烦躁易怒，头晕胀痛，失眠多梦，面红目赤，舌红苔黄，脉弦滑。

治法：清泄肝热。

方药：菊参汤合龙胆泻肝汤加减，菊花、川芎、丹参、龙胆草、栀子、黄芩、钩藤、夏枯草、生地黄、炒酸枣仁、合欢皮等。

4. **肝阳上亢证**　症见急躁易怒，眩晕耳鸣，头目胀痛，失眠多梦，腰膝酸软，舌红少津，脉弦。

治法：平肝潜阳。

方药：菊参汤合镇肝熄风汤加减，菊花、川芎、丹参、生石决明、生磁石、生龙齿、生珍珠母、龟板、怀牛膝、玄参、生麦芽、茵陈、炒酸枣仁、夜交藤等。

5. **肝阴亏虚证**　症见五心烦热，眩晕耳鸣，两目干涩，手足蠕动，舌红少津，脉弦细。

治法：柔肝养阴。

方药：菊参汤合一贯煎加减，菊花、川芎、丹参、枸杞子、沙参、麦冬、生地黄、当归等。

6. **阳明热盛证**　症见心烦躁扰，口渴汗出，日晡潮热，脐腹胀满，疼痛拒按，大便秘结，舌苔黄厚干燥，脉滑实或沉实。

治法：清泄阳明。

方药：菊参汤合白虎汤、大承气汤加减，菊花、川芎、丹参、生石膏、知母、生大黄、芒硝、黄连、黄芩。便秘者加用火麻仁、郁李仁、莱菔子等；饮食停滞者加焦神曲、莱菔子等；伤阴者加用生地黄、麦冬、沙参、玄参、百合等；久病伤脾，出现脾气虚的少气乏力、倦怠懒言等症状者，加用太子参、黄芪等。

7. **心火炽盛证**　症见心悸烦热，躁动不安，寐多噩梦，口舌生疮，舌尖红，苔黄或有芒刺，脉数有力。

治法：清心泻火。

方药：菊参汤合朱砂安神丸加减，菊花、川芎、丹参、珍珠母、黄连、生地黄、当归、朱砂等。

8. **痰火扰神证**　症见狂躁谵语，心胸烦热，夜不成眠，舌疮疼痛，舌红苔黄腻，脉滑。

治法：清火化痰。

方药：菊参汤合礞石滚痰丸加减，菊花、川芎、丹参、青礞石、大黄、黄芩、郁金、胆南星、天竺黄、远志等。

9. **瘀血内阻证** 症见癫狂失眠，头痛如针刺刀割，入夜尤甚，痛经，甚至闭经，经色紫黯，夹有血块，舌紫暗或有瘀斑，脉涩。

治法：活血化瘀。

方药：菊参汤合血府逐瘀汤加减，菊花、川芎、丹参、红花、桃仁、当归、牛膝、赤芍、枳壳、鸡血藤、桔梗等。

10. **心气亏虚证** 症见虚烦失眠，触事易惊，心悸气短，动则尤甚，自汗乏力，舌淡红，苔薄白，脉细弱。

治法：益气养心。

方药：菊参汤合养心汤加减，菊花、川芎、丹参、党参、黄芪、茯苓、炙甘草、柏子仁、酸枣仁、当归、远志等。

11. **心阴亏虚证** 症见心烦不宁，惊惕心悸，寐少梦多，口舌干燥，舌红少苔，脉细数。

治法：滋养心阴。

方药：菊参汤合天王补心丹加减，菊花、川芎、丹参、麦冬、玄参、生地黄、五味子、酸枣仁、柏子仁、天冬、当归、桔梗、茯苓等。

12. **脾气不足证** 症见少气懒言，脘腹坠胀，四肢乏力，面色萎黄，舌淡苔白，脉濡弱。

治法：补中益气。

方药：菊参汤合补中益气汤加减，菊花、川芎、丹参、党参、黄芪、陈皮、白术、升麻、柴胡、当归等。

13. **肾气亏虚证** 症见耳鸣重听，小便频数而清，夜尿多，遗精早泄，腰膝酸软，舌淡脉弱。

治法：补益肾气。

方药：菊参汤合大补元煎、缩泉丸加减，菊花、川芎、丹参、益智仁、山萸肉、枸杞子、山药、杜仲、党参、当归、沙苑子、菟丝子、何首乌等。

14. **肾精不足证** 症见健忘恍惚，两足酸软，发脱齿摇，耳鸣耳聋，呆钝迟缓，男子精少不育，女子经闭不孕，舌淡红，脉细弱。

治法：补肾益精。

方药：菊参汤合还少丹加减，菊花、川芎、丹参、杜仲、怀牛膝、肉苁蓉、巴戟天、山茱肉、五味子、茯苓、人参、山药、熟地黄、枸杞子、楮实子、菖蒲、远志等。

15. 肾阳亏虚证　症见男子阳痿、早泄、精冷，女子宫寒不孕，性欲减退，腰膝酸冷，形寒肢冷，舌淡苔白，脉沉细无力。

治法：温补肾阳。

方药：菊参汤合二仙汤加减，菊花、川芎、丹参、仙茅、淫羊藿、巴戟天、当归等。

16. 肾阴亏虚证　症见眩晕耳鸣，腰膝酸软，五心烦热，颧红唇赤，失眠多梦，性欲亢进，男子遗精、早泄，女子经少或闭经，舌红少津，少苔或无苔，脉细数。

治法：滋阴降火。

方药：菊参汤合左归丸加减，菊花、川芎、丹参、山茱肉、枸杞子、熟地黄、山药、女贞子、龟板、鳖甲、柏子仁、炒酸枣仁、知母、黄柏等。

以上辨证论治，用药灵活，正如《素问·至真要大论》所言："谨守病机，各司其属，有者求之，无者求之，盛者责之，虚者责之，必先五胜，疏其血气，令其调达，而致和平。此之谓也。"

临床中，以上16种证型常合并出现，较为常见的有10种，即痰火扰神证、肝火内炽证、肝郁痰结证、心肝热盛证、气滞血瘀证、肝郁脾虚证、肝肾两虚证、脾肾两虚证、心脾两虚证、气阴两亏证。

心悟发微　笔者认为，菊参汤虽然药味少，但其方小意精理奥。

菊参汤方中的菊花辛苦甘寒，入肝、肺经；丹参苦寒，入心、心包、肝经；川芎辛温，入肝、胆、心包经。三味药同入肝经，从肝入手，疏通气血、清降其邪，这恰是融入了王彦恒老师"精神障碍始发于肝"的理论以及"以通为本"、"以清为顺"的治疗原则。三药组合辛苦并用，辛开苦降，有升有降，调和气机，王老所谓"脏腑功能，以和为先"的理论也体现在方中。

关于菊参汤计量的加减变化，笔者认为：王彦恒老师随证候和症状的变化加减三药的剂量，关键在于调整安神、活血和清热的力量，方名相同但方的寒热属性不同，活血的力量也不相同，故中医方义在变，方也在变。不拘泥固定方药，随证候变化而变化方药，是王彦恒老师解决精神障碍"论治难"的主要手段。

第十节 治"药毒"基本方——黄石藤汤

王彦恒老师临床治疗"药毒"运用频率较多的中药当属生地黄、生石膏和鸡血藤，并将此三味药组成的方，称为"黄石藤汤"。王老认为"药毒"流窜全身各处，变化多端，所以清除"药毒"首先要从中焦入手，荡涤郁热，其次着眼于全身脉络，通脉清热。

黄石藤汤作为治疗抗精神病药物不良反应的基本方药，能够针对"药毒"，荡涤毒热、通利血脉，并结合辨证施治，共同达到治疗抗精神病药物不良反应的效果，提高抗精神病药物疗效的作用。黄石藤汤一般与辨证施治的其他中药一起煎汤口服。

一、组方原理

1. 黄石藤汤的中医理论

（1）生地黄：质润性寒，味甘、苦，入心、肝、肾经。《本草新编》云其能"凉头面之火，清肺肝之热"。《本草汇言》谓其"凉血补血"。《神农本草经》记载地黄"主折跌绝筋，伤中，逐血痹，填骨髓，长肌肉，作汤，除寒热积聚，除痹，生者尤良。久服，轻身不老"。生地黄既能清热凉血，又能养阴生津；不仅可清头面之火，还可除痹，尤其擅长清血分郁热。

（2）生石膏：性寒，味辛、甘，归肺、脾、胃经。《本草备要》云石膏"体重而降，足阳明胃大寒之药，色白入肺兼入三焦，诸经气分之药。寒能清热降火，辛能发汗解肌，甘能缓脾益气，生津止渴……又胃主肌肉，肺主皮毛，为发斑发疹之要品"。《本草求真》明确指出石膏"辛寒以清肺气"。《本草衍义补遗》进一步指出石膏"泻胃火、痰火、食积"。可见，生石膏外能解肌退热，内能清肺胃之热，除痰火食积，擅长泄气分郁热。

（3）鸡血藤：性温，味苦、甘，归肝、肾经。《本草纲目拾遗》记载："其藤最活血，暖腰膝，已风瘫。"《本草再新》谓其能"补中燥胃"。《饮片新参》明确指出鸡血藤"去瘀血，生新血，流利经脉。治暑痧，风血痹症"。《现代实用中药》将鸡血藤定性为"强壮性之补血药"，称其"有活血镇痛之效"。鸡血藤走守兼备，既能活血化瘀、舒筋活络、通利全身脉络，又能益血补中、补益肝肾、强健筋骨。

方中生地黄和生石膏皆性寒味甘，均有清热作用。生地黄偏于凉血分之热，生石膏偏于清气分之热，两药相伍，达到气血两清功效，共奏清热凉血，生津止渴之功。方中鸡血藤不仅能够通利全身脉络，活血舒筋，通达上下内外，引生石膏和生地黄清利全身经脉的郁热，荡涤药毒，还有补血益肝肾的功效。王彦恒老师认为：三药相须为用，共同荡涤郁热、通利血脉、清理药毒，兼能补血强筋，达到气机通畅、血脉清利，起到治疗抗精神病药物"药毒"引发的黄疸、痉病、颤病、癫病、狂病、郁病、痴呆、心悸、胸痹、药疹、眩晕、腹痛、呕吐、呃逆、便秘、癃闭、遗精、阳痿、汗症、虚劳、内伤发热、头痛、闭经、月经先期、月经后期等多种药源性疾病的作用。

2. 黄石藤汤的现代理论　现代中药药理研究对黄石藤汤中的三味药有如下认识：

地黄浸膏给麻醉犬静脉注射，能使其单位时间内尿量增加。地黄中的梓醇甙具有迟效性缓和泻下作用。地黄煎剂对小鼠实验性四氯化碳中毒性肝炎有保护作用，能清除超氧自由基和羟自由基，减轻自由基对机体组织的破坏。

地黄多糖均能够抑制小鼠的自发活动，缩短阈下剂量戊巴比妥钠诱导的小鼠睡眠潜伏期，延长睡眠时间，延缓异烟肼惊厥的发作潜伏期，减少动物死亡数量，对中枢神经系统具有抑制作用。

地黄低聚糖可剂量依赖性地增强缺血再灌注损伤大鼠学习记忆能力，降低海马谷氨酸（Glu）含量，提高磷酸化细胞外信号调节激酶（p-ERK2）和乙酰胆碱含量。

地黄梓醇也可抗脑缺血损伤，促神经修复和重塑；抗老年性痴呆，改善记忆等，其机制与梓醇抗氧化、抗细胞凋亡和上调轴突生长蛋白表达等有关。而且生地黄还明显增强血虚小鼠骨髓粒系祖细胞的生成能力，并能升高外周血白细胞数。

石膏可增加小鼠尿排出量，增加大鼠和猫的胆汁排出量，抑制骨骼肌的兴奋性，减少血管通透性，缓解肌肉痉挛；对人工发热家兔有明显退热作用；其煎剂能减轻大鼠的口渴状态。生石膏对醋酸致痛以及热致痛均有镇痛作用，石膏注射液具有较明显的选择性中枢镇痛作用，可能与Ca^{2+}及内阿片肽释放有关。

鸡血藤总黄酮能显著减轻小鼠醉酒症状。其中高、中剂量能降低小鼠血清丙氨酸氨基转移酶（ALT）、天冬氨酸氨基转移酶（AST）、总胆红素（TB）的活性，提高肝组织中超氧化物歧化酶（SOD）、谷胱甘肽过氧化物酶（GSH-Px）活性，降低丙二醛（MDA）含量，降低肝脏线粒体膜电位，提高线粒体呼吸链酶的活性；高剂量能抑制氧化应激、减轻线粒体损伤，减轻由乙醇所致肝组织病理学损伤，对肝脏具有保护作用。鸡血藤总黄酮还对四氯化碳（CCl_4）诱导小鼠急性肝损伤有一定保护作用，其机制可能是通过清除自由基、抑制脂质过氧化发挥作用。鸡血藤总黄酮可促进血虚动物模型（环磷酰胺、盐酸苯肼、60Co 照射、失血性贫血）造血功能恢复，具有抗贫血的作用。鸡血藤水提物能明显减少小鼠自主活动次数，延长戊巴比妥钠阈上剂量致小鼠睡眠时间，具有明显的镇静催眠作用，并与剂量呈现一定的相关性。鸡血藤煎剂（100%）也对实验性家兔贫血有补血作用，能使血细胞增加，血红蛋白升高。鸡血藤水煎液可明显提高小鼠淋巴因子活化杀伤细胞（LAK 细胞）活性，显著提高正常小鼠骨髓细胞增殖能力。鸡血藤还能抑制血小板聚集。

总体来说，三药有机结合，既具有利尿通便、利胆保肝、清除或降低体内有害物质的功效，还具有镇静催眠、增强记忆力、升高红细胞和白细胞的功效，达到治疗抗精神病药物引起的锥体外系综合征、肝功异常、闭经、皮疹、白细胞减少症等各种药源性疾病的目的。这种功效与中医"荡涤郁热、通利血脉、清理药毒，兼能补血"的功效相符合。

二、用药剂量

王彦恒老师主张黄石藤汤各药的剂量要根据临床症状和证候类型进行调整。

生石膏和生地黄的剂量根据"药毒"热象轻重来应用。"药毒"热象轻者，生地黄可用 20g，生石膏可用 30g；热象重者，生地黄可用 30g，生石膏可用至 380g。鸡血藤的剂量依据不良反应症状的轻重进行加减，不良反应症状轻者可以用 30g，重者可用至 60g。

三、辨证论治，联合用药

王彦恒老师基于"药毒"的发病机制，针对其侵犯部位，进行综合分析、辨证与辨病相结合，掌握疾病阶段性和全过程本质，以黄石藤汤为基本方，随证用药施治。

"药毒"侵犯脾胃，出现阳明热盛者，则加用知母、黄芩、黄连等药；出现阳明腑实者，则加用莱菔子、酒大黄、火麻仁等；出现脾虚湿盛者，则加用茯苓、白术、佩兰等；出现胃阴不足者，则加用沙参、麦冬、玄参、百合等；出现脾气不足者，则加用太子参、黄芪、白术等。

"药毒"犯肺，出现肺热壅盛者，则加用地骨皮、黄芩、玄参、板蓝根等；出现肺气不足者，则加用太子参、山药等。

"药毒"犯肝，出现气郁痰结者，则加用佛手、香橼、天竺黄、郁金等；出现湿热内蕴者，则加用茵陈、酒大黄、生栀子、黄芩等；出现肝火炽盛者，则加用黄芩、生栀子、生地黄等；出现肝风内动者，则加用珍珠母、生地黄、白芍等；出现肝阴不足者，则加用沙参、当归、枸杞子等；出现肝气亏虚者，则加用太子参、菟丝子等。

"药毒"犯心，出现痰火扰心者，则加用黄芩、郁金、胆南星、天竺黄等；出现心气不足者，则加用太子参、茯苓等；出现心血不足者，则加用白芍、当归、熟地黄等；出现心阴不足者，则加用麦冬、玄参、五味子等；出现心阳不振者，则加用薤白、瓜蒌等；出现瘀血内阻者，则加用桃仁、红花、莪术、土鳖虫等。

"药毒"侵犯肾与膀胱，出现膀胱湿热者，则加用黄柏、猪苓、泽泻、车前草等；出现肾气虚者，则加用益智仁、山萸肉、何首乌等；出现肾精不足者，则加用肉苁蓉、山萸肉、枸杞子等；出现肾阳虚者，则加用仙茅、淫羊藿、巴戟天等；出现肾阴虚者，则加用龟板、鳖甲、知母等。

总之，王彦恒老师在临床上提倡根据"药毒"发病机制，以黄石藤汤为基本方，结合辨证灵活施用中药，达到治疗抗精神病药物不良反应的目的。

心悟发微 笔者认为，生地黄入心、肝、肾经，生石膏入肺、脾、胃经，两药伍用，相互补充引领，使黄石藤汤能入肝、心、脾、肺、肾五脏之经，能够清泻侵入人体五脏的抗精神病药物之毒热，并且引领辨证灵活施用的其他中药达到病所，起到治疗抗精神病药物不良反应的作用。

此外，治疗关键在于，依据"药毒"症状的轻重，随时调整黄石藤汤三味主药的用量，以期达到临床疗效。

第十一节 关心患者，重视家庭问题

在康复方面，王彦恒老师始终坚守"善心道手，以民为天"的行医原则，提倡不仅要对患者进行精神心理治疗，更要对患者的家属进行精神心理知识的辅导，帮助患者及家属正确认识和对待疾病，增强治愈本病的信心，找到并指明导致本病的情志因素，指导如何解除致病的情志原因，以促进精神障碍患者更好地康复。

王彦恒老师在治疗精神障碍时相当注重患者的家庭问题。家庭是社会的最小"细胞"，对精神障碍患者的治疗起着非常重要的作用。家庭是患者不可能脱离的，即便是正在住院的患者仍会受到家庭影响，渴望得到家庭成员的关爱与体贴是每一位患者的心愿。有不少患者就是因为早期没有得到母爱或父爱或其他家庭成员的关爱，而导致自身心理扭曲，人格变异，终致精神失常。

王彦恒老师提倡，首先是家庭成员要和睦相处，给患者营造一个适宜的小环境，对患者不宜进行过多的生活刺激。其次，家庭的任何成员都不能歧视患者，因为精神障碍患者本身就是残疾人，再给予任何不良刺激都是不人道的。

在现实家庭生活中，更需要面对以下几个问题：

1. **遗传问题** 对已经成家的患者来说，精神障碍类疾病遗传给下一代的问题常常困扰着他们。对这个问题，王彦恒老师主张一分为二地解释与回答。

有阳性遗传家族史的患者，遗传因素基本上确定，不生育是解决问题的上上策，因此应当劝阻患者生育。但是也应该认识到"注重遗传论，不唯遗传论"的原则。在实际生活中，确实存在阳性遗传家族史患者的下一代没有发生遗传性精神障碍类疾病的实例。所以，一切都要从实际出发，尊重事实。

没有阳性遗传家族史的患者，应该帮助他们消除疑虑。可以采用提问患者的方式，如："你的祖辈、父母和父母的兄弟姐妹等都没有患这种疾病，那么，是谁遗传给你的呢？"或者"有些明星和高级干部也有患精神障碍的子女，那么这些子女又是如何被遗传的呢？"这种方式说服力强，容易被患者接受。这样，患者就可以放下"遗传"这个心理负担，不至于疑虑重重，导致病情复发。

2. **结婚问题** 对单身的患者来说，能否结婚，是困扰他们的一个重要问题。解决这个问题的前提是要处理好遗传问题。只有将遗传问题消灭，患者才能更好地接受婚姻。如果遗传问题没有提及并解决，婚后将会面临更加复杂的问题。

对于结婚问题，患者必须以诚相待。婚前患者不要隐瞒病情，否则很容易造成婚后的家庭不稳定，极易发生离婚，患者在精神上将会受到巨大的刺激，心结难除，造成病情复发，难以治疗而成为痼疾。婚姻中的健康者，在能够充分理解患者病情的基础上，首先一定要做到体贴关心患者，这样会使患者病情平稳；其次，要掌握患者病情复发的规律，做到早发现，早调药，及时加强治疗，不得贻误时机；最后，在整个婚后的生活中，绝不允许歧视、抱怨和打骂患者事件发生。

3. 生活能力减退问题　中医学中的癫病或重度抑郁病的患者，也就是相当于西医阴性症状精神分裂症或中重度抑郁症患者，存在生活懒散、主动性差、淡漠无情、缺乏高级意向等整体生活能力下降或缺乏的现象。家庭方面如何面对患者生活能力减退的问题直接关乎患者的治疗与康复。王彦恒老师认为患者生活能力减退是很多患者和家庭成员长期面对的问题，这一问题的解决需要家庭成员付出艰辛的努力，如果患者能够得到家庭成员的关爱，不受刺激和歧视，就可以有效地延缓患者的生活能力减退进程，甚至可以恢复患者一定或全部的生活能力。

以上三个家庭的重要问题得到有效、适宜地解决，将有利于患者的治疗与康复。

在处理好家庭三个重要问题的基础上，要合理地安排好患者的作息时间和适量的任务。让患者起居有常，生活有序，任务细化。给患者布置的任务应具体到定时清洁整理居室卫生，或定时写字，或定时听音乐，或上街散步、购物、游玩等，总归要让患者感到生活是丰富多彩的，使患者对生活产生兴趣，循序渐进，逐步实现延缓生活能力减退的进程，切实恢复生活能力。只有从每个家庭成员做起，让关爱相互传递，使关爱充满社会，令每个社会成员都顺利成长、精神健康，才能使精神障碍发病率下降。

心悟发微　临床上有很多患者的生活和社会能力退化，不愿或不能参加社会活动。这就注定他们的活动场所除了医院病房以外就是家。家是患者回归社会的重要环节，在家康复得好，就能回归社会；康复得不好，就只能长期在家，或再次到医院住院治疗。笔者认为家庭是培养和锻炼个人生活能力的基础单元，更是个人生活目标的孕育地，家庭成员之间的关系是最基本的社交关系。因此，患者可以在家有效地锻炼自己的生活能力和最基本的社交能力，为走出家门步入社会打好基础。重视家庭问题关键在于帮助患者创建一个温馨的家庭港湾，努力让患者的疾病复发得到控制，未来有效回归社会。

第十二节　用药形式因人而异，撤减药物循序渐进

跟随王彦恒老师临诊，发现其用药形式多样。有一直单独服用中药汤剂者；有长期服用中药汤剂，配合使用小剂量西药者；有应用较大剂量西药，配合间断性服用中药汤剂者；也有逐渐停服西药，仅服中药汤剂者；更有逐渐停用中药，仅服西药者。

治疗用药形式如此多样，寻其原由，发现其关键在于王彦恒老师一直遵循"因人而异"的原则，坚守"善心道手，以民为天"的行医座右铭。

有的患者不愿意服用西药，担心西药有副作用。王彦恒老师针对这类患者急性期西药与中药联合运用，平稳期逐渐停用西药，中药长期服用，待病情平稳一段时间，隔日服中药，逐渐至3日1剂，再到1周1剂。用药和减药期间，严密地观察患者病情有无波动复发。有复发倾向或复发先兆时，首先恢复中药每日1剂的用量，进行观察，必要时加服西药或增加西药剂量，待病情平稳后，再行逐渐停服西药，保留中药应用，以控制病情的复发为度，掌握中药服用频次和西药的启用，提高疗效，促进康复。

有的患者喜欢西药的服用便捷，不喜欢中药的服用烦琐。因此，王彦恒老师就针对这类患者急性期西药与中药联合运用，平稳期在不减少西药用量的情况下，逐渐减少中药汤剂的服用。从每日1剂，到隔日1剂，再到3日1剂，甚至减到每周1剂，2周1剂，逐渐递减，以患者能够耐受西药的副反应为度，掌握中药服用频次，促进患者各项功能康复。

有的患者对西药或中药都不忌讳，以治好疾病为目的。王彦恒老师就充分发挥中药和西药的各自优势，在急性期和平稳期都采取中西药联合应用。在平稳期时西药应用寻求最小适宜剂量，中药应用寻求最少的服用频次，以达到预防和控制患者病情的复发为度，促进患者各项功能康复。

以上是王彦恒老师在治疗精神障碍类疾病时的几种用药形式，不管是哪一种形式，总体目的就是通过中药与西药的灵活运用，提高精神障碍患者的整体治疗效果，避免西药的副作用出现。

我们这里说的平稳期，包括疾病恢复期和维持治疗期。在平稳期治疗中最重要的工作就是探寻药物的维持治疗剂量，预防疾病的反复发作。王彦恒老师要求以慎重的态度来对待这项工作，主张等待患者的自知力恢复以后，方可逐渐减少中药或西药剂量。一般减少药物剂量的方法，多采用以2个月为一时段，进行一次减药；每次仅对每周2天左右的剂量进行减量，每周其余的天数仍以原有剂量继续应用；在病情平稳的情况下，再以2个月为一时段，如此逐渐递减，直至减少到最小维持剂量。

心悟发微 笔者认为，王老"因人用药、谨慎撤药"治疗方法蕴涵着以人为本的服务理念。以人为本，以患者为中心，往往在临床中被不自觉地演变为以疾病为中心。医生总把给患者祛除疾病作为荣耀，过度地注重疾病，从而忽略了患者作为社会人的存在。因此，王老这种设身处地为患者着想的精神值得我们学习和传承，"善心道手，以民为天"的行医座右铭更值得我们坚守，并拓展到临床的每一个角落。

第十三节　关注复发先兆，及时调整用药

精神障碍患者在病情平稳期存在复发的可能，为尽可能做到早发现、早治疗，提高对病情复发先兆症状的识别能力显得十分重要。王彦恒老师认为病情复发的先兆症状可有以下十种情况。

一是不寐。具体表现为入睡困难、睡眠不深、易醒、早醒、醒后不易再睡，白天乏力困倦，或精神饱满，毫无困意等。

二是涣散不宁。具体表现为患者精神涣散，注意力稳定性降低，心神不宁，目光游移等。

三是言语错乱。具体表现为患者谈话不切题，前言不搭后语，言语拼凑，整个言语支离破碎等。

四是拒服药物。具体表现为患者不愿意服用精神科的药物，或出现药物被私藏、被扔掉的现象，或者出现明显对抗，正面停服药物。

五是妄称无病。具体表现为患者认为自己从一开始就没有病，或者认为现在的病情完全是服用药物引起的，而自身并没有病。

六是言行亢奋。具体表现为患者言语行动增多，色彩丰富鲜明；或是言语行动单调重复杂乱。患者自我控制和调节能力减弱，易发生人际冲突，工作效率降低。

七是刺激状态。患者遇到让自己难以解决的精神刺激，出现持续存在而难以摆脱的异常状态。

八是烦躁易怒。具体表现为患者遇到小事便会引起急躁、生气和发怒等妨碍社会功能的强烈情感反应。

九是沉默少动。具体表现为患者缺乏自信，感到孤独无援、生活乏味，日常兴趣减退，对未来没有希望，积极性和主动性丧失，沉默少语，独处少动。

十是大便秘结。具体表现为患者大便排出困难，或排便时间延长，或排便的间隔时间延长等，并且伴有舌质红，苔黄且厚腻。

如果出现以上某一复发先兆情况，应及时调整用药。及时清除已经形成的气滞、瘀血、痰浊、火邪等祟邪，调理气血阴阳使之平衡，尽可能地避免患者病情复发。

为更好地预防精神障碍病情的复发，王彦恒老师倡导"正气内存，邪不可干"，积极指导患者通过适宜的锻炼，不断地增强体质；提高患者正确对待各种事物的能力；尽量避免忧思郁虑，增强抗压能力，降低或防止情志因素内伤，以减少疾病复发。

心悟发微 关注精神障碍复发先兆症状是"治未病"思想在临床上运用的体现。只有认真地贯彻"治未病"的思想，才能减少疾病发生，降低传变，避免复发。治疗精神障碍本来就是一个漫长的过程，拥有"治未病"的思想，会让我们提高洞察力，更好地关注关爱患者，使患者早日康复。

第二部分　中医临床发微

第一章　中医临证发微

第一节　郁病

郁者，滞而不通之义。郁病是以心情不舒，情绪不宁，胸胁满闷或胀痛为主要表现的一种脑神疾病。

本病相当于西医中具有心情不舒、情绪不宁、胸胁满闷或胀痛等突出表现的神经症性障碍、情感障碍等疾病。

一、病因病机

1. 病因　导致本病发生的主要原因是郁怒、多虑、悲伤、哀愁等情志因素。所愿不遂、遭遇不幸、家庭不和等外界刺激引发悲愁哀痛、思虑过度、愤懑郁怒等情志变化，当这些情志变化过于紧张、激烈、持久，超过人体自身协调能力时本病即可发生。或是人体平素脏气虚弱，一般或轻微不如己愿的外界刺激也可使自身不能承受，导致本病发生。

2. 病机　在病机上，郁怒、多虑、悲伤、哀愁等情志因素作用于人体，导致气机郁滞、脑神功能失调，发为本病。在气机郁滞、脑神失调的基础上，脏腑不和，体内容易产生火、湿、痰、瘀血、积食等病理产物，继而发生相应的火郁、湿郁、痰郁、血郁、食郁，进一步影响脏腑气血阴阳，加重脑神失调，导致本病复杂化。

二、诊疗要点

1. 确定主症　在临床四诊的基础上，首先应抓住心情不舒、情绪不宁、胸胁满闷或胀痛是本病各种证型所共有的证候特征。心情不舒又称为精神郁闷，是指由于遭遇外界不如己愿的刺激，内心加以抵抗，而产生郁怒、多虑、悲伤、哀愁的郁闷状况，是本病的核心症状。情绪不宁是指内心烦闷焦急，情绪不稳定，时而高涨、时而低落、跌宕起伏，易哭易笑易怒，甚至手足躁扰不宁的状态。本病满闷胀痛的范围比较弥散，多在胁肋部位，以胀满为主，疼痛次之，而且胀满持续存在；胀满和疼痛的程度随情绪波动而变化。情绪不宁，胸胁满闷或胀痛两大症状是精神郁闷到一定程度而产生的症状。在临床上，只有当精神郁闷发展到出现情绪不宁、胸胁满闷或胀痛两大症状时，方能诊断郁病。

2. 确定病位 本病病位主要在脑和肝，影响心、脾、肾。初期多由脑和肝牵及脾和心；病久多由脑、肝、脾和心牵及肾。

不良刺激可以导致肝失条达、气机不畅而郁结，影响脑气，脑神功能失调，形成气郁。气郁日久，郁而化火，肝火内动，上炎扰脑，形成火郁。病位在脑、肝。

气郁日久，气行不畅，影响心主血脉的功能，则血行不畅，形成血郁。病位在脑、肝、心。

气郁日久影响脾的运化功能，或过度思虑导致肝的气机条达受阻，脑神失调，牵及脾气，都可以导致脾失健运。脾的运化水谷功能减退，食积内停，形成食郁。脾的运化水湿功能减退，水湿内停，形成湿郁。若水湿内聚，凝聚成痰，形成痰郁。病位在脑、肝和脾。

母病及子，火郁易引发心火，更伤脑神。火郁日久，易耗伤阴血，导致心肝阴血不足。悲伤哀愁、过度思虑的刺激在影响肝主疏泄的同时，更容易耗伤心的气血与心阴，损伤脑神，从而形成本病。病位在脑、肝和心。

先天禀赋不足或后天失养，肾气不充，脏气虚弱，轻微的刺激即可使脏气不和，脑神失调，形成本病。病位在脑、肾、肝。

从五脏来讲，本病病位总体在肝。气郁、血郁、火郁的病位涉及于心，痰郁、湿郁、食郁的病位涉及脾胃，各种虚证之郁多涉及于肾。

3. 确定病性 本病病性为本虚标实。初期以邪实为主，中期为虚实夹杂，后期以虚为主。邪实即是气滞、火、湿、痰、积食、瘀血，正虚即是气血津液亏虚。

辨清继发性病理产物十分重要。火郁者，多见急躁易怒等症状；痰郁者，多见咽中如有物阻等症状；湿郁者，多见四肢困重或便溏等症状；食郁者，多见嗳腐吞酸等症状；血郁者，多见胸胁疼痛且部位固定等症状。

三、鉴别诊断

1. 抑郁病 本书的抑郁病与本病病名相似，容易混淆，常被误认为一个病，其以精神低落，索然无味，疲乏倦怠为临床特征，精神是处于持续的低落状态，不存在某一时刻的高涨。而郁病则是心情郁闷，精神时而低落，时而高涨，不能平稳在一个水平。二者有明显的区别，不难鉴别。（抑郁病的详细论述见本章第四节）

2. **亢奋病** 本书的亢奋病表现为情绪高涨，精神仅处于持续的高涨状态，不存在某一时刻的低落状态。但是，郁病的精神是处于不稳定的时高时低状态，有精神低落的时刻出现，二者不难鉴别。（亢奋病的详细论述见本章第五节）

四、治疗原则

理气开郁是治疗郁病的基本原则。对实证者，应根据是否兼有郁火、瘀血、湿浊、结痰、积食等，分别采用降火、活血、祛湿、化痰、消食等治疗方法。对虚证者，应根据损及脏腑气血阴阳的不同程度，分别应用养心安神、补益心脾、滋养肝肾等治疗方法。对虚实夹杂证者，应视疾病虚实的偏重进行补泻兼顾治疗。

郁病病程一般较长，用药不宜峻猛。在实际治疗中，应注意补益心脾不宜过燥，滋补肝肾不宜过腻。

五、辨证论治

1. **肝郁气滞，脑神受阻** 症见精神郁闷，情绪不宁，胸胁胀满或疼痛，痛无定处，失眠多梦，不思饮食，大便不调，舌淡红，苔薄白，脉弦。

治法：疏肝解郁，调畅脑神。

方药：菊参汤合柴胡疏肝散加减，菊花、川芎、丹参、佛手、香附、枳壳、陈皮、白芍、甘草等。

2. **肝郁化火，上扰脑神** 症见精神郁闷，情绪不宁，胸胁胀满，急躁易怒，头胀耳鸣，目赤口苦，大便干燥，舌红苔黄，脉弦数。

治法：解郁泻火，安脑宁神。

方药：菊参汤合龙胆泻肝汤加减，菊花、川芎、丹参、龙胆草、栀子、黄芩、当归、生地黄、泽泻、车前子、佛手、香附、天竺黄等。

3. **气滞血瘀，阻滞脑神** 症见精神郁闷，情绪不宁，胸胁胀满或疼痛，或自感身体局部发冷或发热，头痛健忘，失眠多梦，舌暗或有瘀点、瘀斑，苔薄白，脉弦或涩。

治法：活血化瘀，理气通脑。

方药：菊参汤合血府逐瘀汤加减，菊花、川芎、丹参、佛手、枳壳、桔梗、甘草、桃仁、红花、赤芍、香附、牛膝、生地黄、当归、酒大黄等。

4. 气滞食积，脑神不畅　症见精神郁闷，情绪不宁，胸部闷塞，胁肋胀满，脘腹满闷，嗳腐吞酸，恶心呕吐，不思饮食，大便臭秽，舌质淡红，苔厚腻，脉滑。

治法：理气消食，导滞畅脑。

方药：菊参汤合保和丸加减，菊花、川芎、丹参、焦山楂、焦神曲、炒莱菔子、半夏、佛手、香橼、茯苓、陈皮、槟榔、黄连等。

5. 气滞痰结，阻滞脑神　症见精神郁闷，情绪不宁，胸部闷塞，胁肋胀痛，咽中如有物阻，吞之不下，咯之不出，或见咳嗽有痰，或咯吐白痰而不咳嗽，舌质淡红，苔白腻，脉弦滑。

治法：理气化痰，畅通脑神。

方药：菊参汤合半夏厚朴汤加减，菊花、川芎、丹参、半夏、佛手、香橼、厚朴、枳壳、香附、郁金、茯苓、神曲、莱菔子等。

6. 痰火内结，上扰脑神　症见精神郁闷，情绪不宁，胸胁胀满，气急烦闷，夜寐多惊，咽中如有物阻，吞之不下，咯之不出，痰黄黏稠，大便秘结，小便短赤，舌红苔黄腻，脉滑数。

治法：豁痰清热，安脑宁神。

方药：菊参汤合黄连温胆汤加减，菊花、丹参、川芎、半夏、竹茹、陈皮、枳实、黄连、黄芩、远志、郁金等。

7. 肝郁脾虚，湿困脑神　症见精神郁闷，情绪不宁，胸部闷塞，胁肋胀满，头重如裹，腹胀便溏，四肢倦怠，失眠纳呆，舌质淡胖，苔白腻或滑，脉弦滑。

治法：疏肝健脾，化痰畅脑。

方药：菊参汤合逍遥散加减，菊花、川芎、丹参、佛手、黄芩、茯苓、白术、半夏、香橼、当归、香附、神曲等。

8. 肝阴亏虚，不润脑神　症见精神郁闷，情绪不宁，胸胁胀满，眩晕耳鸣，视物昏花，目干畏光，或肢体麻木，筋惕肉瞤，舌质干红苔少，脉弦细。

治法：滋补肝阴，润脑安神。

方药：菊参汤合一贯煎加减，菊花、丹参、川芎、生地黄、沙参、麦冬、枸杞子、川楝子、当归、何首乌、炒酸枣仁等。

9. **心脾两虚，脑神失养** 症见精神郁闷，情绪不宁，胸胁胀满，头晕健忘，神疲乏力，纳少气短，失眠多梦，心悸自汗，面色无华，食后腹胀，舌淡嫩苔薄白，脉细弱。

治法：补益心脾，养脑安神。

方药：菊参汤合归脾汤加减，菊花、川芎、丹参、党参、黄芪、茯苓、白术、当归、远志、龙眼肉、佛手、木香、炒酸枣仁等。

10. **心阴亏虚，脑神失润** 症见精神郁闷，情绪不宁，胸胁胀满，心悸怔忡，口咽干燥，五心烦热，失眠健忘，多梦盗汗，舌红少津苔少，脉弦细数。

治法：滋阴补心，润脑安神。

方药：菊参汤合天王补心丹加减，菊花、川芎、丹参、生地黄、麦冬、玄参、天冬、五味子、当归、柏子仁、茯苓神、太子参、远志、炒酸枣仁等。

11. **肾精亏虚，脑神失充** 症见精神郁闷，情绪不宁，胸胁胀满，腰膝酸软，心烦健忘，失眠多梦，发脱齿摇，耳鸣耳聋，盗汗乏力，舌红而干，脉弦细数。

治法：补益肾精，益脑安神。

方药：菊参汤合去郁醒神汤加减，菊花、川芎、丹参、白芍、刺蒺藜、枸杞子、山萸肉、何首乌、女贞子、菟丝子、炒酸枣仁等。

六、调护

患者正确认识和对待各种事物，避免情志内伤的发生；适当参加体育锻炼、家务劳动和集体活动，有效增强体质；改善社交环境，是本病积极有效康复，防止复发的重要措施。

医务人员积极采取诚恳、关怀、耐心的态度对待患者，深入了解病史，取得患者的信任，建立良好的医患关系；详细地进行检查，合理地进行治疗，帮助患者正确地认识和对待疾病；针对具体情况，解除其情志致病原因，增强治愈疾病的信心等一系列措施，对本病完全治愈起着重要的作用。

七、转归预后

本病预后一般都良好。致病的情志因素解除与否，对本病的预后有着重要的意义。如果致病的情志因素得到有效解除，而且病程较短，通常都可以治愈；如果未能解除，且病程较长，往往需要较长时间的治疗，才能获得较为满意的疗效。在治疗过程当中，如果又受到精神刺激，病情常会发生反复或波动，很容易使病程相对延长；如果家庭和社会支持系统良好，患者情绪稳定，病情容易治愈，病程会相对缩短。

八、临诊寄语

运用王彦恒老师脑神理论，将郁病明确归为脑神疾病。应用脑神理论来分析和诊治郁病，让郁病的心情不舒和情绪不宁两个症状较胸胁满闷或胀痛凸显出来，从而更有利于引领学者进一步深入研究郁病的本质。

首先，情绪不宁是指内心烦闷焦急，情绪不稳定，时而高涨，时而低落，跌宕起伏，易哭易笑易怒，甚至手足躁扰不宁的状态。

从临床表现上分析，情绪不宁应包括内心烦闷焦急、情绪跌宕起伏和手足躁扰不宁三个方面。人体内心的感受支配着情绪变化，情绪变化可导致行为的变化。人体内心的烦闷焦急可以引起情绪的跌宕起伏，进而引起行为的手足躁动。这三个方面有着内在的紧密联系。如果关注它们两端症状，也就是内心烦闷焦急和手足躁动两个症状，我们就会称之为"烦躁"。如果我们特别关注中间的环节，也就是情绪跌宕起伏的症状，我们则称之为"情绪不宁"。由此可见，情绪不宁和烦躁是对内心烦闷焦急、情绪跌宕起伏、手足躁扰不宁这一状态的不同称谓，二者内涵相同。从情绪不宁产生原因的角度来分析，情绪不宁既可由郁怒、多虑、悲伤、哀愁等郁闷心情引起，也可以由惧怕心情等原因引起。由惧怕心情引起情绪不宁的疾病，称之为忧恐病（忧恐病的详细论述见本章第六节）；由郁闷心情引起情绪不宁的疾病，则称之为郁病。通过以上分析，不难看出情绪不宁是郁病的主要症状。

其次，心情不舒是指由于遭遇外界不如己愿的刺激，内心加以抵抗，而产生郁怒、多虑、悲伤、哀愁的郁闷状况，又称为精神郁闷。心情不舒的本质是气机的郁滞。而气机的郁滞可以导致情绪的跌宕起伏和内心烦闷焦急，手足躁扰不宁；也可以导致宗气所在的胸胁部出现胸胁满闷或胀痛。由此可见，在郁病中心情不舒是导致胸胁满闷或胀痛和情绪不宁的根源，是郁病的核心症状，也正是对郁病之名中的"郁"字的诠释。

通过以上对情绪不宁和心情不舒的论述，已经清楚地认识到，郁病不存在心情低落、兴趣丧失、愉快感缺乏、易疲劳的症状，不同于西医学的抑郁发作。那么，西医学的抑郁发作到底归属于中医的哪个病种，值得我们深入思考。从躯体症状来看，西医抑郁发作被混杂于中医宽泛的"虚劳"范畴；从精神症状来看，西医抑郁发作又往往混杂在传统的"郁病"、"癫病"范畴内。

站在中西医结合的角度，应该吸取对方的精华，相互促进和发展，将精神层面的表现和诊断突出出来。并且，要深入细致地加以划分和界定，再冠以名称，以便进行中医系统化的辨证论治。笔者认为，应该尝试将以精神低落为主要症状的疾病独立出来（抑郁病的详细论述见本章第四节）。"抑郁病"这个病名的提出，将时时提醒人们对传统中医郁病真实内涵的审视和理解，更好地辨清精神层面疾病，有的放矢地治疗，不断提高中医诊疗水平，弘扬和发微中医理论。

第二节　癫病

癫病是以精神淡漠，静而少动，言语错乱为主症的一种脑神疾病。除主症外，本病初期多见自言自语症状；发展期多见沉默呆愣症状；后期多见面隅独处症状。

本病相当于西医中具有精神淡漠，静而少动突出表现的急性而短暂的精神病性障碍、精神分裂症、分裂型障碍、分裂情感障碍、情感障碍及器质性疾病和精神活性物质所致精神行为障碍等疾病。

一、病因病机

1. **病因**　癫病的发病原因主要有两方面，一为禀赋因素，一为情志因素。禀赋正常，阴平阳秘，性格开朗，虽受情志刺激，也能在短时间内调整恢复，不容易发生本病。如果禀赋不足，性格内向，遇有情志刺激，则容易脏气不和，影响脑神，发为本病。情志刺激程度过大，持续时间过长，超过自身禀赋的耐受能力，即使禀赋正常，也可以导致脏气不和，气滞、痰浊、郁火、瘀血内生，引发本病。

2. **病机**　本病大多起病缓慢，始因情志失调，以肝郁气滞为首发病机。恼怒郁愤，思虑过度等情志因素首先影响肝的疏泄功能，造成气机运行失调，脑神不畅，触发本病。此病机可归纳为"始发于肝"。气机失调，首先影响血的运行，心主血脉功能失调，血行不畅，脑神不调，加重本病，即"并发于心"。气机郁滞，可横逆犯脾，湿与痰聚，困扰脑神；思虑太过损伤心脾，气血内耗，脑神失养；病久暗耗肾精，髓减脑衰。以上是本病进一步影响心、脾、肾的情况，即"失调于脏"。病久气郁生热，热气微蒸，微熏脑神，脑神萌动；郁热与痰、瘀互结，蒙扰脑神。若再郁成火势，扰动脑神，可变生狂病。总之，本病的病机总体上可归纳为王彦恒老师所云"始发于肝，并发于心，失调于脏，上扰脑神，癫病乃作"。

二、诊疗要点

1. 确定主症　本病的症状是以精神淡漠，静而少动，言语错乱为主。精神淡漠是指由精神错乱引起的，对外界事物漠不关心，反应呆愣，严重者即使面对与自己切身利益密切相关的事物也不产生精神反应，表情和动作没有变化，内心不存在压抑、沮丧、紧张、担心、惧怕等感觉的状况。言语错乱是指言语内容怪异、与现实完全不相符、没有事实基础，或前后所言内容不相关，或语序颠倒，或言语时有中断。这一症状不仅出现在与人交谈的时候，也出现在自言自语的时候，是脑神错乱的一种典型的具体表现。静而少动是精神淡漠发展到一定程度的临床表现。只有精神淡漠和言语错乱并存，并且精神淡漠达到静而少动这一程度时，才可以诊断为癫病。

2. 确定病位　本病病位在脑，与心、肝、脾、肾有关。从病机来看，本病初期病位多涉及肝、心、脾，后期多涉及心、脾、肾。

3. 确定病性　本病病性分虚实两类。初期以实证为主，多为气滞、痰浊、火邪、瘀血之邪，多见肝郁气滞、肝郁化火、气郁痰结、气滞血瘀等证型；发展期多虚实互见；后期以虚证为主，多为气虚、阴虚、阳虚，多见肝郁脾虚、心脾两虚、肝肾亏虚、脾肾两亏、气阴两虚等证型。但临床上亦存在久病不虚的证候。

三、鉴别诊断

1. 抑郁病　抑郁病和本病都可以出现静而少动的症状，极易混淆。抑郁病突出表现为精神低落、索然无味、疲乏倦怠、少言懒动，其静而少动是产生在自评过低、索然无味的基础上的；而癫病的突出表现为精神淡漠、静而少动、言语错乱，其静而少动是产生在精神错乱的基础上的，两病可以此鉴别（抑郁病的详细论述见本章第四节）。

2. 痴呆病　痴呆病和本病临床表现有相似之处，都有沉默呆愣、寡言少动、言语错乱的症状，容易混淆，需要鉴别。痴呆病以呆傻愚笨为主要临床特征，且贯穿疾病始终，表现为反应迟钝、言行不灵敏、不晓时间、不知所在、瞬间即忘、计算不清、不能识物、不解言语、模仿易错、动作笨拙、做事不能、言语错乱、不能自理等症状。痴呆病的言语错乱是疾病发展到一定阶段才出现的症状，沉默呆愣、寡言少动是基于呆傻愚笨而出现的症状。癫病则是以精神淡漠、静而少动、言语错乱为主要临床特征，言语错乱贯穿疾病的始终；沉默呆愣，寡言少动是基于精神淡漠而产生的症状。癫病即使存在不晓时间、不知所在、瞬间即忘、计算不清、不能识物、模仿易错的情况，也与呆傻愚笨无关，而与注意力不集中有关。两病可以此鉴别。

四、治疗原则

本病以疏理气血，畅达神机为基本治法。初期以祛邪为主，针对气滞、痰浊、火邪、瘀血，施以理气、祛痰、泻火、化瘀之法；后期以补虚为主，针对气虚、阴虚、阳虚，施以补气、养阴、壮阳之法；发展期依据虚实的轻重比例，权衡应用泻实补虚两法力度。总之，本病治疗中应将疏理气血贯穿始终，清热化痰随证应用，益脑扶正不可或缺。

五、辨证论治

1. 肝郁气滞，阻扰脑神 症见精神淡漠，静而少动，言语错乱，自言自语，沉默呆愣，面隅独处，懒言少动，失眠多梦，胸胁胀满，时时太息，舌红，苔白，脉弦数。

治法：疏肝解郁，调畅脑神。

方药：菊参汤合柴胡疏肝散加减，菊花、川芎、丹参、香附、枳壳、陈皮、佛手、白芍、甘草等。

2. 痰气郁结，上及脑神 症见精神淡漠，静而少动，言语错乱，自言自语，沉默呆愣，面隅独处，生活懒散，失眠多梦，敏感多疑，胸胁满闷，长吁短叹，咽中如有物阻，舌红苔白腻，脉象弦滑。

治法：解郁化痰，醒脑调神。

方药：菊参汤合导痰汤加减，菊花、川芎、丹参、炒枳壳、胆南星、法半夏、陈皮、茯苓、郁金、佛手、香附、远志等。

3. **肝热微蒸，上熏脑神**　症见精神淡漠，静而少动，言语错乱，自言自语，呆愣少语，敏感多疑，喜渴冷饮，耳鸣如潮，口苦咽干，大便秘结，舌红苔黄，脉弦有力。

治法：泻肝降火，宁神清脑。

方药：菊参汤合龙胆泻肝汤加减，菊花、川芎、丹参、龙胆草、栀子、黄芩、泽泻、生石决明、生龙齿等。

4. **痰热内结，上困脑神**　症见精神淡漠，静而少动，言语错乱，自言自语，哭笑无常，呆愣少语，敏感多疑，彻夜不眠，咽中有痰，大便干燥，小便黄赤，舌淡红或红，苔黄腻，脉象滑数。

治法：豁痰清热，醒脑安神。

方药：菊参汤合礞石滚痰丸加减，菊花、川芎、丹参、青礞石、酒军、黄芩、栀子、郁金、胆南星、天竺黄、远志等。

5. **气滞血瘀，阻滞脑神**　症见精神淡漠，静而少动，言语错乱，自言自语，沉默呆愣，面隅独处，生活懒散，失眠多梦，敏感多疑，胸胁胀痛，妇女多在经期病情波动，舌质紫暗，或有瘀点瘀斑，苔白，脉象弦涩。

治法：舒肝化瘀，调神安脑。

方药：菊参汤合血府逐瘀汤加减，菊花、川芎、丹参、桃仁、红花、赤芍、当归、炒枳壳、牛膝、佛手、香附、陈皮等。

6. **肝郁脾虚，上不荣脑**　症见精神淡漠，静而少动，言语错乱，喃喃自语，语言贫乏，沉默呆愣，面隅独处，生活懒散，敏感多疑，倦怠懒动，食少便溏，舌淡胖，边有齿痕，无苔或薄白苔，脉象弦细或沉细。

治法：疏肝健脾，荣脑安神。

方药：菊参汤合逍遥散加减，菊花、川芎、丹参、佛手、香橼、枳壳、太子参、生黄芪、茯苓、白芍、当归、炒酸枣仁、合欢皮、百合等。

7. **肝肾两虚，上不育脑**　症见精神淡漠，静而少动，言语错乱，喃喃自语，语言贫乏，沉默呆愣，面隅独处，哭笑无常，生活懒散，脑中发空，记忆减退，敏感多疑，形体消瘦，自汗盗汗，舌红苔薄或少，脉象沉细数。

治法：补益肝肾，育脑养神。

方药：菊参汤合乌菟汤加减，菊花、丹参、川芎、菟丝子、何首乌、枸杞子、山萸肉、五味子、桑椹、桑叶、炒酸枣仁、生地黄、生龙齿、知母等。

8. 脾肾两虚，上不温脑　症见精神淡漠，静而少动，言语错乱，喃喃自语，语言贫乏，沉默呆愣，反应迟缓，面隅独处，倦怠懒动，生活懒散，腰膝酸冷，记忆减退，形体蜷缩，遗精阳痿，舌质淡，苔薄白，脉沉细弱。

治法：补益脾肾，温脑调神。

方药：菊参汤合无比山药丸加减，菊花、川芎、丹参、太子参、茯苓、炒白术、仙茅、淫羊藿、巴戟天、山萸肉、菟丝子、枸杞子、佛手、生龙齿、牛膝等。

9. 心脾两虚，上不荣脑　症见精神淡漠，静而少动，声微语乱，喃喃自语，语言贫乏，沉默呆愣，面隅独处，四肢倦怠，腹胀便溏，面色萎黄，少寐易惊，怔忡健忘，舌淡红苔薄白，脉象细弱。

治法：补益心脾，养脑安神。

方药：菊参汤合归脾汤加减，菊花、川芎、丹参、党参、炙黄芪、茯苓、炙甘草、当归、何首乌、鸡血藤、炒酸枣仁、白芍、夜交藤、柏子仁、远志等。

10. 气阴两亏，上不益脑　症见精神淡漠，静而少动，微声语乱，喃喃自语，语言贫乏，沉默呆愣，面隅独处，神疲乏力，心悸气短，口干咽燥，舌质红少苔，脉细数无力或结代。

治法：益气养阴，益脑安神。

方药：菊参汤合生脉散加减，菊花、川芎、丹参、党参、麦冬、五味子、生黄芪、百合、沙参、夜交藤、郁金、枸杞子等。

六、调护

本病应注意精神调养，避免情志刺激，防止复发。家属和调护人员对患者的各种病态表现不要讥笑、讽刺，要关心患者；对患者不合理的要求应耐心解释；对患者合理的要求应该尽量给予满足。对于生活懒散、终日卧床不起、秽洁不知的患者，必须强制性督促、制订和执行有规律的作息时间，强化患者适应社会的能力。对有自杀倾向的患者，必须专人照顾，采取防护措施，将危险品如刀、剪、绳、药品等严加收藏，严密注意安全，防止投河、跳楼、触电等意外行为发生。对于拒食的患者，应找出原因，根据其特点进行劝导、督促、喂食或鼻饲，保证营养供给。

对患者的活动安排，要根据劳逸结合原则合理安排。适当参加体育锻炼、家务劳动和集体活动，增强体质，保持规律睡眠。饮食要荤素合理搭配，不要偏食，忌过食辛辣肥甘、饮食无度，避免产生痰湿、内火，维持合理的后天补养，促进脑神康复。

提高患者及其家属和调护人员对病情复发先兆症状的识别能力，尽可能地做到早发现，能够及时增加药物用量，尽早地遏制病情的波动和复发，促进患者康复。

七、转归预后

对于起病突然、有明显诱因的患者，一般预后较好；对于起病缓慢、隐匿，无诱因的患者，一般预后较差。发病前性格开朗，适应社会能力良好的患者，一般预后较好；发病前性格孤僻，适应社会能力差的患者，一般预后较差。有高级意向要求的患者，一般预后较好；无意向要求的患者，一般预后较差。若延误治疗，迁延日久，或愈后多次复发，治疗越难，病程越长，预后较差。本病日久，内郁生热，尤其是肝热微熏、痰热内结两种证型，郁热容易进一步化火，易转化为狂病。

八、临诊寄语

传统中医一直以来是以精神抑郁、表情淡漠、沉默痴呆、语无伦次，静而少动作为癫病的主要临床表现。当然这里所说的精神抑郁有别于本书所说的精神抑郁，故在下面的论述中将其称之为传统精神抑郁。诸多症状中的传统精神抑郁症状常常使癫病与传统郁病难以区分。然而，在癫病情绪方面，伴随传统精神抑郁一起而来的是表情淡漠、沉默痴呆；在传统郁病的情绪方面，伴随传统精神抑郁一起出现的是情绪不宁。因此，癫病与传统郁病在情绪方面还是有不同之处的。为了凸显癫病情绪方面的特征，我们有必要将传统精神抑郁、表情淡漠和沉默痴呆进行整合。

沉默痴呆在癫病中常常是传统精神抑郁、表情淡漠发展到一定严重程度才出现的症状，是传统精神抑郁、表情淡漠的伴随症状。在癫病中，传统精神抑郁、表情淡漠的情绪状态，更突出的是淡漠，即对外界事物漠不关心、没有反应的症状。因此，笔者认为可以将传统精神抑郁、表情淡漠简称为精神淡漠。在诸多症状中语无伦次，静而少动是疾病在言行方面的表现。通过以上分析，不难看出，癫病的主要症状就是精神淡漠、语无伦次、静而少动三个症状。这也正是笔者在本章节开始论述癫病的主症时，直接提出精神淡漠、静而少动、言语错乱的原因。

沉默痴呆是基于精神错乱的淡漠发展到一定程度出现的，是由于精神错乱内郁，对外界事物既漠不关心，也不记忆而出现的状如痴呆、沉默发愣的状况。但是精神淡漠只是引起沉默痴呆的一种情况，诸如精神低落、惧怕、呆傻愚笨等也可引起沉默痴呆。由此可见，沉默痴呆不是癫病的特有和主要症状。应该避免过于关注沉默痴呆症状而干扰对精神淡漠，静而少动，言语错乱三大主症的判断。

中医癫病常与狂病并称为癫狂病，主要原因在于癫病与狂病之间能够在一定条件下相互转化。在二者相互转化现象的背后，存在着二者拥有的一个共同特点，那就是言语错乱。言语错乱的内在本质是精神错乱，言语是精神活动的一种表达。由此，精神错乱必是癫病与狂病共同的核心症状，癫病与狂病就是精神错乱向两极发展的产物。精神错乱向"淡漠极"发展，则形成癫病，向"暴躁极"发展，则形成狂病。临床上治疗癫病一定要抓住精神错乱的淡漠特性和脑神失调的机理，运用疏理气血、畅达神机的治法，使郁乱的脑神逐渐恢复正常。

第三节　狂病

狂病是以精神暴躁，动而多怒，言语错乱为临床特征的一种脑神疾病。

本病相当于西医中具有精神暴躁、动而多怒、言语错乱等突出表现的急性而短暂的精神病性障碍、精神分裂症、分裂型障碍、分裂情感障碍及情感障碍和精神活性物质所致精神行为障碍等疾病。

一、病因病机

1. **病因**　情志因素、先天因素是狂病发生的主要致病因素。先天禀赋异常或不足，在母腹中或出生后突受刺激，脑神逆乱，引发本病。情志过激，引动内火，发为本病。亦有素体有痰、火或瘀血者，由其痰、瘀之邪引发本病。

2. **病机**　本病的病机总由邪扰脑神所致。家族遗传、禀赋所偏、阴阳失调，或胎时受惊、阴阳失衡，或先天禀赋不足、阴阳亏虚，以上情况遇有情志刺激，很容易导致脑神逆乱，发为本病。突遇惊恐、愤怒，情志过激，引动肝火上升，触动心火，上扰于脑，脑神逆乱，引发本病。这一病机可称为"始于肝郁，并发心火"。继而，或诸热炼津成痰，痰热互结，蒙扰脑神，发生本病。这一病机称为"痰火内炽"。或诸热伤血，瘀血内生，闭阻脑神，发为本病。这一病机称为"瘀血闭阻"。或病久内耗肾阴，脑神失养，发生本病。这一病机称为"久伤肾水"。总之，本病的病机可归纳为"始于肝郁，并发心火，痰水内炽，瘀血闭阻，久伤肾水，狂势易见"。

二、诊疗要点

1. **确定主症**　本病以精神暴躁，动而多怒，言语错乱为临床主要症状。其中精神暴躁是指精神错乱出现的激动愤怒、妄行妄为、喧扰骂詈、哭笑无常，甚至伤人、毁物等精神反应。动而多怒是精神暴躁发展到一定程度的症状，是对精神暴躁的具体说明。言语错乱是精神错乱的具体表现。只有当精神暴躁与言语错乱共同存在，并且精神暴躁达到动而多怒的程度时，方能达到本病的诊断要求。

2. **确定病位**　本病病位主体在脑，涉及肝、心、胃、肾。病涉及肝者，以精神暴躁、动而多怒、言语错乱、躁动妄行、面红目赤为主要表现；病涉及心、肝者，以精神暴躁、言语错乱、易怒多语、躁妄多动、喧扰不宁、喜怒无常、引人注目为主要表现；病涉及肝、肾者，以病狂日久、有狂之势、无狂之力、语声嘶哑、久言声低、五心烦热为主要表现。病涉及肝、胃者，以精神暴躁、动而多怒、言语错乱、躁动妄行、口苦口臭、大便秘结、面红目赤为主要表现。

3. **确定病性**　本病以火热为主要病性，贯穿疾病始终。依据疾病进展的不同时期会出现由实转虚，虚实互见，本虚标实的情况。本病初起多为实证，呈现火、热、痰、瘀的邪实证候；日久实邪伤正，多为虚实互见，本虚标实，其本虚多为阴虚。

三、鉴别诊断

1. **癫病**　癫病和狂病都是出现言语错乱症状的神志明显异常性疾病。但是，癫病表现突出的特征为精神淡漠、静而少动、言语错乱，俗称"文痴"；狂病表现突出的特征则为精神暴躁，动而多怒，言语错乱，俗称"武痴"。由此可以鉴别。

2. **亢奋病**　亢奋病也具有多动多语的症状表现，容易与本病混淆。亢奋病是以精神高涨，自评过高，言行滔滔急迫、语意多变，交际过多，行色外露，莽撞易怒为特征（亢奋病的详细论述见本章第五节）。其多动多语不存在言语错乱，而只是言行滔滔急迫、语意多变，交际过多，行色外露，莽撞易怒。狂病多动多语则是在言语错乱的基础上出现的，行为和语言在增多的同时更表现为乱而无序。二者以资鉴别。

四、治疗原则

火热贯穿本病的各个方面，清热泻火，安脑宁神是论治本病的大法。依据其兼痰邪、瘀邪的不同，施以祛痰、化瘀的除邪之法；并视肝肾之阴的耗损情况，给予滋阴扶正。本病应用清泻火热法时，不宜苦寒太过，以防伤及脾胃，适度为宜，热去而津气存，脾胃得保，病方可愈。

五、辨证论治

1. 肝火内炽，扰动脑神　症见精神暴躁，动而多怒，言语错乱，躁动妄行，面红目赤，渴喜冷饮，耳鸣如潮，口苦口臭，咽干便秘，舌红苔黄，脉弦有力。

治法：泻肝降火，清脑安神。

方药：菊参汤合龙胆泻肝汤加减，菊花、川芎、丹参、龙胆草、栀子、黄芩、泽泻、车前子、生石决明、生龙齿等。

2. 心肝火旺，上冲脑神　症见精神暴躁，言语错乱，躁妄语多，多动易怒，喜怒无常，引人注目，心悸烦躁，头胀疼痛，失眠多梦，舌红苔黄厚或灰黑，脉弦滑数有力。

治法：清心泻肝，镇静安神。

方药：菊参汤合朱砂安神丸、龙胆泻肝汤加减，菊花、川芎、丹参、黄连、生地黄、生龙齿、钩藤、龙胆草、栀子、黄芩、泽泻、车前子、琥珀粉、生磁石等。

3. 痰火互结，上扰脑神　症见精神暴躁，言语错乱，易怒多语，喧扰多动，躁妄骂詈，毁物打人，心胸烦热，夜不成眠，喉间痰鸣，咯痰黄稠，舌红，苔黄腻，脉滑。

治法：豁痰清热，宁脑安神。

方药：菊参汤合清心滚痰丸加减，菊花、川芎、丹参、青礞石、生石膏、生大黄、黄芩、朱砂、水牛角、郁金、胆南星、天竺黄、远志等。

4. 瘀热内结，阻滞脑神　症见精神暴躁，言语错乱，易怒多语，喧扰不宁，躁妄多动，骂詈毁物，失眠多梦，头痛如针刺刀割，入夜尤甚，女子痛经，甚至闭经，经色紫黯，夹有血块，舌紫暗或有瘀斑，苔黄，脉涩数。

治法：活血清热，通脑安神。

方药：菊参汤合血府逐瘀汤加减，菊花、川芎、丹参、红花、桃仁、当归、牛膝、赤芍、鸡血藤、土鳖虫、生大黄、丹皮、生地黄、黄连、黄芩、枳壳等。

5. 阴虚火旺，逆乱脑神　症见病狂日久，有狂之势，无狂之力，语声嘶哑，久言声低，五心烦热，消瘦颧红，潮热盗汗，眩晕耳鸣，腰膝酸软，舌红少津，少苔或无苔，脉细数。

治法：育阴潜阳，宁脑安神。

方药：菊参汤合当归六黄汤加减，菊花、川芎、丹参、生地黄、熟地黄、玄参、当归、麦冬、黄连、黄芩、黄柏、知母、炒酸枣仁、柏子仁、怀牛膝、生龙齿、生珍珠母、龟板等。

六、调护

首先应正确对待患者的各种病态表现，要理解关心爱护，不要畏惧、讥笑和讽刺，保证患者的正常营养和水液摄入。

对于有毁物、骂人、打人和杀人企图或行为的重症患者，要采取防护措施，专人照顾，将危险品如刀、剪等严加收藏，注意安全，防止意外发生。

对于尚有一些适应环境能力的轻症患者，应注意调节情志活动，对其不合理的要求应耐心解释，对其合理的要求应尽量满足。条件允许的情况下，可以培养和强化患者起居生活规律，安排参加娱乐活动，进行适当的锻炼和劳动，尽可能地逐渐恢复其生活能力和社会角色。

七、转归预后

如果首次发病，经过及时合理治疗，一般预后良好。如果不及时治疗，或治不得法，或病久迁延不愈，病机混乱，预后多不良。如果多次反复发病，预后较差。对于调护及时合理的患者，预后较为良好。对于失于调护的患者，预后较为不佳。

本病多由痰火扰心所致，若治疗后郁火得到宣泄，而痰气留滞未去；或病久伤气损阳，或气虚血瘀者，可转为癫病。

八、临诊寄语

中医传统狂病（这种称呼主要是为了与本书所论述的狂病作区分）是以精神亢

奋，狂躁不安，骂詈毁物，动而多怒，甚至持刀杀人为特征（这里所说的精神亢奋，有别于本书所述的精神亢奋，因此，在以后提及精神亢奋时，我们会用"传统精神亢奋"来代替），以痰火瘀血闭塞心窍，阴阳失调，形神失控为病机。其重点突出的是动而多怒、兴奋性精神失常。不论是精神错乱，还是精神处于其他状态，只要出现动而多怒、兴奋性精神失常就可以诊断为传统中医的狂病。因此，它相当于西医当中具有兴奋性精神失常，动而多怒特征的短暂的精神病性障碍、精神分裂症、分裂型障碍、分裂情感障碍、躁狂发作、双向情感障碍、神经症性障碍等疾病。

为了理清疾病的本质，从脑神理论出发，探索疾病内在的神志状态，我们有必要学习和吸收西医把躁狂发作列为一种单独疾病的做法，将在精神错乱状态下发生的精神高涨疾病与在其他精神状态下发生的精神高涨疾病区分开来，以便临床工作者更好地抓住精神错乱这一主症，结合传统精神亢奋深入分析病机，指导临床治疗。这里有必要解释一下传统精神亢奋，它是指精神的极度兴奋，也就是精神高涨。

在这种情况下，笔者将在精神错乱状态下发生的传统精神亢奋疾病独立出来，在本节进行论述。在病名方面，为了继续突出精神错乱引起的狂躁不安，骂詈毁物的疯狂行为，继续沿用了传统狂病中的狂病病名。将在其他精神状态下发生的传统精神亢奋疾病另命其名，另立它节进行论述。从中西结合的角度出发，结合中医常用主症名称命名疾病的特点，采用精神亢奋中的"亢奋"两字，对在其他精神状态下发生的传统精神亢奋疾病给予冠名，称之为"亢奋病"。摒弃西医病名躁狂发作中的"躁狂"二字，以便于和狂病区分。也就是将不具备精神错乱，仅具有精神高涨、自评过高、言行滔滔急迫、语意多变，交际过多，行色外露，莽撞易怒特征的一类疾病，称之为亢奋病。这样将传统中医的狂病一分为二，使疾病的主症更加清晰明了，有利于深入探讨亢奋病和狂病病因病机和辨证论治，不断发微和完善中医脑神理论体系（对亢奋病的详细论述见本章第五节）。

第四节　抑郁病

抑郁病是以精神低落，索然无味，疲乏倦怠为特征的一种脑神疾病。主要临床表现为精神低落，郁郁寡欢，兴趣索然，疲倦乏力，寡言少动，双目茫然，意志颓废，悲观自责，纳差失眠，性欲减退，甚至自伤自杀。本病不同于传统中医的"郁病"范畴。

本病相当于西医中具有精神低落、索然无味、疲乏倦怠等突出表现的抑郁发作、抑郁性神经症（包括恶劣心境）、复发性抑郁障碍、复发性短暂抑郁障碍、神经症性障碍等疾病。

一、病因病机

1. 病因　情志失调是导致抑郁病发病的主要因素。当情志刺激的程度和持续时间超过人体的自身承受能力时，内心无助无奈，气机失调，脑神失畅，发为本病。当人体脑神或五脏神功能低下时，人体面对常态或轻微刺激也不能承受，内心无助无奈，影响气机，致使脑神失调，发为本病。

2. 病机　本病初始时，首先影响肝的疏泄功能，气机疏泄失常，条达升散无力，结敛于下，肾气不升，脑神失灵，形成本病。随着病情的发展，气机郁结，影响血液和津液的运行，伤及于心，容易导致内生瘀血，阻滞脑神；瘀血又使气机失和加重，进而恶性循环，气滞血瘀，更影响脑神。气机郁结，横逆侮脾，导致脾失健运，脾运化水液失司，水湿内停，聚而成痰，气郁痰结，蒙阻脑神；脾运化水谷失司，气血生化无源，不养脑神。若气机结敛日久，终至阴阳亏虚，不能温煦或润养脑神，尚有气机结敛日久，郁而生热，热气微蒸，萌动脑神，以致病情逐步复杂。若气滞郁热化火，终致扰动脑神，变生亢奋病。本病的基本病机在于气郁下结，脑神失灵。

二、诊疗要点

1. 确定主症　本病以精神低落，索然无味，疲乏倦怠为主要症状。而其双目茫然，意志颓废，悲观自责，纳差失眠，性欲减退，甚至自伤自杀等症状为次要症状和或有症状。精神低落是指内心压抑、消沉的精神状态，在这种状态下，患者常常伴有自评过低，灰心丧气，郁郁寡欢、索然无味、反应迟缓和寡言少动的症状。索然无味是指感觉一切事物都是呆板枯燥的，一点趣味都没有，做什么事情都觉得是多余和无聊的一种状况。索然无味、疲乏倦怠是进一步表明精神低落的程度，只有精神低落到这一异常程度时，才可诊断为本病。

2. 确定病位　本病病位以脑为主，涉及肝、心、脾、肾。本病由情志失调，无助无奈，肝气郁结，气机条达升散无力，结敛于下，肾气不升，脑神不畅而致。在抑郁病的发生发展过程中，气郁下结、肾气不升、脑神失灵的病机贯穿始终，本病的病位也始终不离肝、肾与脑。

依据患者体质，肝郁气滞形成后，会或快或慢地累及不同脏腑，出现不同的病情证候。

有的容易扰心，心主血的功能受损，血液的运行不畅，除主症外可见心悸、胸胁疼痛、身体固定部位发冷发热或疼痛，病位在脑、肝、肾和心。

有的容易横逆侮脾，脾失健运，不能正常运化水湿，水湿内停，聚而成痰，痰浊内阻，蒙阻脑神，并且更加阻滞气机，除主症外可见呕吐痰涎，咽中如有物阻，梗塞不适，咯吐不出，吞咽不下，病位已由肝、肾和脑波及脾。

有的横逆侮脾后，脾失健运，不能正常运化水液和水谷，升清功能失常，脑神失灵，除主症外可见肠鸣矢气，腹胀便溏，或腹痛欲泻，泻后痛减，或大便溏结不调，病位在脑、肝、肾和脾。

有的劳思过度，耗伤心脾，气血内乏，脑失所养，脑神失灵，除主症外可见气短怔忡，失眠多梦，纳少腹胀，病位不仅在脑、肝和肾，更在心在脾。

有的先天不足，导致肝郁气滞后容易伤及肾气肾精，日久损及肾阴肾阳。肾气亏虚，封藏固摄功能失职，气化无权，化精成神的动力缺乏，不能充养脑神，脑神失灵，除主症外可见小便频数而清、淋漓不尽、夜尿频多，甚或遗尿，男子遗精、早泄，女子月经淋漓不尽，耳鸣失聪。肾精不足，髓海空虚，脑神失灵，除主症外可见两足痿软，发脱齿摇，健忘恍惚，男子精少不育，女子经闭不孕。肾阳亏虚，温煦功能失职，不能向上温养脑神，脑神失灵，除主症外可见形寒肢冷，男子阳痿精冷，女子宫寒不孕。阳损及阴，阴阳俱虚，无以养脑。无论损及肾气肾精，还是肾阴肾阳，此时病位在脑、肝和肾。

有的气机结敛日久，郁而生热，热气微蒸，微熏脑神，脑神萌动，除主症外可见口苦心烦，头晕胀痛，心悸失眠等症，此时病位在脑、肝、肾和心。

3. **确定病性**　抑郁病早期以气郁为主，兼见痰和瘀血，邪实内生。久病病势易深入发展导致脏腑气血亏虚，或郁久生热，变证而出。抑郁病的病性总体是有虚有实。临床上应当仔细辨别，初期多为邪实，中期多为虚实夹杂，后期多以虚为主，兼见转实之象。邪实多为气滞、痰结、瘀血、郁热，正虚多为气血阴阳亏虚。

三、鉴别诊断

1. 郁病 郁病与抑郁病病名相似，极易混淆。郁病是由郁怒、多虑、悲伤、哀愁等情志因素引起的，以心情不舒、情绪不宁为主要症状，情绪不宁是指情绪不稳定，时而高涨，时而低落。抑郁病是以精神低落，索然无味，疲乏倦怠为临床特征，不存在情绪高涨的情况。两病明显有别。

2. 癫病 癫病和抑郁病都可以出现静而少动的症状，两病容易混淆。癫病的突出表现为精神淡漠、静而少动、言语错乱，其静而少动是产生在神志错乱基础上的。而抑郁病表现突出的特征为精神低落、索然无味、疲乏倦怠、少言懒动，其静而少动是产生在自评过低，索然无味的基础上的，没有言语错乱。两病能以此鉴别。

3. 痴呆病 痴呆病也可表现为寡言少动，容易和抑郁病混淆。痴呆病是以呆傻愚笨为特征，临床表现为反应迟钝，言行不灵敏，动作笨拙，不晓时间，不知所在，瞬间即忘，计算不清，不能识物，不解言语，模仿易错，做事不能，言语错乱，不能自理日常生活，其寡言少动是在呆傻愚钝基础上出现的，并且是痴呆病的或有症状。而抑郁病则是以精神低落，索然无味，疲乏倦怠，寡言少动为主要临床症状，不存在不晓时间，不知所在，瞬间即忘，计算不清，不能识物，不解言语，模仿易错，做事不能，言语错乱的呆傻愚笨情况，即使有遗忘，程度也不明显，并且遗忘的出现多与注意力不集中有关。其寡言少动是产生在精神低落基础上的，与痴呆病的寡言少动有着本质的不同。两病可以此鉴别。

4. 虚劳 虚劳多见形神疲惫，较易和抑郁病混淆。虚劳是以两个或多个脏腑劳伤，气血阴阳中两种或多种因素虚损，并呈慢性过程为特征。抑郁病也会牵及肝、心、脾、肾，及气、血、阴、阳，存在两个脏腑两个因素合并出现的情况，因此二者更易混淆。但是虚劳不存在精神低落，郁郁寡欢，兴趣索然，意志颓废，悲观自责，自伤自杀症状，这些症状恰恰是抑郁病的特征性临床表现，二者可以据此鉴别。

四、治疗原则

治疗抑郁病以理气开郁，畅通脑神为基本原则。对于实证，采用"实则泻之"的方法，应首先针对本病气郁下结、脑神失灵基本病机，进行理气开郁，再依据瘀血、痰结、郁热分别采取活血、化痰、清热的祛邪方法，使邪祛郁开，气机上达，脑神恢复。对于虚证，应用"虚则补之"的方法，依据不同脏腑的气血阴阳亏虚的不同，施以或健脾补益气血，或补益肾气，或补肾益精，或温补肾阳的具体治法，使气血、精气充足，气机上达，脑神恢复。对于临床虚实夹杂的，依据虚实具体的偏重，进行合理地补虚泻实。

五、辨证论治

1. 肝气郁结，脑神受阻 症见精神低落，郁郁寡欢，兴趣索然，疲倦乏力，双目茫然，寡言少动，意志颓废，悲观自责，胸胁或少腹胀痛，善太息，舌淡红苔白，脉弦。

治法：疏肝解郁，调畅脑神。

方药：菊参汤合柴胡疏肝散加减，菊花、川芎、丹参、佛手、枳壳、白芍、香附、郁金、合欢皮、刺五加、何首乌等。

2. 肝热微蒸，上熏脑神 症见精神低落，郁郁寡欢，兴趣索然，双目茫然，意志颓废，悲观自责，寡言少动，心烦头胀，心悸失眠，甚至自伤自杀，舌淡红苔黄，脉弦滑。

治法：疏泻肝热，清脑调神。

方药：菊参汤合龙胆泻肝汤加减，菊花、川芎、丹参、佛手、香附、龙胆草、栀子、黄芩、钩藤、生地黄、生珍珠母、炒酸枣仁、合欢皮、枸杞子等。

3. 气滞血瘀，阻滞脑神 症见精神低落，郁郁寡欢，兴趣索然，双目茫然，意志颓废，寡言少动，悲观自责，头痛如针刺刀割，入夜尤甚，失眠多梦，女子痛经甚至闭经，经色紫暗，夹有血块，舌紫暗或有瘀斑，脉涩。

治法：理气活血，通脑醒神。

方药：菊参汤合血府逐瘀汤加减，菊花、川芎、丹参、佛手、枳壳、香附、红花、桃仁、当归、赤芍、牛膝、桔梗、鸡血藤、何首乌、枸杞子等。

4. 肝郁痰结，蒙阻脑神 症见精神低落，郁郁寡欢，兴趣索然，疲倦乏力，双目茫然，意志颓废，寡言少动，悲观自责，呕吐痰涎，咽中如有物阻，梗塞不适，咯吐不出，吞咽不下，苔腻脉滑。

治法：解郁化痰，畅脑醒神。

方药：菊参汤合导痰汤加减，菊花、川芎、丹参、半夏、佛手、胆南星、远志、天竺黄、石菖蒲、郁金、刺五加等。

5. 肝郁脾虚，脑神不畅 症见精神低落，郁郁寡欢，索然无味，四肢酸懒，沉重少动，疲乏懒言，意志颓废，双目茫然，悲观自责，肠鸣失气，腹胀便溏，或腹痛欲泻，泻后痛减，或大便溏结不调，纳食减少，入睡困难，早醒易惊，女子多月经不调，舌质淡，苔薄白，脉细弦。

治法：疏肝健脾，畅脑醒神。

方药：菊参汤合逍遥散加减，菊花、川芎、丹参、佛手、香橼、枳壳、香附、郁金、党参、茯苓、白术、扁豆、神曲、刺五加等。

6. 心脾两虚，脑神失养 症见精神低落，索然无味，郁郁寡欢，自汗乏力，少气懒言，双目茫然，意志颓废，倦怠少动，悲观沮丧，触事易惊，自责轻生，怔忡气短，动则尤甚，头晕失眠，脘腹坠胀，纳差，面色不华或萎黄，舌淡红，苔薄白，脉细弱或濡弱。

治法：补益气血，养脑醒神。

方药：菊参汤合养心汤加减，菊花、川芎、丹参、党参、黄芪、当归、白芍、茯苓、白术、炙甘草、佛手、柏子仁、酸枣仁、何首乌、枸杞子等。

7. 肾气亏虚，脑神失充 症见精神低落，郁郁寡欢，兴趣索然，腰膝酸软，疲倦乏力，懒言懒行，意志颓废，悲观自责，双目茫然，耳鸣失聪，小便频数而清，余淋不尽，夜尿频多，甚或遗尿，性欲减退，男子遗精、早泄，女子月经淋漓不尽，舌淡脉弱。

治法：补益肾气，充脑醒神。

方药：菊参汤合大补元煎、缩泉丸加减，菊花、川芎、丹参、益智仁、山萸肉、枸杞子、山药、杜仲、党参、当归、熟地黄、香橼、佛手、沙苑子、菟丝子、何首乌等。

8. 肾精不足，脑神失充 症见精神低落，郁郁寡欢，兴趣索然，健忘恍惚，疲倦乏力，两足酸软，发脱齿摇，意志颓废，悲观自责，双目茫然，呆钝迟缓，耳鸣耳聋，性欲减退，男子精少不育，女子经闭不孕，舌淡红，脉细弱。

治法：补肾益精，充脑醒神。

方药：菊参汤合还少丹加减，菊花、川芎、丹参、杜仲、怀牛膝、肉苁蓉、巴戟天、佛手、山萸肉、五味子、人参、茯苓、山药、龟板、熟地黄、淫羊藿、枸杞子、菖蒲、远志等。

9. **肾阳亏虚，脑神失温**　症见精神低落，郁郁寡欢，兴趣索然，腰膝酸冷，形寒肢冷，疲倦乏力，悲观自责，意志颓废，双目茫然，男子阳痿、早泄、精冷，女子宫寒不孕，性欲减退，舌淡苔白，脉沉细无力。

治法：补肾壮阳，温脑醒神。

方药：菊参汤合二仙汤加减，菊花、川芎、丹参、仙茅、淫羊藿、巴戟天、锁阳、当归、香橼、佛手、菟丝子、沙苑子等。

六、调护

首先，要充分理解患者，关心患者，积极做好心理疏导工作，尽可能地减轻和缓解其所受到的压力和困扰。及时消除患者担心社会偏见和歧视的不良情绪，引导患者充分使用社会支持系统。帮助家庭成员真实地了解患者的疾病，从而提高家庭成员对患者的关心度，有效观察病情变化，增强患者的家庭适应功能。对有自伤自杀倾向的患者，应住院治疗，或加强看护，避免自伤自杀事件发生。

其次，要帮助患者提高对自身疾病的了解，尽可能地让患者知晓及时心理疏导对本病康复的重要意义、按时服用药物对本病预防复发及其康复非常必要，从而提高治疗和康复的依从性。

帮助患者建立合理的起居生活规律，安排适宜的娱乐活动，增强体质锻炼，避免过食肥甘厚味，养成荤素搭配合理的用餐，平时食用香蕉、苹果等水果，补充各种微量元素，以调节心情。帮助患者发现或探索生活趣事和工作价值，促使其恢复社会功能，回归社会。

七、转归预后

病程较长、年龄偏大、有自杀倾向或行为、多次发病、发病间隔越来越短、发病持续时间越来越长的患者，相对难治，预后较差。病程较短、年龄年轻、没有自杀倾向或行为，首次发病的患者治疗相对容易，预后好。预后与治疗息息相关，能够配合治疗，依从性好，能够按时规律服药的患者，预后好；反之，则预后差。有家族患病史，或有慢性躯体疾病，或缺乏家庭和社会的理解和支持，或情志刺激不能消除者，预后差；反之，则预后较好。

总之，本病经及时有效治疗，临床症状可以基本或完全消失，社会功能得到恢复，多数预后较好。一些患者病久失治，或又遇情志刺激，气郁生热，再而化火可转化为亢奋病，尤其肝热微蒸者易转为亢奋病。因此，对于本病的积极治疗和情志干预非常重要。

八、临诊寄语

抑郁病是中西医结合在不断完善中医精神障碍体系过程中的产物。在王彦恒老师倡导的脑神理论基础上，抑郁病的提出使精神低落的内在本质得到了充分阐明。气郁下结、脑神失灵是造成精神低落的内在原因。人一生随时可能出现精神低落，但不一定构成疾病。只有当精神低落到索然无味，疲乏倦怠的时候，才可诊断抑郁病。抑郁病受西医影响和启发而产生，但有别于西医的抑郁发作。我们只能科学地指明抑郁病相当于西医以精神低落，索然无味，疲乏倦怠为突出表现的抑郁发作等一系列疾病。这样才能在中西医结合的道路上真正地不断发扬和补充中医脑神理论体系。

第五节　亢奋病

亢奋病，是以精神高涨、自评过高、言行滔滔急迫、语意多变、交际过多、行色外露、莽撞易怒为特征的一种脑神疾病。本病不同于传统中医的"狂病"，也不同于本书所论述的狂病。

本病相当于西医中具有精神高涨、自评过高、言行滔滔急迫、语意多变、交际过多、行色外露、莽撞易怒等表现的躁狂发作、双相情感障碍、神经症性障碍等疾病。

一、病因病机

1. **病因**　情志过极、饮食失宜和先天遗传是亢奋病发病的主要因素。突遇事件，精神过于激亢，尤其是出现勃然大怒或突遭惊恐，导致脑神失控，可发为本病。饮食不节，饮食偏嗜，贪杯好饮，过食膏粱厚味、肥甘之品，痰火易生，脑神受扰，亦可发为本病。先天禀赋薄弱，脑神素亏，易致本病。

2. **病机**　先天禀赋不足，髓海空虚，脑神匮乏，终致不藏，显明于外，成为本病。平素饮食失宜，偏嗜膏粱厚味或肥甘之品，或贪杯好饮，损伤胃脾，容易聚湿酿痰、生热，其热积于胃肠，伤津便干，腑气不通，夹热逆行，上扰于脑，脑神失调，成为本病；或其痰与火热互结，扰乱脑神，发为本病。情志不遂，性急于内，勃然大怒，肝气上冲，直扰脑神，脑神失控，发生本病。突遭惊恐，气机逆乱，触动心火，上扰脑神，脑神失调，发为本病。

二、诊疗要点

1. 确定主症 精神高涨，自评过高，言行滔滔急迫、语意多变，交际过多，行色外露，莽撞易怒是亢奋病的主要临床症状。精神高涨是指精神的极度兴奋，精力过盛，轻松愉快，激动多喜，睡眠减少的精神状态。自评过高是指自我评价高过现实，言行夸大，乐于冒险，挥金如土的情况。言行滔滔急迫是指说话和行为动作很多，速度快，连续不止，不容易打断。语意多变是指言语的内容异常丰富，变化不定，随境转移过快而频繁。行色外露是内心所想的都暴露于外，没有隐藏。莽撞易怒是指言行不加思考，不顾后果，过于草率，因琐碎小事即可引发大怒。

自评过高，言行滔滔急迫、语意多变，交际过多，行色外露，莽撞易怒六大症状是精神高涨发展到异常程度的表现，只有精神高涨到了这种程度时，才能构成亢奋病的诊断。

2. 确定病位 本病的特征性症状是脑神活跃失控的现象，病位主体在脑。从发病初始，到病程之末，均不离脑。本病无论是先天禀赋不足，还是内邪偏盛，皆是由情志因素触发起病。

若突遇事件，事不遂愿，精神过于激亢，勃然大怒，怒则伤肝，肝气不平，气血向上逆行，甚至达于巅顶，冲击脑神，脑神失控，除主症外，可见急躁易怒，头胀疼痛，目赤耳鸣等。此时病位涉及肝。

若突遭惊恐，肝气逆乱，疏泄失常，触动心火，母子同病，心火内炽，上扰于脑神，脑神失调。除主症外，可见烦躁不安，头胀疼痛，心悸失眠等症状。此时病位涉及肝与心。

若饮食偏嗜膏粱厚味等肥甘之品或贪杯好饮，损伤胃脾，可使胃气不降，脾气不升，运化失司，生湿蕴热，酿而成痰，加之前所因心肝之火上炎，痰随火升，蒙蔽脑神，除主症外，可见心胸烦热，喉间痰阻等症状，此时病位涉及肝、心、脾和胃。或可使胃肠积热，耗伤津液，肠道干涩，舟楫不行，腑气不通，气机郁阻，逆而上行，夹热扰动脑神，除主症外，可见腹胀腹痛，大便干结，面红口臭等症状。此时病位涉及胃肠和肝。

若素体先天禀赋不足，肾精亏虚，脑神和五脏神的化生来源缺乏，或本病日久不愈，内耗阴精，皆可使脑神不足，加之情志不遂，气机略逆乱，即扰脑神，阳浮于上，脑神不藏，凸显于外。除主症外，可见消瘦颧红，潮热盗汗，五心烦热等症状。病位在脑、肝和肾。

总之，本病病位在脑，涉及肝、心、脾、肾、胃肠。

3. **确定病性**　亢奋病多属实证，亦有虚实夹杂的本虚标实证。实证多见于肝、心及胃，本虚多见于肾、脾。亢奋病中，扰动脑神使之活跃失控的肝火、心火、痰火、阳明热邪多属实邪，所引起的证型属于实证、热证、阳证。先天禀赋不足，或病久内耗所致者，属于虚实夹杂的本虚标实证，其本虚为肾阴精之虚，标实为虚热。

三、鉴别诊断

1. **狂病**　狂病也有多动多语的症状，容易与本病混淆。狂病是以精神暴躁、言语错乱、动而多怒为特征，其虽有多动多语的临床表现，但是在言语错乱的基础上出现的。亢奋病的多动多语则不存在言语错乱，仅是言行滔滔急迫、语意多变，交际过多，行色外露莽撞而已。二者以资鉴别。

2. **郁病**　郁病可以出现精神高涨的情况，容易与本病混淆。郁病临床表现为心情不舒，情绪不宁，时而低落，时而高涨，其精神高涨是与精神低落交替出现的，持续存在的时间较短。而亢奋病的精神高涨是持久的，更是不存在精神低落状态。两病不难鉴别。

四、治疗原则

本病的治疗应以调整阴阳，恢复神机为原则，遵循清热祛邪、宁脑安神，兼顾补虚的大法。实证者，以祛邪为主，清泻肝火、清降心火、豁痰清热、通腑泻热以除邪泻实。本虚标实者，标本兼治，育阴益精以补虚治本，潜阳治标。

五、辨证论治

1. **肝火上炎，冲逆脑神**　症见精神高涨，自评过高，言行滔滔急迫、语意多变，交际过多，行色外露，莽撞易怒，头胀疼痛，目赤耳鸣，性欲增强，舌红苔黄，脉弦。

治法：泻肝降火，清脑安神。

方药：菊参汤合龙胆泻肝汤加减，菊花、川芎、丹参、龙胆草、栀子、黄芩、珍珠母、钩藤、夏枯草、生地黄、炒酸枣仁、合欢皮等。

2. **心肝火炽，扰乱脑神** 症见精神高涨，自评过高，言行滔滔急迫、语意多变，交际过多，行色外露，莽撞易怒，头胀疼痛，心悸烦热，躁动不安，口舌生疮，性欲增强，舌尖红，苔黄或有芒刺，脉数有力。

治法：清心泻肝，镇脑安神。

方药：菊参汤合朱砂安神丸、龙胆泻肝汤加减，菊花、川芎、丹参、珍珠母、黄连、生地黄、龙胆草、栀子、黄芩、钩藤、夏枯草、当归等。

3. **阳明热盛，熏蒸脑神** 症见精神高涨，自评过高，言行滔滔急迫、语意多变，交际过多，行色外露，莽撞易怒，汗出气粗，腹满硬痛，脐周疼痛拒按，大便不通或热结旁流，面红口臭，舌苔黄燥，脉洪大或沉实。

治法：急下存阴，泄热安神。

方药：菊参汤合大承气汤、白虎汤加减，菊花、丹参、川芎、生石膏、知母、生大黄、厚朴、炒枳壳、芒硝、生地黄等。

4. **痰火上扰，脑神失控** 症见精神高涨，自评过高，言行滔滔急迫、语意多变，交际过多，行色外露，莽撞易怒，心胸烦热，喉间痰阻，性欲增强，舌红苔黄腻，脉滑。

治法：豁痰清热，宁脑安神。

方药：菊参汤合清心滚痰丸加减，菊花、川芎、丹参、青礞石、大黄、黄芩、朱砂、水牛角、郁金、胆南星、天竺黄、竹茹等。

5. **阴虚阳亢，逆乱脑神** 症见精神高涨，自评过高，有多动多言之势，而无多动多言之力，语声嘶哑，久言声低，行色外露，莽撞易怒，消瘦颧红，潮热盗汗，五心烦热，眩晕耳鸣，腰膝酸软，性欲亢进，男子遗精、早泄，女子经少或闭经，舌红少津，少苔或无苔，脉细数。

治法：育阴潜阳，宁脑安神。

方药：菊参汤合镇肝熄风汤加减，菊花、川芎、丹参、生石决明、生磁石、生龙齿、生珍珠母、龟板、怀牛膝、何首乌、枸杞子、山药、生地黄、玄参、生麦芽、茵陈、炒酸枣仁、柏子仁等。

六、调护

对于存在干扰或危害他人或社会倾向的患者，首先应及时采取有效的治疗，力争短期内控制病情，消除风险；其次应适时地对患者进行隔离，防止冲动伤人，必要时应用保护带，采取合理的保护措施；再者应该加强患者个人卫生的护理，及时调配饮食，保证患者的营养供给，防止气血津液的耗伤。

依据患者的心态，合理地关心、安慰、指导，建立良好的关系，稳定患者的情绪。尽可能防止外界刺激，通过心理疏导不断提高患者承受和化解外界刺激的能力。帮助患者合理安排好起居生活，养成良好的规律，适度地进行娱乐和工作。饮食方面应忌辛辣和酒精类食品，少喝浓茶、咖啡饮料，多食水果和蔬菜，勿暴饮暴食，防止内生郁热，影响疾病的治疗和康复。

七、转归预后

通过及时治疗，大多数患者都能够得到康复，只有少数患者留有轻度症状，社会功能也不能完全恢复到病前水平。首次发病者，容易治疗，预后较好；多次复发者，治疗棘手，预后较差。部分患者可因损伤正气，或延误治疗，或治疗不得当，或自身禀赋问题等情况，转化为抑郁病。

八、临诊寄语

亢奋病的提出丰富了中医脑神疾病的内容，更是中西医结合不断发展的产物。在王彦恒老师倡导的脑神理论基础上，亢奋病的病因病机、治则治法、证型方药得到了完善。

精神高涨在正常人的一生当中都会出现，但不一定构成疾病。只有出现自评过高，言行滔滔急迫、语意多变，交际过多，行色外露，莽撞易怒的时候，才可以构成亢奋病。当精神高涨达不到上述情况时，就不能诊断亢奋病。这样就明显地将亢奋病与正常的精神高涨区分开来。

在治疗中，要紧紧抓住脑神失调这一病机，认清火热之邪在本病中的重要性，时刻遵循清热祛邪，宁脑安神，兼顾补虚的大法，不忘顾护津液。

第六节 忧恐病

在这里，"忧"字具有担忧的含义，"恐"字具有惧怕的含义。忧恐病是指以担忧惧怕，紧张烦躁为主症的一种脑神疾病。具体表现为担忧惧怕，烦躁不安，搓手顿足，肌肉紧张，肢抖语颤，甚则濒死发疯，伴有心悸汗出，胸闷气喘，头晕口干，肢体麻木等症状。

本病相当于西医中具有担忧惧怕、紧张烦躁等突出表现的恐怖性焦虑障碍、其他焦虑障碍及强迫性障碍和应激相关性障碍等疾病。

一、病因病机

1. **病因** 本病在病因方面的主要致病因素是情志因素。外界事物的刺激是发生本病的外在原因，素体体质是发病的内在原因。引起本病的外界事物可以是生活工作中寻常的或异乎寻常的事件，或琐碎事件，或微不足道不够明确的事件，或某种不适应的环境，和某种不适应的人或物，也可以是自身的某种不舒适感。先天禀赋薄弱之人，后天失养之人，久病体虚之人，劳欲过度之人，过度安逸之人，皆为体质虚弱，都是本病的易感人群。本病发病与否取决于外界事物的刺激量的大小、发生时间的快慢和持续时间的长短，以及素体体质的强弱。素体虚弱之人即使外界刺激轻微甚至微不足道，也可能引发本病。超强大的外界刺激或突如其来的外界刺激即使是素体强壮之人也可能引发本病。

2. **病机** 外界事物刺激引起人体情志不遂，心不知所向，肝失疏泄，气机动荡，肾志无所主，牵及五脏六腑随之动荡，脑神和五脏神不能内守，出现担忧恐惧，烦躁不安，不知所从，而发为本病。脑神和五脏神不能内守，四肢百骸失于控制，则出现肌肉紧张，肢抖语颤，肢体麻木，甚至五脏六腑失控，出现濒死发疯感觉，心悸汗出，胸闷气喘。人体之气经过动荡容易丧失，荡则气散，致使气虚。平素薄弱脏腑，最易因此气耗而虚，可出现肝肾亏虚、心脾两虚、脾肾阳虚。气虚气滞最易造成血液运行不利和水液代谢失常。血行不利，瘀血内生；水液代谢失常，痰浊内生。痰瘀为患，更易阻滞脑神，脑神失司，病情容易加重。气机郁滞容易郁而化热，热从中生，易夹痰上扰于脑，脑神进一步失调。本病的关键病机在于气机动荡，肝肾失主，五脏六腑皆摇，脑神失司。

二、诊疗要点

1. 确定主症　本病的主要症状是担忧惧怕，紧张烦躁。担忧惧怕相互依存，共同组成忧恐病的基础症状和核心症状。担忧惧怕是指人内心对外界事物的相对性危害产生担心或回避想法的一种神经反应状态。如果人体对外界事物相对性危害判断偏轻偏小，其内心就会产生担忧感；如果人体对外界事物相对性危害判断偏重偏大，其内心就会产生惧怕感。担忧与惧怕具有同样的发生机理，他们的本质是相同的，只不过是轻重的不同。紧张是指人体内心和躯体对外界事物高度戒备反应的状态，可以表现为肌肉紧张，肢抖语颤，肢体麻木，心悸汗出，甚则濒死发疯等。烦躁是指内心烦闷焦急，行为躁扰不宁的状况，可以表现为坐立不安、搓手顿足、胸闷气喘等。担忧惧怕在人的一生中都会出现，不一定都是病态。只有担忧惧怕发展到出现心烦、紧张、躁动的时候，并且持续存在或数次反复发作，才可被诊断为忧恐病。

2. 确定病位　本病的担忧惧怕是脑神失调的一种表现，其病位在脑。情志病变必将影响肝主疏泄功能，中医将惧怕的情志活动称之为恐，恐归于五藏，属于肾，为肾之志，担忧惧怕必影响肾藏。因此，本病病位总不离脑、肝和肾。

饮食过饥，气血生化无源，或久病失养，或劳欲过度，正气耗伤，致使心脾气血虚，甚则脾肾阳虚、肝肾阴虚，如再遇有引起惧怕的事物刺激，致使气机失调动荡，气血亏虚者，气血动荡，不养脑神，脑神失调，发为本病；阴阳亏虚者，阴阳动荡，不能温煦或濡养脑神，脑神失调，发为本病。病位在脑、肝、肾、脾、心。

素有瘀血，或过度安逸，或情志不遂，气血运行不利，如再遇有引起惧怕的事物刺激，情志会发生变化，致使气机失调动荡，气血运行不能接续，脑不能得到气血的充养，脑神失调，发为本病。病位在脑、肝、肾、心。

本病日久，易伤及脾藏，痰浊内生，阻滞气机，郁而化热，痰热互结，上扰脑神，脑神更加失调，病情更为复杂。其病位又涉及脾、肺。

总之，本病病位总乎在脑。主要涉及肝、肾，可牵及心、脾、肺。

3. 确定病性　本病病性总体为本虚标实，虚实夹杂。发作期病性偏于标实，以痰热、瘀血的邪实占据主导地位；缓解期或病久则病性偏于本虚，多为肾精亏虚、气血不足、阴阳亏虚。

三、鉴别诊断

1. **郁病** 郁病也具有心烦急躁的症状，两病容易混淆。郁闷心情是郁病的核心症状，情绪不宁和胸胁满闷或胀痛是郁病的必有症状，而不具有担忧惧怕心情。而忧恐病则是以担忧惧怕心情为核心症状，紧张烦躁是忧恐病必有的临床表现，心烦急躁症状则是基于担忧惧怕产生的，忧恐病不存在郁闷心情。两病可以此鉴别。

2. **抑郁病** 抑郁病也会出现心烦的症状，需与本病鉴别。抑郁病以精神低落，索然无味，疲乏倦怠为主要临床特征，心烦是基于无助无奈而产生的，不是主要临床表现。而本病的心烦则是担忧惧怕引发，以担忧惧怕为核心特征，心烦急躁是主要临床表现，贯穿疾病始终，并不存在精神低落，索然无味的症状。以此可以鉴别二者。

3. **不寐病** 忧恐病常出现入睡困难或睡而易醒的症状，需与不寐病鉴别。不寐病以入睡困难，或寐而不酣，夜寐易醒，时寐时醒，或醒后难眠，或彻夜不眠，以及神疲乏力为主症的脑神疾病，不具有担忧惧怕的症状。二者不难鉴别。

四、治疗原则

针对本病本虚标实、虚实夹杂的特点，治疗应以实则泻之，虚则补之，平复气机，调养脑神为原则，进行补其不足，泻其有余。本虚当用补法，补虚养脑。应当权衡气血精阴阳之不足和脏腑之偏，给予补气血，调阴阳，和脏腑之法。标实当用泻法，以祛邪宁脑。应当针对痰热、瘀血，给予清热化痰、活血化瘀之法。在治疗中更应注意，补虚时勿忘祛邪，祛邪时还需补虚，权衡标本虚实的程度，来确定补泻法度，进行整体治疗，达到平复气机，脑神有所养，畅通清明。

五、辨证论治

1. **肾精不足，脑神失充** 症见担忧惧怕，烦躁不安，搓手顿足，肌肉紧张，肢抖语颤，甚则濒死发疯，心悸汗出，胸闷气喘，肢体麻木，健忘恍惚，两足酸软，发脱齿摇，头晕耳鸣，呆钝迟缓，男子精少不育，女子经闭不孕，舌淡红，脉细弱。

治法：补肾益精，充脑安神。

方药：菊参汤合还少丹加减，菊花、川芎、丹参、肉苁蓉、巴戟天、山萸肉、五味子、人参、茯苓、山药、熟地黄、枸杞子、杜仲、怀牛膝、生龙齿、佛手、磁石等。

2. **心脾两虚，脑神失养**　症见担忧惧怕，烦躁不安，搓手顿足，肌肉紧张，肢抖语颤，甚则濒死发疯，心悸汗出，胸闷气喘，少气懒言，头晕乏力，失眠多梦，肢体麻木，脘腹坠胀，面色无华，舌质淡，苔薄白，脉细弱。

治法：补益心脾，养脑安神。

方药：菊参汤合归脾汤加减，菊花、川芎、丹参、黄芪、太子参、茯苓、白术、当归、酸枣仁、佛手、何首乌、山萸肉、生龙齿等。

3. **脾肾阳虚，脑神失温**　症见担忧惧怕，烦躁不安，搓手顿足，肌肉紧张，肢抖语颤，甚则濒死发疯，心悸汗出，胸闷气喘，肢体麻木、腰膝酸冷，形寒肢冷，男子阳痿、早泄、精冷，女子宫寒不孕，性欲减退，舌淡苔白，脉沉细无力。

治法：温补脾肾，温脑安神。

方约：菊参汤合无比山药丸加减，菊花、川芎、丹参、太子参、茯苓、仙茅、淫羊藿、巴戟天、山萸肉、佛手、生龙齿、牛膝等。

4. **阴虚内热，脑神失润**　症见担忧惧怕，五心烦热，烦躁不安，搓手顿足，肌肉紧张，肢抖语颤，甚则濒死发疯，心悸汗出，胸闷气喘，眩晕耳鸣，肢体麻木、腰膝酸软，性欲亢进，少寐多梦，潮热盗汗，口干咽燥，舌红少苔，脉细数。

治法：滋阴清热，润脑安神。

方药：菊参汤合青蒿鳖甲汤加减，菊花、丹参、川芎、青蒿、鳖甲、生地黄、知母、丹皮、何首乌、百合、黄柏、山萸肉、山药、牛膝、女贞子、佛手、龟板、炒酸枣仁、珍珠母等。

5. **气滞血瘀，阻滞脑神**　症见担忧惧怕，烦躁不安，搓手顿足，肌肉紧张，肢抖语颤，甚则濒死发疯，胸闷气喘，心悸汗出，心痛如刺，疼痛夜重，身体固定部位发冷、发热或疼痛，头晕口干，肢体麻木，肌肤甲错，局部青紫，舌质暗红或有瘀斑瘀点，脉涩。

治法：活血化瘀，通脑安神。

方药：菊参汤合血府逐瘀汤加减，菊花、川芎、丹参、桃仁、红花、当归、枳壳、生地黄、赤芍、牛膝、桔梗、琥珀、生龙齿、何首乌、佛手等。

6. **痰热互结，上扰脑神**　症见担忧惧怕，心胸烦热，烦躁不安，搓手顿足，肌肉紧张，肢抖语颤，甚则濒死发疯，心悸汗出，胸闷气喘，喉间痰阻，头晕头痛，肢体麻木，夜寐多惊，口干口苦，舌红苔黄腻，脉滑数。

治法：除热涤痰，宁脑安神。

方药：菊参汤合黄连温胆汤加减，菊花、川芎、丹参、黄连、黄芩、栀子、茯苓、半夏、枳壳、桔梗、何首乌、竹茹、郁金、天竺黄、青礞石等。

六、调护

调护人员对患者的态度应当和蔼、真诚，建立良好的护患关系。在此基础上，首先，调护者要掌握患者的个性特点和心理问题，应耐心地说服、引导患者心胸开阔，正确地认识和对待本病，以消除患者产生不良情绪的原因，尽可能地让患者避免外界不良刺激，保持精神愉快。其次，是要合理安排患者的生活、学习和工作，使之劳逸结合，适当进行体育锻炼，脑力劳动与体力劳动合理结合，避免用脑过度或体力过劳，不断增强体质，适应社会。此外，如患时令疾病，即使病情不重也不可轻视，应积极治疗，防患于未然。并且，培养患者良好的饮食习惯，忌辛辣之品，勿暴饮暴食，少喝浓茶、咖啡。以上方法对促进本病患者的康复具有积极意义，良好的调护与正确的治疗结合才能让本病的康复收到事半功倍的效果。

七、转归预后

本病若及时合理治疗，情志因素能够合理消除，预后相对较好；如果情志因素反复出现，难以消除，预后相对较差。首次发病者和病程较短者一般容易治疗，预后相对较好；病情迁延不愈，病程较长者，一般治疗困难，预后相对较差。

八、临诊寄语

忧恐病的提出，重点在于明确和突出担忧惧怕心情对人体的影响，从而与由郁怒、多虑、悲伤、哀愁的郁闷心情引起的郁病进一步区分。担忧惧怕含着一种内心的畏缩，缺乏改变外界事物的动力，更多地处于一种完全的防御状态。郁怒、多虑、悲伤、哀愁的郁闷心情具有一种改变外界事物的动力。从以上内涵来看，忧恐病不同于郁病，临床上需要加以注意和区分。

从脑主神明理论出发，牢记肾虚则精不足，脑髓空虚的机理。忧恐病治疗时应该时刻不忘强健肾基。在疾病初期就要知道惧怕易伤及肾，更应运用"先安未受邪之地"的指导思想，及时强健肾基，防其所伤。肾基强健，脑髓充盈，脑神自然清明，从而不易受邪干扰，忧恐病就无从产生，或不易恶化而易康复。

第七节　妄想病

妄想病是以信念不实，固执己见为临床特征的一种脑神疾病。

本病相当于西医中具有信念不实、固执己见等突出表现的持久性妄想障碍和感应性妄想障碍等疾病。

一、病因病机

1. 病因　本病的主要病因是先天禀赋失衡、情志所伤、饮食失节和劳逸过度，情志因素是本病的直接诱因。先天家族遗传，阴阳有偏，或胎儿在母腹受惊，气机失常，阴阳失衡，或先天禀赋不足，阴阳亏虚，或过度安逸，脏腑功能减退，皆可在出生后易受到情志因素影响，发为本病。饮食过饥，劳思过度，正气亏虚，再受情志因素影响，可发为本病。饮食过饱，内生痰湿，加之情志不遂，可发为本病。平和之人情志刺激太过，亦可导致本病发生。

2. 病机　先天禀赋不足，肾精亏虚，生髓功能虚弱，脑海不充，遇情志扰动，脑神错乱，发为本病。父母的阴阳失调遗传胎体，或胎儿在母腹时因母体受惊，禀受失衡之阴阳，致使肾精之阴阳盛衰不一，出生后再遇情志内扰，阴亏者易阳亢上扰脑神，阳虚者易脑神失于温煦，皆可发为本病。饮食过饥，气血生成不足，或劳思过度，内耗气血，皆导致气血亏虚，脑失所养，情志触发，脑神错乱，发为本病。饮食过饱，食积不化，内生痰湿与郁热，又遇情志波动，上扰脑神，发为本病。情志太过，气机失调，或生痰或化火，扰于脑神，发为本病。

二、诊疗要点

1. 确定主症　本病是以信念不实、固执己见为主要症状。信念不实是指内心想法与现实不完全相符，又不可能实现的精神状态。信念就是指坚信不疑的想法；不实有两层含义，一是与所在的处境不相符，二是不具有成为现实的可能性。固执己见是指对不实信念的顽固坚持，不肯改变，是信念不实发展到一定程度的表现。只有信念不实症状发展到为这一信念固执己见的时候，才能诊断为本病。对于顽固坚持的不实信念来讲，数量上，可以是一个，也可以是多个；变化上，可以随处境的改变而变化，也可以不随处境改变；内容上，有一定的事实基础，但是存在片面的推理，主要内容部分与事实不相符；行为上，可以出现由不实信念所支配的相应言行。

2. **确定病位**　本病的主要特征信念不实是脑神错乱、真实假虚不分的一种典型表现，病位主体在脑。本病发病始作于情志不遂，影响肝的疏泄功能，气机失调，扰动脑神发为本病。情志不遂，肝气失调一直贯穿于本病的始终。故病位在肝。

先天禀赋不足，先天之精虚弱，肾精亏少，生髓功能不足，脑海不充，化生脑神不足，时遇情志不遂，肝失疏泄，气机失调，易致本来虚弱的脑气不畅，脑神错乱，发为本病者；出生后肾阴亏虚者，髓海失于濡润，情志不遂之时，易受气机失调所扰，阴不敛阳，阳亢于上，扰动脑神，脑神错乱，发为本病者；出生后肾阳亏虚者，髓海失于温煦，情志不遂之时，容易受气机失调影响，动其气，耗伤于内，肾阳温煦功能更为受损，不温于脑，脑神阴郁错乱，发为本病者，病位在脑、肾和肝。

饮食过饥，损及胃脾，影响气血生化，或劳思过度，伤及心脾，暗耗气血，致使气血亏虚，后天无以充养肾精，肾精乏源，脑神化生不足，再遇及情志不遂，肝气失调，脑气弱且不畅，脑神错乱，发为本病者，病位在脑、脾、心、肝、肾。

饮食过饱，食积不化，伤及脾胃运化功能，脾失健运，内生痰湿，聚而郁热，痰热内结，在情志不遂、肝气失调、郁火上炎之时，与郁火相加，随其上行，扰动脑神，脑神错乱，发为本病者，病位在脑、肝、脾、胃。

情志不遂，致使肝失疏泄，气郁化火，郁火上行，或牵及其子，引动心火，母子之火同行上炎，灼扰脑神，脑神错乱，发为本病者，病位在脑、肝、心。

情志不遂，肝气郁结，横逆克脾，脾失健运，不能升清，清气不升，无以养脑或湿浊内生，聚而成痰，痰蔽清窍，脑神错乱，发为本病者，病位在脑、肝、心、脾。

情志不遂，肝气郁结，气机阻滞，影响血液运行，心主血功能受阻，血行不畅，瘀血内生，阻闭脑神，脑神错乱，发为本病者，病位在脑、肝、心。

总之，本病的病位主要在脑，与肝、肾、心、脾、胃相关联，其中与肝最为密切。

3. **确定病性**　本病病性有实证和虚证，也有虚实夹杂证。实是指邪实，虚是指正虚。邪实多以气滞、火郁、血瘀、痰结为主，其中气滞持续存在于本病的始终。正虚多以气血精阴阳亏虚为主。

三、鉴别诊断

1. **狂病与癫病**　狂病与癫病都会出现与现实不相符的言论，易与妄想病混淆。狂病与癫病所出现与现实不相符的言论不仅离奇荒谬、没有事实基础，而且结构松散零乱，行为表达也与之不相呼应，常伴有妄见妄闻。而妄想病所出现与现实不相符的言论是在一定的事实基础上片面推断而来，具有严谨的系统性，并且行为表达也与之相一致，不伴有妄见妄闻的症状。可以此鉴别。

2. **痴呆病**　痴呆病也会出现与现实不相符的言论，需要与妄想病鉴别。首先，痴呆病所出现与现实不相符的言论没有事实基础；而妄想病所出现与现实不相符的言论有一定的事实基础，只是片面推断而已。其次，痴呆病是以呆傻愚笨为特征，临床表现为反应迟钝，言行不灵敏，动作笨拙，不晓时间，不知所在，瞬间即忘，计算不清，不能识物，不解言语，模仿易错，做事不能，言语错乱，日常生活不能自理；而妄想病只是以信念不实、固执己见为临床特征，不存在以上痴呆病的表现。二者以此鉴别。

四、治疗原则

本病以实则泻之，虚则补之，调理脑神为基本治疗原则。针对气滞、火郁、痰结、血瘀等实邪，应用理气、泻火、化痰、活血的治法，通畅脑神，使脑神清明。针对气血精阴阳的亏虚情况，灵活运用补气、养血、益精、滋阴、壮阳的治法，充养脑神，使脑神得主。

五、辨证论治

1. **肝郁痰结，蒙阻脑神**　症见信念不实，固执己见，胸胁满闷，不思饮食，咽中如有物阻，梗塞不适，咯吐不出，吞咽不下，舌红苔白腻，脉象弦滑。

治法：解郁化痰，醒脑安神。

方药：菊参汤合导痰汤加减，菊花、川芎、丹参、佛手、香附、香橼、郁金、天竺黄、陈皮、胆南星、法夏、远志等。

2. **痰火内结，上扰脑神**　症见信念不实，固执己见，心胸烦热，喉中痰阻，呕吐痰涎，黏腻难出，舌红苔黄，脉象滑数。

治法：豁痰清热，宁脑安神。

方药：菊参汤合礞石滚痰丸加减，菊花、川芎、丹参、生石膏、酒大黄、黄芩、郁金、栀子、胆南星、天竺黄、佩兰、佛手、炒酸枣仁等。

3. 肝火内炽，扰动脑神 症见信念不实，固执己见，烦躁易怒，头晕胀痛，口苦胁痛，目赤耳鸣，舌红苔黄，脉弦有力。

治法：泻肝降火，清脑安神。

方药：菊参汤合龙胆泻肝汤加减，菊花、川芎、丹参、龙胆草、栀子、黄芩、钩藤、生石膏、夏枯草、生地黄、炒酸枣仁、合欢皮、佛手、车前子等。

4. 心肝热盛，上冲脑神 症见信念不实，固执己见，心悸不宁，烦躁不安，头胀疼痛，失眠多梦，舌红苔黄厚或灰黑，脉弦，滑数有力。

治法：清心泻肝，镇脑安神。

方药：菊参汤合龙胆泻肝汤、朱砂安神丸加减，菊花、川芎、丹参、龙胆草、黄连、栀子、黄芩、钩藤、生石膏、夏枯草、生地黄、炒酸枣仁、合欢皮、佛手、车前子、珍珠母、生龙齿、琥珀粉等。

5. 气滞血瘀，阻滞脑神 症见信念不实，固执己见，悸惕心痛，胸胁疼痛，身体固定部位发冷发热或疼痛，舌质紫黯，或有瘀点，苔白，脉象弦涩。

治法：理气活血，通脑安神。

方药：菊参汤合血府逐瘀汤加减，菊花、川芎、丹参、红花、桃仁、当归、牛膝、赤芍、佛手、香附、鸡血藤等。

6. 肝郁脾虚，脑神不畅 症见信念不实，固执己见，胸胁胀满，声低气短，四肢乏力，腹胀肠鸣，大便溏薄，舌体淡胖，边有齿痕，无苔或薄白苔，脉弦细或沉细。

治法：疏肝健脾，畅脑安神。

方药：菊参汤合逍遥散加减，菊花、川芎、丹参、佛手、香橼、枳壳、太子参、黄芪、茯苓、白芍、当归、炒酸枣仁、合欢皮、百合。

7. 心脾两虚，脑神失养 症见信念不实，固执己见，少气懒言，面色不华，心悸怔忡，疲倦乏力，失眠多梦，舌淡红，苔薄白，脉细弱。

治法：补益心脾，养脑安神。

方药：菊参汤合归脾汤加减，菊花、川芎、丹参、党参、炙黄芪、茯苓、炙甘草、当归、何首乌、鸡血藤、合欢皮、佛手、炒酸枣仁、白芍、夜交藤、柏子仁、远志等。

8. 阴虚火旺，脑神失润　症见信念不实，固执己见，眩晕耳鸣，腰膝酸软，五心烦热，失眠多梦，性功能亢进，舌红，苔薄或少，脉沉细数。

治法：滋阴清热，润脑安神。

方药：菊参汤合知柏地黄丸加减，菊花、川芎、丹参、山药、山萸肉、何首乌、枸杞子、女贞子、龟板、鳖甲、知母、黄柏、佛手、合欢皮、炒酸枣仁等。

9. 肾阳亏虚，脑神失温　症见信念不实，固执己见，腰膝酸冷，形寒肢冷，性欲减退，舌质淡，苔薄白，脉沉细弱。

治法：补肾壮阳，温脑安神。

方药：菊参汤合二仙汤加减，菊花、川芎、丹参、仙茅、淫羊藿、巴戟天、何首乌、菟丝子、当归、合欢皮、佛手、夜交藤等。

10. 肾精不足，脑神失充　症见信念不实，固执己见，健忘恍惚，两足酸软，情感迟钝，反应呆钝，行动迟缓，男子精少不育，女子经闭不孕，舌淡红，脉细弱。

治法：补肾益精，充脑安神。

方药：菊参汤合还少丹加减，菊花、川芎、丹参、杜仲、怀牛膝、肉苁蓉、巴戟天、山萸肉、茯苓、山药、熟地黄、枸杞子、合欢皮、佛手、夜交藤等。

六、调护

第一，医护人员和家属在内的调护人员要与患者建立良好的关系。本病大多数患者都不愿意就诊，调护人员很难与之建立良好的关系，治疗相当棘手，常会出现治疗终止。即使在住院期间也难以建立良好的关系。所以和患者建立良好的关系是本病的调护关键。面对患者的不实信念，调护人员不要马上反对和改变患者的不实信念，更不要质问患者，正确的做法是应该围绕不实信念对患者产生的主观痛苦进行关注和谈论，这样才能得到患者的配合，从而拥有良好的关系。及时做好患者家属的沟通工作，指导患者家属正确地对待和关心患者。

第二，要营造安全的环境。帮助消除让患者产生不安的环境因素，尽可能为患者提供其认为安全的环境，这有利于患者的治疗和康复。逐步隐性式地改变患者的不实信念。对有攻击和自杀隐患的患者应该进行适当的监管和住院治疗，以防发生不测。

第三，要养成良好的生活习惯。 帮助患者养成合理的生活起居规律，劳逸结合，安全适宜。帮助患者尽可能地少喝浓茶、咖啡饮料，少食辛辣食物，勿暴饮暴食，养成良好饮食习惯。监督患者按时用药。

七、转归预后

本病患者对治疗的依从性差，整体治疗棘手。大多数患者不能按时服药，预后多为不佳。病程可持续性存在，有的可能终生不愈。少数患者经过积极有效的治疗，可以有较好的缓解。部分患者到老年以后，体力和精力日趋衰退，不实信念的症状可以有所缓解。

八、临诊寄语

妄想病是中医脑神疾病在中西医结合工作中不断吸取西医的诊疗经验过程中形成的。信念不实的妄想病一直混杂在癫病、狂病和郁病之中，进一步完善中医脑神疾病体系，有必要将其独立出来做详细的论述，阐明其临床特点、发病原因、发病机理等。并且，借鉴西医病名中的"妄想"一词，将临床以信念不实，固执己见为主要症状的一类疾病，命名为妄想病。为中医脑神类疾病添加了新的成员，注入了新的血液。

妄想病是由于脑神错乱，混淆事实真伪，造成信念不实，固执己见等为表现的一种疾病。治疗时要以调理脑神为要旨，药物治疗和心理治疗有机结合，具体治疗措施多采取隐性式进行，逐渐改变患者的不实信念。治疗中不要急于求成，不要与患者对立或批评患者，避免造成不必要的冲突和伤害。

第八节　健忘病

健忘病又称"善忘""喜忘"，是指以记忆减退，遇事易忘，提醒可晓为主要症状的一种脑神疾病。严重时表现为做事有始无终，言谈不知其首，转瞬即忘。对于天资不足，智能低下者，不属于本病讨论范围。

本病相当于西医中具有记忆减退，遇事易忘，提醒可晓突出表现的神经症性障碍、器质性疾病和精神活性物质所致精神行为障碍等疾病。

一、病因病机

1. **病因**　本病的主要病因有情志失调，思虑过度，房事不节，内生痰浊等。

2. **病机**　若思虑过度，劳伤心脾，气血不足，脑神失养，则发为本病。若房劳太过，或久病不愈，损伤肾精，脑海空虚，而形成本病；或进一步伤及肾阴，致心火独亢，扰动脑神，则加重本病。若情志失调，肝气郁结，脾失健运生湿聚痰，上蒙脑神，亦可发为本病。本病的病机不外乎两方面，一方面为气血不足，精气亏虚，不能荣养脑神；另一方面为气滞痰浊，阻滞脑神。

二、诊疗要点

1. **确定主症**　记忆减退，遇事易忘，提醒可晓，是本病的主要症状。记忆减退在内容上具有事物的普遍性，而不是特指某一事物。遇事易忘和提醒可晓是记忆减退到一定程度时出现的症状。反言之，遇事易忘，提醒可晓也反映了记忆减退到了某种程度。只有当记忆减退发展到遇事易忘和提醒可晓的程度时，才能诊断本病。

2. **确定病位**　本病的病位均涉及脑，与心、脾、肾、肝有关。

3. **确定病性**　本病病性有虚证，也有实证。虚证者，有气虚、血虚、阴虚、阳虚之别；实证者，有气机郁滞，痰浊内扰，虚火上冲的不同。本病初期多为正虚不重，邪实不盛；后期多为正虚较重，或有残存余邪留恋。

三、鉴别诊断

痴呆病　痴呆病也具有记忆减退的临床表现，需要与本病鉴别。痴呆病是以呆傻愚笨为临床特征，具体表现为反应迟钝，言行不灵敏，动作笨拙，不晓时间，不知所在，瞬间即忘，计算不清，不能识物，不解言语，模仿易错，做事不能，言语错乱，日常生活不能自理。记忆减退是呆傻愚笨的表现之一，它的特征是瞬间即忘，本质是不能记忆，并且逐渐失去原有记忆。而健忘病记忆减退的特征是遇事易忘、提醒可晓，本质是读取原有记忆的功能一时受损，而不是不能记忆。二者可以此鉴别。

四、治疗原则

本病以邪实者祛其邪，正虚者补其虚为治疗原则。针对气血阴阳亏虚，用补气、养血、滋阴、益阳之法；针对气滞、虚火、痰浊，用理气、降火、祛痰之法。本病初期正虚不重，邪实不盛，应及时泻实补虚；后期正虚已重，治疗棘手，要合理补虚，重视阴中求阳，阳中求阴。

五、辨证论治

1. 心脾两虚，脑神失养 症见遇事易忘，提醒可晓，心悸失眠，头晕倦怠，气短懒言，食少便溏，面色无华，舌淡红，苔薄白，脉细。

治法：补益心脾，养脑醒神。

方药：菊参汤合归脾汤加减，菊花、丹参、川芎、党参、黄芪、茯苓、当归、龙眼肉、远志等。

2. 肾精不足，脑神失充 症见遇事易忘，提醒可晓，反应迟钝，头晕耳鸣，腰膝酸软，阳痿早泄，闭经不孕，舌淡红苔薄，脉沉弱。

治法：补肾益精，充脑醒神。

方药：菊参汤合六味地黄丸加减，菊花、丹参、川芎、山萸肉、山药、茯苓、丹皮、炒酸枣仁、龟板、菟丝子、枸杞子、女贞子等。

3. 心肾不交，脑神失调 症见遇事易忘，提醒可晓，虚烦不眠，心悸多梦，腰膝酸软，口干舌燥，舌红少苔，脉沉细。

治法：交通心肾，调脑醒神。

方药：菊参汤合天王补心丹加减，菊花、丹参、川芎、麦冬、天冬、生地黄、当归身、柏子仁、炒酸枣仁、玄参、太子参、桔梗、远志、茯苓、珍珠母、菟丝子、枸杞子、女贞子等。

4. 气滞痰阻，脑神失畅 症见遇事易忘，提醒可晓，倦怠嗜卧，头重如裹，胸腹痞闷，口渴不欲饮，舌淡红苔腻，脉滑。

治法：理气豁痰，畅脑醒神。

方药：菊参汤合温胆汤加减，菊花、丹参、川芎、茯苓、半夏、炒枳壳、竹茹、陈皮、远志、佛手、香橼等。

六、调护

注意让患者移情易性，陶冶情操，保持乐观心态，心情愉快，避免情志不调。鼓励其多同外界环境接触，参加适当的娱乐活动，如看书读报、绘画下棋、唱歌跳舞、旅游等，要坚持多用脑，保持大脑的活力。

合理安排作息时间，生活要有规律，劳逸结合，保持充足睡眠，避免用脑过度。坚持适量的体育活动，增强心肺功能，即使老年人活动不便，也要尽可能经常活动手指。要注意饮食，多食补脑益智的食品，如黑木耳、大枣、鱼肉、蔬菜、水果等，少进刺激性食物，远离烟酒。

七、转归预后

若是因为劳心过度而导致本病的患者，必须清心节劳，只凭服用药物很难奏效。如果治疗得当，本病可以好转和治愈。至于年迈神衰之人的健忘，实属生理现象，难以治愈，治疗关键在于延缓本病发展成为痴呆的进度。一般来说，证候属于实证者，病程较短，预后较好；证候属于虚证者，病程较长，治疗较为复杂，预后较差。本病在临床上往往不被患者重视，容易造成延误治疗，疗效不甚理想，进一步可发展为痴呆病。

八、临诊寄语

在临床诊疗中，首先要界定健忘病的诊断。只有记忆减退在遇事易忘、提醒可晓的层面时，才能构成健忘病。如果记忆减退到了平时就易忘，和提醒也不能够回忆起来的程度时，就已经超出了健忘病的范畴，而应属痴呆病范畴。

在王老脑神理论的指导下，笔者总结健忘病机理，以期指导临床，提高疗效。健忘病的形成，重在脑神运行不畅，遇事一时回忆不能。原因有气滞、虚火、痰浊之实邪干扰脑神，以及气血阴阳亏虚不能充养脑神。治疗上要重视通畅脑神，有邪者祛其邪，使脑神不受干扰，脑神畅达，健忘得复；正虚者补其虚，使脑神得到充养，体健气畅，脑神通畅，健忘得复。

第九节 痴呆病

痴呆病又称呆病，是以呆傻愚笨为主要临床特征，可伴有性情改变的一种脑神疾病。病情轻者可见反应迟钝，失忆错记，两目茫然，寡言少语等症；重者可表现为终日不语，不知食饮，言语错乱，举动不经，哭笑无常等。此类患者多不能独自处理日常生活，甚至不能抵御危险伤害。本篇所讨论的内容以成年人痴呆病为主，小儿先天性痴呆不在讨论范围。

本病相当于西医中具有呆傻愚笨突出表现的神经症性障碍、器质性疾病和精神活性物质所致精神行为障碍等疾病。

一、病因病机

1. 病因 本病的主要病因有禀赋不足，年迈体弱，久病劳伤，七情内伤，六淫疠气，外伤中毒等。禀赋不足，或头部产伤，皆可致自幼发病。久病劳伤，年迈体弱者，可渐成本病。七情内伤，脏腑不和，可致本病。六淫疠气，外伤中毒，伤及清窍，亦可导致本病。

2. 病机 若七情内伤，五脏失和，痰浊瘀血内生，阻滞脑络，髓海失养；若六淫疠气之邪侵袭，或误中毒物，伤及脑络，痰瘀闭阻，髓海受损；若久病不愈，劳倦过度，耗伤心脾，终伤肾气，髓海失养；若年迈体弱，肝肾亏虚，骨髓充养不足，终致脑减髓消；若头部外伤或产伤，伤及脉络，血脉瘀阻，清窍失养；若禀赋不足，气亏血少，髓海不充，皆可使脑神失用，导致本病。总之，脑减髓消，脑神失用是本病的基本病机。

二、诊疗要点

1. 确定主症 本病是以呆傻愚笨为主要症状。呆傻愚笨是指反应迟钝，言行不灵敏，动作笨拙，不晓时间，不知所在，瞬间即忘，计算不清，不能识物，不解言语，模仿易错，做事不能，言语错乱，不能自理日常生活。性情改变其本身是指偏离了原有的常态性情，出现了原来没有的性情，是本病的或有症状，不是主症。

2. 确定病位 本病的病位在脑，与肝、心、脾、肾有关。除主症外，涉及肝者，还可见急躁易怒，胸胁胀满，眩晕耳鸣等；涉及心者，还可见心悸怔忡，心烦失眠等；涉及脾者，还可见腹胀便溏，纳呆消瘦等；涉及肾者，可症见腰膝萎软，虚喘遗尿，发脱齿摇等。

3. 确定病性 辨本病病性需分清虚实，辨明主次。本病初期有虚证，也有实证，实证日久可以伤正，而出现虚证，或虚实夹杂证；虚证日久可以阻滞气血运行，生痰成瘀，痰瘀内阻，虚实夹杂。本病总体上多见虚实夹杂证，以正虚为本，以邪实为标。本虚多为气血不足，脾肾亏虚，肝肾亏虚等；标实多为痰浊、瘀血等。

三、鉴别诊断

1. **健忘病**　健忘病也具有记忆减退的临床表现，需与本病鉴别。健忘病是以记忆减退，遇事易忘，提醒可晓为主要临床表现。健忘病记忆减退的特征是遇事易忘，提醒可晓；本质是能够记忆，只不过读取原有记忆的功能一时受损。而痴呆病是以呆傻愚笨为临床特征。痴呆病记忆减退是呆傻愚笨的表现之一，特征是瞬间即忘，经过提醒也不能知晓；本质是不能记忆，并且逐渐失去原有记忆。另外，呆傻愚笨症状，在健忘病当中是不具备的。二者可以此鉴别。

2. **癫病**　癫病的临床表现可以有沉默呆愣，寡言少动，言语错乱，容易和本病混淆，需要鉴别。癫病是以精神淡漠，静而少动，言语错乱为主要临床特征，言语错乱贯穿疾病的始终，是从疾病初期就已经存在；沉默呆愣，寡言少动也是基于精神淡漠产生的。而痴呆病的言语错乱是在疾病中发展到一定阶段才出现的，沉默呆愣，寡言少动是基于呆傻愚笨而引起的。痴呆病以呆傻愚笨为主要临床特征且贯穿疾病的始终，癫病不存在呆傻愚笨这种情况；即使存在遗忘，也是与注意力不集中有关。由此，可临床鉴别。

四、治疗原则

本病以虚则补之，实则泻之，运养脑神为治疗原则。补虚当以益气养血、补益肝肾、健脾益肾为治法，泻实当以祛痰、化瘀为治法。

五、辨证论治

1. **髓海不足，脑神失用**　症见呆傻愚笨，言语不清，懈怠思卧，齿枯发焦，腰膝四肢痿软，步履艰难，舌体偏瘦，舌质偏淡，苔薄白，脉沉细弱。

治法：益气养血，填精充脑。

方药：菊参汤合补肾地黄丸、七福饮加减，菊花、丹参、川芎、山萸肉、山药、熟地黄、茯苓、丹皮、怀牛膝、鹿角胶、当归、人参、白术、远志、炒酸枣仁、龟板、菟丝子、枸杞子、女贞子等。

2. **痰浊上蒙，脑神失用**　症见呆傻愚笨，性情改变，呆若木鸡，终日无语，不思饮食，痞满腹胀，口多涎沫，纳呆消瘦，嗜卧喜眠，头重如裹，舌胖淡红，苔白腻，脉细滑。

治法：豁痰开窍，醒脑安神。

方药：菊参汤合洗心汤加减，菊花、丹参、川芎、菖蒲、陈皮、半夏、茯苓、酸枣仁、人参、甘草、竹茹、远志等。

3. **血瘀内阻，脑神失用** 症见呆傻愚笨，性情改变，言语不利，肌肤甲错，口干不欲饮，舌质暗或有瘀点瘀斑，脉细涩。

治法：活血化瘀，通络醒脑。

方药：菊参汤合通窍活血汤加减，菊花、丹参、川芎、桃仁、红花、赤芍、菖蒲、郁金、麝香、当归、熟地黄、紫河车等。

4. **脾肾亏虚，脑神失用** 症见呆傻愚笨，性情改变，腰膝冷痛，形寒肢冷，肌肉萎缩，腹胀便溏，食少纳呆，行动迟缓，口涎外溢，舌淡白胖大，苔白滑，脉沉细弱。

治法：健脾补肾，温阳益脑。

方药：菊参汤合还少丹加减，菊花、丹参、川芎、山萸肉、肉苁蓉、巴戟天、杜仲、怀牛膝、枸杞子、山药、熟地黄、人参、茯苓、菖蒲、远志、鹿角胶等。

5. **肝肾亏虚，脑神失用** 症见呆傻愚笨，性情改变，腰膝酸软，头晕目眩，耳鸣心烦，口燥咽干，舌红少苔，脉细数。

治法：补益肝肾，滋阴益脑。

方药：菊参汤合左归饮加减，菊花、丹参、川芎、熟地黄、山萸肉、枸杞子、山药、何首乌、茯苓、龟板、紫河车等。

六、调护

精神调摄、智能训练、调节饮食起居既是调护的重要措施，又是治疗的重要方法。

注意精神调摄。帮助患者正确认识和对待疾病，劝导患者喜怒有节，避免情志刺激所伤，保养肾气。对患者所做的努力，应该及时给予肯定和表扬，从而增强患者的生活信心和兴趣。鼓励患者关注周围的社会事物，收听广播和新闻，参与社会活动，经常与人交谈，尽可能地扩大患者的注意范围，开阔胸怀，舒畅心情。

调节饮食起居。帮助患者养成起居有常的习惯，让其适度锻炼身体，参加群体性健身娱乐活动，合理安排饮食，适当增加益智健脑食品的摄入，注意防止头部外伤及药物中毒等事件发生。

合理安排智能训练。对轻症患者应进行耐心细致的智能训练，使之逐渐掌握一定的生活及工作技能，从而使智能得到恢复或减缓丧失的进度。对重病患者要注意精心照顾生活。防止因大小便自遗及长期卧床引起褥疮和其他感染。不要让患者外出乱走，以防止跌倒，发生骨折。在此基础上，尽可能与其进行语言交流。

七、转归预后

本病虚证患者，如果能够积极有效治疗，坚持长期服药，虽然不容易根治，但是部分脑神功能可有明显好转。实证患者，如能够得到及时有效的治疗，邪实祛除，脑神功能可得到不同程度的改善，部分患者可获痊愈。虚实夹杂证患者，病情缠绵复杂，需要临证仔细调理治疗，方可见效。其中，由实证转化而来的，多可使脑神功能有所改善；但是由虚证转变而来，病情又一直没有改善者，多预后不佳。

八、临诊寄语

首先，在临床诊疗中，要抓住痴呆病的病机——脑神失用。这是王彦恒老师在其倡导的脑神理论基础上，深入探讨痴呆病形成机理的过程中总结出的。该病机贯穿痴呆病的始终。

其次，在临床治疗中，要灵活运用治法和药物。例如，在祛痰和化瘀同时，不能忘记理气。气行则血行，气行则津行，血和津液在气行通畅的基础上才能运行通畅不留淤积，即使有血和津液的淤积，如瘀血、痰浊，也易于祛除，由此，理气能够帮助气行通畅，瘀血、痰浊才可能尽快地祛除。又如，补肾填精之法在运用上，应当注意药物选择。血肉有情之品容易以类达类，用之则比草木之品更要见效。

第十节 不寐病

不寐病又称失眠，是以睡眠时间和深度不足，神疲乏力为特征的一种脑神疾病。主要临床表现为入睡困难，或寐而不酣，夜寐易醒，时寐时醒，或醒后难眠，或彻夜不眠，以及神疲乏力，伴有健忘多梦，心悸不宁，头昏头痛等症。其他躯体疾病影响睡眠者，不属于本篇讨论范围。

本病相当于西医中具有睡眠时间和深度不足表现的神经症性障碍、非器质性睡眠障碍等疾病。

一、病因病机

1. **病因** 本病多由七情内伤，饮食失宜，大病愈后，房劳过度，年迈体虚，禀赋不足等因素引起。

2. **病机** 本病的基本病机是脑神失养或被扰，致使脑神失调。所愿不遂，情志不畅，肝郁气结，郁而化火，引动心火，扰动脑神，发为本病。或思虑太过，损伤心脾，暗耗气血，脑神失养，失眠及作。大病愈后，本病日久，房劳过度，耗伤肝肾之阴，或年迈体虚，禀赋不足，肝肾亏虚，皆可导致水火不济，虚火上炎，扰于脑神，本病乃发。亦有饮食失宜，脾胃受损，宿食内滞，气机阻滞，逆而上行，上扰脑神，发生失眠。或是脾胃受损，运化不利，痰从中生，郁而化热，酿生痰热，壅遏于中，进而化火，胃气不降，痰火上行，扰动脑神形成本病。

二、诊疗要点

1. **确定主症** 本病以睡眠时间和深度不足，神疲乏力为特征，以入睡困难，或寐而不酣，夜寐易醒，时寐时醒，或醒后难眠，或彻夜不眠，以及神疲乏力为主要症状。入睡困难，夜寐易醒，醒后难眠，彻夜不眠为睡眠时间不足。寐而不酣，时寐时醒为睡眠深度不足。神疲乏力是不能消除疲劳，体力与精力得不到恢复的表现。以上主症需频繁发生并持续存在，方能诊断本病。

2. **确定病位** 本病病位在脑，与肝、心、脾、胃、肾有关。症见急躁易怒而失眠者，病位在肝、心；症见脘闷苔腻而失眠者，病位在胃腑；症见心悸倦怠而失眠者，病位在心、脾；症见腰酸烦热而失眠者，病位在肝、肾、心。

3. **确定病性** 本病病性分虚证和实证，实证者多为痰、火，虚证者多为气、血、阴的亏虚。病久者可见虚实夹杂的证候。

三、鉴别诊断

1. **一时性失眠** 一时性失眠，不属于病态，是由于一时性情志变化影响，或生活环境变化引起的暂时性失眠，虽有白天疲乏头昏等症状，但是可以经过自我短暂的调整而恢复。不寐则持续时间长，经过自我短时调整不能恢复。二者有明显的区别，可以此鉴别。

2. 生理性少寐 老年人或某些特殊的人，长期存在少寐易醒，但是白天没有疲乏无力和头昏脑胀等不适症状，属于生理现象，称为生理性少寐。不寐是以入睡困难，夜寐易醒，醒后难眠，神疲乏力为主症，白天常有疲乏无力和头昏脑胀等不适症状，甚至影响生活和工作。据此可以鉴别。

3. 郁病、忧恐病 郁病和忧恐病常常出现入睡困难，或睡而易醒的症状，但是临床症状中主要以情绪不宁，或心烦急躁为原发特征。而不寐即使有心烦不安症状，也是仅针对不能获得正常睡眠而产生的继发性症状。因此本病与二者有别，可资鉴别。

4. 癫病、狂病、抑郁病、忧恐病、妄想病 临床上癫病、狂病、抑郁病、忧恐病、妄想病都可以出现入睡困难，夜寐易醒，醒后难眠，疲劳不能消除等症状。但其主要症状分别是精神淡漠、静而少动、言语错乱，或精神暴躁、怒而多动、言语错乱，或精神低落、索然无味，或担忧惧怕、紧张烦躁，或信念不定、固执己见。入睡困难、夜寐易醒、醒后难眠、精神疲惫等症状仅仅是上述主症的伴随症状。而不寐病根本不具有精神淡漠、言语错乱、精神暴躁、精神抑郁、担忧惧怕、信念不识、固执己见等症状，仅仅是以入睡困难、夜寐易醒、醒后难眠、精神疲惫为临床主要症状。因此，癫病、狂病、抑郁病、忧恐病、妄想病不同于不寐病，可以此鉴别。

四、治疗原则

针对本病虚证和实证，应用虚则补之、实则泻之的治则，注重养脑和清脑两大治法：补益心脾之虚弱，滋养肝肾之阴亏，祛除火、痰之实邪，达到平复阴阳，调整脑神的目的。最终使脑体得充，脑神得畅，本病自除。

总之，本病的基本治疗原则为补虚泻实，平复阴阳，调整脑神。对一直应用西医镇静催眠药治疗的患者，不能断然停服或骤减，应维持原剂量或有序撤减。

五、辨证论治

1. 肝肾阴虚，虚火扰神 症见入睡困难，或寐而不酣，夜寐易醒，时寐时醒，或醒后难眠，或彻夜不眠，神疲乏力，五心烦热，潮热盗汗，眩晕耳鸣，腰膝酸软，两目干涩，颧红唇赤，舌红少津，少苔或无苔，脉细或细数。

治法：滋补肝肾，清热安神

方药：菊参汤合乌菟汤、黄连阿胶汤加减，菊花、丹参、川芎、何首乌、菟丝子、五味子、桑椹、枸杞子、桑叶、炒酸枣仁、珍珠母、生龙齿、黄连、阿胶、生地黄、玄参、麦冬、知母等。

2. 心脾两虚，脑神失养 症见入睡困难，或寐而不酣，夜寐易醒，时寐时醒，或醒后难眠，或彻夜不眠，神疲乏力，心烦多梦，胆怯易惊，心悸健忘，食少倦乏，气短自汗，面色无华，舌淡苔薄白，脉细弱或细弦。

治法：补益心脾，养脑安神。

方药：菊参汤合归脾汤加减，菊花、丹参、川芎、太子参、党参、白术、茯苓、当归、生地黄、夜交藤、炒酸枣仁、柏子仁、生龙齿、远志等。

3. 肝心火炽，上攻脑神 症见入睡困难，或寐而不酣，夜寐易醒，时寐时醒，或醒后难眠，或彻夜不眠，神疲乏力，急躁易怒，目赤耳鸣，头晕头胀，口舌生疮，小便短赤，大便秘结，舌红苔黄，脉弦数。

治法：清肝泻心，镇脑安神。

方药：菊参汤合龙胆泻肝汤、朱砂安神丸加减，菊花、丹参、川芎、龙胆草、栀子、黄芩、黄连、生地黄、当归、车前子、木通、朱砂、生磁石、炒酸枣仁等。

4. 积食气逆，上扰脑神 症见入睡困难，或寐而不酣，夜寐易醒，时寐时醒，或醒后难眠，或彻夜不眠，神疲乏力，脘闷不舒，嗳腐吞酸，呃逆恶吐，舌红苔厚腻，脉滑。

治法：消食导滞，和胃安神。

方药：菊参汤合保和丸加减，菊花、丹参、川芎、莱菔子、炒神曲、焦山楂、茯苓、法半夏、砂仁、枳实、竹茹、生珍珠母、连翘等。

5. 痰热互结，内扰脑神 症见入睡困难，或寐而不酣，夜寐易醒，时寐时醒，或醒后难眠，或彻夜不眠，神疲乏力，心烦易惊，口苦呕涎，胸脘痞闷，舌红苔黄腻，脉滑或滑数。

治法：化痰清热，醒脑安神。

方药：菊参汤合黄连温胆汤加减，菊花、丹参、川芎、黄连、黄芩、竹茹、法半夏、陈皮、炒枳壳、天竺黄、郁金、青礞石、生珍珠母等。

六、调护

由于狂病、癫病等脑神疾病初始阶段可表现为本病，所以在本病治疗康复过程中，如果出现其他脑神病变症状应及时就诊。此外，安神药物不宜早晨或上午服用，最好在午后或晚上临睡前服用。本病应采取综合调护措施，包括饮食起居和情志等方面的调护。

首先，要重视情志方面的调摄。调护人员应多为患者做思想工作，使患者克服和消除过度的紧张、恐惧与疑虑，以正确、放松的心态对待本病，树立信心配合治疗；鼓励患者心胸开阔，禁忌贪欲和非分之想，避免情绪激动，保持喜怒有节、心情愉快。

其次，应鼓励患者劳逸结合。适当参加体力劳动，加强合理的体育锻炼，持之以恒，不断增强体质；注意生活要有规律，按时作息，避免睡前从事紧张和兴奋的活动，以及思考问题等，逐渐养成良好的睡眠规律。

再次，应注意饮食方面的调摄。饮食总体适宜清淡、富有营养、易于消化的食品，少食肥甘厚味，多食新鲜蔬菜和瓜果，禁忌辛辣食物，晚餐不宜过饱，避免饮用浓茶、咖啡等刺激食品。

最后，强调居室适宜。居室光线应当柔和，卧室床上用品应干燥、松软适宜，卧室光线应当暗，居处环境应避免噪音，消除各种影响睡眠的外界因素。

七、转归预后

本病的预后，当视具体病情而定，一般无严重的不良后果。病程短、证候属实证、病因相对单纯、治疗及时、用药对证治本、能迅速消除病因的患者，预后较好，但所占比例不多。本病大多病程长，病情复杂，证候虚实夹杂，治疗难以速效，预后欠理想。久服西药镇静催眠药物效果不佳或兼有躯体疾病的患者，预后多为不佳。对于正虚难以骤复且邪实又不易遂去的患者，病情则容易反复。如果病情难愈，有可能进一步发展，会转为狂病或癫病等。

八、临诊寄语

本病在就诊前，往往就已经有长期应用西医镇静催眠药治疗的经历，这样会使治疗更为棘手。因此，在治疗时要从脑神理论出发，首先，重点掌握两个环节，一是抓住脑神失调的病机，二是辨清虚实证型；其次，关键在于对证施治，补虚泻实，切实有效地切断发病的环节，平复阴阳，调整脑神。

在具体应用中药时，不要一味地使用安神类中药。要将脑神理论贯穿其中，可以应用清热、化痰、活血、补虚等非安神类中药，通过祛邪补虚，调节脑神，起到安神效果。

本病心胆气虚证病机关键在于气虚不能上养脑神。只要正气内存，脑神充盛，又岂有胆怯易惊之理。由此可见，心胆气虚证应以心气虚为主。因此，本节将心胆气虚证与心脾两虚证合并，意在突出脑神失于气血充养，虚而不胜惊扰。

第十一节　多寐病

多寐病又称嗜睡，是以昼夜困倦多睡，甚则不自主地入睡为主要临床表现的一类脑神疾病。本病病情轻者倦怠神疲，昼夜喜卧多睡；病情重者可以边行边睡。

本病相当于西医中具有昼夜困倦多睡，甚至不自主地入睡突出表现的发作性睡病、神经症性障碍、器质性疾病和精神活性物质所致精神行为障碍等疾病。

一、病因病机

1. **病因**　本病病因多为久居潮湿之地，或饮食失宜，或思虑过度，或房劳过度，或情志失和等。

2. **病机**　久居潮湿之地，湿邪外侵，或过食生冷油腻，损伤脾胃，内生痰湿，痰湿困脾，脾阳阻滞，脑神不振，而多寐。情志失和，肝气失于疏泄，气机郁滞，脑神不畅；或气机郁滞而化热，其热与肝郁克脾所生之湿相合，上困于脑神，多寐病出。思虑过度，耗伤心脾，脾气心血亏虚，上不荣脑，而致多寐。房劳过度，耗损肾精，脑空髓减，发为多寐。年老久病，肾气衰惫，脑神上不容脑，亦可致本病。

统观本病病机，总不离痰湿阻扰，气机难运，或气血阴阳亏虚，气运无力，而致脑神失调。

二、诊疗要点

1. **确定主症**　本病的主要症状是昼夜困倦多睡，甚则不自主地入睡。昼夜困倦多睡是指睡眠时间过长，还依然困顿疲倦，睡意浓浓。

2. 确定病位 本病病位在脑，涉及心、肝、脾、肾。症见头重如裹，四肢沉重或倦怠，纳少便溏者，病位及脾；头目胀重，胸胁胀满，善长太息，病位及肝；腰膝酸软，夜尿频繁，反应迟钝，记忆力减退，病位及肾；神疲易惊，心悸气短，病位及心。

3. 确定病性 本病病性有虚有实，以虚证居多，病久多虚实夹杂。虚为气血阴阳亏虚，实为气滞、痰、湿之邪实。

三、鉴别诊断

1. 昏迷 本病患者有的会整日多寐，容易和昏迷混淆。但本病终日多寐，呼之能醒，神志清楚，对周围事物有正常反应，能够分辨环境和认识亲人，正确答话，主动言语。昏迷的特点是不省人事，神志不清，对周围事物无正常反应，不能够分辨环境和认识亲人，虽然少数较轻患者偶有呼之能醒者，但最多仅能做简单、模糊且不完全的答话而已，主动言语少，停止呼叫，即刻入睡，病情严重，与多寐完全不同。可以资鉴别。

2. 厥证 厥证的昏倒不醒症状，容易与多寐混淆。厥证不仅昏倒不醒，而且更有呼之不应，四肢逆冷症状，发病突然，一般多有夙因，或正值大病之际。多寐则病史较长，虽然可以整日昏昏欲睡，但是呼之能醒。二者不难鉴别。

四、治疗原则

本病应以调畅脑神为首要任务，以虚则补之，实则泻之为治疗原则。虚证者，施以补益心脾、温补元阳和补益肾精之法，益脑以调神；实证者，运用疏肝解郁、泄热利湿和祛痰化湿之法，祛邪以调神。

五、辨证论治

1. 肝气郁结 症见倦怠神疲，昼夜喜卧多睡，胸胁胀满，善长太息，脘闷嗳气，不思饮食，舌淡红，苔白，脉弦。

治法：疏肝解郁，调畅脑神。

方药：菊参汤合柴胡疏肝散加减，菊花、川芎、丹参、佛手、枳壳、白芍、香附、郁金、合欢皮等。

2. 痰湿困脾 症见倦怠欲卧，昼夜困乏多睡，头重如裹，四肢沉重，脘腹胀满，纳食减少，呕恶吐痰，口黏不渴，舌红苔白腻，脉沉缓。

治法：健脾化湿，畅脑醒神。

方药：菊参汤合太无神术散加减，菊花、丹参、川芎、苍术、陈皮、厚朴、茯苓、藿香、佩兰、菖蒲等。

3. **肝胆湿热** 症见昼夜多睡，睡而不实，多卧少起，头目胀重，口苦咽干，舌红苔黄腻，脉滑。

治法：泄热利湿，清脑醒神。

方药：菊参汤合龙胆泻肝丸加减，菊花、丹参、川芎、黄芩、栀子、泽泻、龙胆草、车前草、生地黄、当归等。

4. **心脾两虚** 症见昼夜多睡，睡而多梦，健忘易惊，气短心悸，四肢倦怠，面色少华，纳少便溏，舌淡苔白，脉沉细。

治法：补益心脾，养脑醒神。

方药：菊参汤合香砂六君子加减，菊花、丹参、川芎、砂仁、陈皮、太子参、茯苓、炒白术、当归、佛手、香橼、远志、菖蒲等。

5. **肾阳虚衰** 症见昼夜昏昏欲睡，腰膝酸软，畏寒肢冷，夜尿频繁，舌淡苔白，脉沉细。

治法：温补肾阳，益脑醒神。

方药：菊参汤合肾气丸加减，菊花、丹参、川芎、菟丝子、巴戟天、山萸肉、山药、茯苓、丹皮、泽泻、枸杞子等。

6. **肾精亏虚** 症见昼夜脑空多睡，反应迟钝，耳鸣乏力，记忆力减退，舌淡苔薄，脉沉细。

治法：补益肾精，养脑醒神。

方药：菊参汤合左归丸加减，菊花、丹参、川芎、山萸肉、山药、熟地黄、鹿角胶、龟板、枸杞子、菟丝子、当归、怀牛膝等。

六、调护

加强调护人员对患者的心理疏导和生活调摄。引导患者保持乐观情绪。处理好与患者的关系，给患者提供宣泄心结的时机和空间，帮助其树立生活目标，培养宽阔的胸怀、平和的处世心态和积极的生活态度。

重视起居有节，环境适宜。切勿久居潮湿之地，居所应该白天阳光充足、通风良好、温度适宜；起居活动应该避风寒雾露，谨防寒湿类阴邪侵袭；养成合理的按时起居规律。

强调饮食清淡。多食温度适宜的新鲜蔬菜瓜果及易于消化富有营养的食物；少食生冷瓜果、肥甘厚味和刺激性食物，防止损伤脾胃、聚湿生痰。白天可以饮用一些浓茶、咖啡等提神饮品，或食用一些巧克力等提神食物，以提高做事效率和注意力。

注重保持日常化的适当体能锻炼。进行气功、太极拳等锻炼，积极参加文体等社会活动，以增强生活兴趣和自身体质，振奋精神。严禁房劳和过度思虑。

七、转归预后

本病只要治疗及时得当，效果一般比较满意，预后一般尚好。但是由于本病常聚痰湿之邪，且不易速化，治疗不可急于求成，应缓中求进。对于实证的患者，疗效较佳；对于虚证的患者，特别是年老体衰、阳气不足者，则疗效较差。对于病程短，平素体质好的患者，相对容易治疗；病程长，平素体质差的患者，易日久损伤正气，相对难于治疗。如果失治误治，容易出现相关脏腑的功能失调，造成病情复杂，影响疗效。

八、临诊寄语

在多寐病临床诊疗中，首先应当排除昏迷和厥证的存在，做好多寐病的鉴别诊断工作。因为昏迷和厥证属于临床重症，要及时发现，立即救治，启动抢救程序。

将王老倡导的脑神理论应用于多寐病的诊疗是十分必要的。从脑主神明角度考虑，多寐病的发病机理实质上是脑神失调，不能畅达舒展。临床上应该紧紧抓住这一机理，进行调节舒畅脑神，使脑神恢复，远离多寐病。调节舒畅脑神可以依据虚实进行补泻调节。正虚者，从补养益脑入手，使脑神充盛而舒畅；邪实者，从祛邪入手，使邪祛而脑神自清，舒畅使然。脑神理论贯穿多寐病诊疗始终，才能使多寐病辨证论治清晰明了，治疗做到有的放矢。

第十二节　药源性颤病

药源性颤病是由于服用有关药物引起的，以唇舌、头部、肢体或躯干不自觉地颤抖摇动，睡时消失为特征的一种疾病。本篇只讨论服用抗精神病药物引起的药源性颤病，相当于西医的药源性类帕金森综合征和药源性迟发性运动障碍等疾病。

本病多在连续服用抗精神病药物4~6周的时候容易出现，也可在连续服用抗精神病药物1年以上出现。本病病程可以长达数年。

一、病因病机

1. **病因**　本病病因明确，由抗精神病药物的药毒引起。

2. **病机**　本病因为服用抗精神病药物后，药毒蕴热，弥散于筋脉，伤及正气形成本病。

首先，药毒积于阳明胃腑，郁久化热，毒热炽盛，灼炽筋脉，肝为之动，引发内风，颤病始成。若毒热之邪，灼津成痰，痰热互结，更助蕴热，加重热极生风。

其次，药毒易损伤脾气，脾的运化功能失司，气血乏源亏虚，不能濡养筋脉，触动内风，出现颤病。

再次，药毒布行于其他五脏六腑经络。若毒热蕴结，内耗心之气阴，气阴两亏，筋脉失于濡养，触发内风，形成本病；或毒热蕴结，内损肝血或肝阴，肝血亏虚不能濡养筋脉，虚风内动，发为本病；肝阴亏虚则不能滋润筋脉，虚风内生，引发本病。肝肾同源，伤及于肾，易致肾的阴精亏虚。

总之，本病的基本病机是筋脉被灼或失于濡润。

二、诊疗要点

1. **确定主症**　唇舌、头部、肢体或躯干不自觉地颤抖摇动，睡时消失为本病的主要症状。唇颤可发生于上下唇，以下唇颤动为常见。舌颤是指伸舌时舌体颤动不定，不能控制。头颤，又称头摇，是指头部不自觉地摇动。手颤是指一只手，或两只手震颤摇动。足颤是指一足或两足震颤摇动。肢颤是指一个肢体或多个肢体震颤摇动。身颤，又称身振摇，是指身体振振摇动，甚至欲擗于地。各种颤抖摇动都具有两个特点，一是不自觉性；二是在睡眠时消失，在情绪紧张激动时加重。

2. 确定病位 本病病位主体在筋脉，从五脏来说，总不离肝，还涉及胃、脾、心、肾。

3. 确定病性 本病当分虚实。初期多为实证，实是指邪实，以内风、毒热和痰热为主；病久多为虚实夹杂证，本质是本虚标实，其中本虚是指正虚，主要为气血阴精亏虚，标实是指内风、毒热和痰热等邪实。

三、鉴别诊断

药源性痉病 药源性痉病可以出现头或手足的抖动，容易与本病混淆。药源性痉病是由于服用有关药物引起以机体局部或全身肌肉强急抽搐、角弓反张为特征的一种疾病，可以伴有发热、神昏、两目窜视等症状。病情轻者，症见机体局部肌肉强急，屈伸牵引；病情重者，症见四肢抽搐，项背强直。至于发病过程中出现的相关部位颤抖摇动，一般是在肌肉强急到一定程度时所伴发的，而不是痉病的原发症状。药源性颤病虽然也是由于服用有关药物引起的，但其以全身或局部不能自主的颤抖摇动为主要临床表现，病甚可伴发肌肉强直、头身歪斜或后仰等症状。全身或局部不能自主的颤抖摇动是药源性颤病的原发症状，而肌肉强直仅是颤抖摇动的伴发症状；药源性颤病一般也不会出现发热、神昏及其他特殊神志改变的症状。综上所述，二者不难鉴别。

四、治疗原则

本病由药毒所致，又以筋脉患病为主，病位总不离肝，依据邪实者泻之，正虚者补之的治疗原则，用清泄毒热、柔肝和筋熄风之法贯穿治疗始终。阳明热盛生风、痰热生风者，应及时应用泄热、化痰之法，祛邪柔肝和筋熄风。气血阴精虚者，应施以益气、养血、滋阴之法，扶正柔肝和筋熄风。对于本虚标实者，应权衡虚实，标本兼治，祛邪扶正，柔肝和筋熄风。

五、辨证论治

本病临床辨证分为7个证型，为不影响疗效，一般在仍按原剂量服用西药的情况下，进行治疗，必要时合理调整抗精神病药物。

1. 阳明热盛 症见唇舌、头部、肢体或躯干不自觉地颤抖摇动，睡时消失，紧张时加重，口干唇燥，渴喜冷饮，烦躁不宁，汗出气粗，或腹满硬痛，或大便秘结，舌红苔黄或黄燥，脉洪大或沉实。

治法：泄热存阴，熄风止颤。

方药：黄石藤汤合消迟汤加减，生地黄、生石膏、鸡血藤、知母、黄连、麦冬、花粉、石斛、瓜蒌、大黄、生珍珠母等。

2. 痰热动风 症见唇舌、头部、肢体或躯干不自觉地颤抖摇动，睡时消失，紧张时加重，四肢不知痛痒，头晕目眩，胸闷泛恶，口苦吐涎，舌胖大有齿痕，舌质红，苔黄厚腻，脉沉滑。

治法：清热豁痰，熄风止颤。

方药：黄石藤汤合导痰汤加减，生地黄、生石膏、鸡血藤、胆南星、半夏、茯苓、陈皮、枳壳、青礞石、生珍珠母等。

3. 气阴两虚 症见唇舌、头部、肢体或躯干不自觉地颤抖摇动，睡时消失，紧张时加重，神疲乏力，心悸气短，心烦头晕，口干舌燥，舌质红苔少或无，脉细数无力或结代。

治法：益气养阴，熄风止颤。

方药：黄石藤汤合生脉饮、大定风珠加减，生地黄、生石膏、鸡血藤、党参、麦冬、五味子、龟板、生牡蛎、鳖甲、阿胶、白芍、夜交藤等。

4. 肝血亏虚 症见唇舌、头部、肢体或躯干不自觉地颤抖摇动，睡时消失，紧张时加重，肢体麻木，头晕目眩，面色无华，皮肤干燥，瘙痒脱屑，爪甲不荣，月事量少或闭经，舌淡苔白，脉细。

治法：补肝养血，熄风止颤。

方药：黄石藤汤合四物汤、三甲复脉汤加减，生地黄、生石膏、鸡血藤、当归、白芍、熟地黄、川芎、火麻仁、阿胶、麦冬、鳖甲、生牡蛎、龟板等。

5. 肝肾两虚 症见唇舌、头部、或肢体或躯干不自觉地颤抖摇动，睡时消失，紧张时加重，头晕目眩，腰膝酸软，两目干涩，五心烦热，耳鸣如蝉，男子遗精，女子月经量少，舌质红，苔少，脉细数。

治法：补益肝肾，熄风止颤。

方药：黄石藤汤合左归饮加减，生地黄、生石膏、鸡血藤、熟地黄、枸杞子、山萸肉、山药、茯苓、何首乌、麦冬、龟板、鳖甲、生牡蛎等。

六、调护

对于本病患者应加强调护，尤其是正处发作期的患者。帮助患者解决相关思想问题，调动患者的主观能动性，坚定对疾病康复的信心，积极克服相关不良情绪刺激的困扰，保持心情舒畅；积极做好功能训练，改善肢体活动的灵活性，避免摔倒、跌伤、手足碰伤等意外发生。鼓励和指导患者适当参加一些力所能及的活动，如散步、慢跑、体操、太极拳、气功等，不仅可以增强体质，还对本病康复有着积极的意义。

主张患者的饮食应当总体以清淡为主，禁忌辛辣，戒烟戒酒，再依据证型给予有针对性地调护。对于虚证的患者，给予偏于容易消化、富有营养的饮食；对于实证的患者，给予偏于疏利凉润的饮食。另外，居室应当保持清静，避免噪音，减少房事活动。

七、转归预后

本病一般通过积极、有效治疗，预后多良好。病程较短、症状表现部位较广泛的患者，预后较好；病程较长、残留症状表现部位单一的患者，预后较差。年轻或实证的患者，预后相对较好；老年或素体亏虚的患者，治疗棘手，预后相对较差。经手术治疗后仍存有残留症状的患者，治疗更为棘手，预后不佳。

八、临诊寄语

在王彦恒老师"药毒"发病机制的指导下，笔者总结出药源性颤病的发病机理是"药毒"蕴热，弥散于筋脉，伤及正气，颤病乃成。在治疗上，以柔肝和筋熄风为大法，总体不能离开清热扶正。

在药源性颤病治疗中，首先，应以未病先防和既病防变为指导思想，及时施以补益之法，先安未受邪之地。由于本病日久容易伤正，可致气血阴津亏虚，尤其是年老患者，所以当知其传变，截其病传，先安未受邪之地，给予补益气血阴津。其次，应当禁用或慎用辛燥之品，以防更伤阴血。

第十三节　药源性痉病

药源性痉病是由于服用有关药物引起的以机体局部或全身肌肉强急抽搐，甚则角弓反张为特征的一种疾病。本篇只讨论服用抗精神病药物引起的药源性痉病缓解期和轻症。本病急重症归属于急诊学范围，不予详细讨论。

本病可以在服用抗精神病药物不久就出现，也可在连续服用几年后减少用量、换药或停药时出现。本病病情轻者仅仅症见头项、手足等局部强急抽搐；病情重者则可症见四肢抽搐，角弓反张。

本病相当于西医符合本病特征的药源性类帕金森综合征、药源性迟发性运动障碍以及药源性急性肌张力障碍等疾病。

一、病因病机

1. **病因**　本病是由抗精神病药物的药毒引起。

2. **病机**　抗精神病药物的药毒入胃，蕴结体内，郁久化热，毒热积于胃腑，炽灼筋脉，引动内风，发为本病。药毒阻碍脾的运化，易生湿聚痰，痰热互结，更易生郁热，引动内风，加重本病发作；脾的运化失司，气血生化无源，血虚不能濡养筋脉，内风化生，形成本病。药毒亦可内耗阴血，筋脉失于濡养，易生内风，而成本病。

总之，筋脉受扰或失养是本病的基本病机。

二、诊疗要点

1. **确定主症**　本病以局部或全身肌肉强急抽搐，甚则角弓反张为主要症状。临床上以局部肌肉强急抽搐为常见，多表现在口唇、舌头、咽喉、面部、头项、四肢和躯干等部位。强急是指肌肉僵硬，伸展不能自如。抽搐又称为瘈疭，是指肌肉不自觉地收缩。体表肌肉的抽搐又称为筋惕肉瞤。

在口唇，可表现为啮齿、唇紧等。啮齿是指上下牙齿相互磨切，如可呈现鼓腮，咀嚼等状。唇紧又称为口紧、口唇紧缩，是指口唇肌肉紧急，难以开合，而不能进食之症，如可呈吸吮、努嘴、张口困难等状。

在舌，可表现为舌卷、舌强、弄舌、啮舌等。舌卷是指舌卷曲回缩，转动不灵，不能伸出口，语言不清。舌强是指舌板硬不灵，强直不曲，略能伸出口外。弄舌又称吐舌，是指舌头频频伸出口外，又立即内收，上下左右伸缩不停，状如蛇舐。啮舌是指不自主地嚼咬舌头。

在咽喉，可表现为发音不清、吞咽困难等。

在面部，可表现为颜面抽搐等。颜面抽搐是指眼睑、嘴角及面颊肌肉抽搐，如可呈挤眉弄眼，怪相，扭曲，目瞤，眼上翻等状。

在颈项，可表现为项背强直硬痛，斜颈，头颈后倾，不自主伸脖等。

在四肢，可表现为四肢拘急、四肢抽搐、手指挛急等。四肢拘急是指手足四肢拘紧挛急，屈伸不利。四肢抽搐是指四肢不随意地抽动。手舞足蹈是指手足抽搐产生的动作增多，变化多端，不能自制，状似舞蹈，如可呈现下肢不自主地抬起放下的蹀步样动作等状。手指挛急又俗称鸡爪风，是指手指拘急挛曲，难以伸直，而腕部以上活动自如，如可呈捻球样运动等状。

在躯干，可表现为身体歪斜或后仰，脊柱侧弯，角弓反张等。

2. 确定病位　本病以筋脉为病变主体部位，肝主筋，五脏病位首当在肝，涉及脾、胃、肾。

3. 确定病性　本病病性有虚有实，亦有虚实夹杂者。实者以热、痰浊为主，虚者以血虚、阴亏为主。

辨病情轻重危急是本病诊治的首要任务。病情轻者，只有轻微的项背拘急，或仅限于一脏一腑，一经一络，局部范围的强急抽搐。病情重者，可见全身性的强急抽搐，出现角弓反张，甚或持续发作，影响气道，阻碍呼吸。对于这种急重症者应及时给予中西医结合急救治疗。

三、鉴别诊断

药源性颤病　药源性颤病也是服用有关药物引起的，也可以出现肌肉强直、头身歪斜或后仰等症状，容易与本病混淆。但肌肉强直、头身歪斜或后仰只是药源性颤病的一种伴发症状，是在全身或局部不能自主地颤抖摇动的基础上产生的，而不是原发症状；而且药源性颤病一般也不会出现发热、神昏及其他特殊神志改变的症状。药源性痉病则是由于服用有关药物引起以机体局部或全身肌肉强急抽搐、角弓反张为特征的一种疾病；可以伴有发热、神昏、两目窜视等症状。病情轻者症见机体局部肌肉强急，屈伸牵引；重者症见四肢抽搐，项背强直。肌肉强急抽搐、角弓反张是药源性痉病的原发症状。二者以此鉴别。

四、治疗原则

本病轻症和缓解期，当分虚实而治，以和筋熄风为治疗原则，以防其再发为治疗目的。实证者，泄热、祛痰、化瘀以除其邪，畅其筋，熄其风；虚证者，养血、滋阴以补其虚，扶其正，养其筋，熄其风。

五、辨证论治

1. 阳明热盛　症见啮齿、唇紧、舌卷、舌强、弄舌、啮舌、颜面抽搐、项强斜颈，四肢拘急抽搐、手指挛急，发音不清、吞咽困难，体斜后仰、脊柱侧弯、角弓反张，烦躁不宁，汗出气粗，咽干唇燥，渴喜冷饮，腹满硬痛，大便秘结，舌红苔黄燥，脉洪大或沉实。

治法：泄热通腹，熄风止痉。

方药：黄石藤汤合消迟汤加减，生地黄、生石膏、鸡血藤、知母、黄连、麦冬、天花粉、石斛、瓜蒌、大黄、芒硝、玄参、葛根等。

2. 痰热阻滞　症见啮齿、唇紧、舌卷、舌强、弄舌、啮舌、颜面抽搐、项强斜颈，四肢拘急、四肢抽搐、手指挛急，发音不清、吞咽困难，体斜后仰、脊柱侧弯、角弓反张，胸闷泛恶，口苦吐涎，舌红苔黄腻，脉滑或弦滑。

治法：清热豁痰，熄风止痉。

方药：黄石藤汤合导痰汤加减，生地黄、生石膏、鸡血藤、陈皮、法半夏、茯苓、枳实、胆南星、郁金、地龙、钩藤、葛根、栀子、黄芩等。

3. 血虚发痉　症见啮齿、唇紧、舌卷、舌强、弄舌、啮舌、颜面抽搐、项强斜颈，四肢拘急、四肢抽搐、手指挛急，发音不清、吞咽困难，体斜后仰、脊柱侧弯、角弓反张，肢体麻木，面色无华，爪甲不荣，舌淡苔白，脉细。

治法：养血柔筋，熄风止痉。

方药：黄石藤汤合四物汤加减，生地黄、生石膏、鸡血藤、当归、白芍、川芎、熟地黄、何首乌、地龙、龟板等。

4. 阴虚发痉　症见啮齿、唇紧、舌卷、舌强、弄舌、啮舌、颜面抽搐、项强斜颈，四肢拘急、四肢抽搐、手指挛急，发音不清、吞咽困难，体斜后仰、脊柱侧弯、角弓反张，口干舌燥，潮热颧红，眩晕耳鸣，形体消瘦，舌红少津，脉细数。

治法：滋阴润筋，熄风止痉。

方药：黄石藤汤合三甲复脉汤加减，生地黄、生石膏、鸡血藤、麦冬、白芍、阿胶、火麻仁、龟板、鳖甲、生牡蛎等。

六、调护

本病轻症和缓解期应在及时调整抗精神病药物品种的基础上，加强观察，必要时专人护理。居室环境要保持安静，光线柔和，床铺平整松软，尽量减少搬动和惊扰患者，减少本病再次发作。对戴有假牙的患者，应当先除去假牙，防止再次发作时堵塞气道。注意观察患者神志变化、脉象、舌质、舌苔，血压情况，躯干四肢状况等先兆表现，以助判断病情的复发，防止碰伤和坠床等意外事件发生；待症状消除数周后未有复发，方可解除观察。同时鼓励患者自己多活动肢体，适度锻炼，劳逸结合；饮食物应易于消化，避免过凉或过热。

七、转归预后

本病如果发现及时，判断合理，救治得当，避免发作期意外事件发生，一般预后良好。此外，发作部位局限、程度轻、次数少、持续时间短的患者，病情轻，预后较好。发作部位波及躯干、程度重、次数频繁、持续时间长的患者，病情重，预后较差。如果治疗不及时，措施不得力，预后较差。

八、临诊寄语

痉病的啮齿、唇紧、舌卷、舌强、弄舌、啮舌、颜面抽搐、项强斜颈，四肢拘急抽搐、手指挛急，发音不清、吞咽困难，体斜后仰、脊柱侧弯、角弓反张等多种临床表现，验证了王老的"药毒"发病机制所说药毒致病变化多端的观点，仅在药毒伤及筋脉之时就已经如此充分体现。由此，在临床中切实运用王老的"药毒"发病机制是十分必要的。

在痉病临床治疗中，应当禁用或慎用辛燥之品，以防伤及阴液，加重病情。

第十四节　药源性闭经

药源性闭经是由于服用有关药物引起的以月经连续 6 个月以上不来潮为特征的一种疾病，属于继发性闭经范畴。在精神科临床上常遇到由抗精神病药物所致的药源性闭经，本篇只讨论此类闭经。

本病患者若停服抗精神病药物以减轻闭经病情，其精神症状就会复发或加重；若继续使用抗精神病药物，则闭经将难以缓解或治愈。为了不影响治疗精神障碍的疗效，一般尽可能在原治疗方案基础上，辨证应用中医药治疗方法。

一、病因病机

1. **病因**　服用抗精神病药物是本病病因。

2. **病机**　本病病机为服用抗精神病药物后，药毒蕴结体内，损伤脾胃，气血生化不足，甚或内损肾精，皆致冲任失养，发为本病；或脾胃受药毒损伤后，内生痰湿，阻滞冲任，发为本病；或药毒蕴结体内，阻滞气血，瘀血内生，冲任受阻，发为本病；或药毒蕴结，耗伤肝肾，冲任内伐，发为本病。总之，本病主要病机是冲任失调，经血无路可行或经血无源。

二、诊疗要点

1. **确定主症**　本病的主要症状是在服用抗精神病药物的前提下，月经连续 6 个月以上不来潮。

2. **确定病位**　本病病位在冲任，主要涉及脾、胃、肝、肾。

3. **确定病性**　本病有虚证和实证。新发之病者多为实证，其邪实或为瘀血，或为痰湿；病程久者多为虚证，以气血阴阳亏虚为常见。

三、鉴别诊断

1. **妊娠停经**　已婚妇女或已有同房史妇女妊娠停经达到 6 个月以上者，需与本病鉴别。妊娠停经即使有服用抗精神病药物史和月经停闭症状，还应有厌食、择食、恶心呕吐等早孕反应，和乳头着色、乳房增大等妊娠表现；妇科检查见宫颈着色、软、子宫增大；B超检查提示子宫增大，宫腔见胚芽，甚至胚胎或胎儿。而本病则无早孕反应和其他妊娠表现，大部分在停经前有月经紊乱，继而闭经。以此鉴别。

2. 自然绝经　自然绝经也可以出现达到 6 个月以上的停经，需与本病鉴别。自然绝经有服用抗精神病药物史，和月经先前正常或紊乱，继而闭经的症状，可是一般年龄都已进入围绝经期，并且有面部烘热汗出、心烦、心悸失眠、心神不宁等围绝经期症状。但是本病即使年龄已进入围绝经期，也不会出现围绝经期症状。二者以此鉴别。

3. 少女停经　本病与少女停经鉴别。少女月经初潮后，正常周期尚未建立，可有一段时间月经停闭，为正常现象；绝大部分可在年内建立，一般无需治疗。而本病则是月经周期已经建立，又重新出现停经。二者有别，以此鉴别。

4. 非药物原因引起的闭经　非药物原因引起的闭经，也表现为连续 6 个月以上月经不来潮，但没有服用抗精神病药物史。二者不难鉴别。

四、治疗原则

本病为冲任失调，在治疗上总不离"血"，应以调理冲任为基本治法。遵循实者泻而通之，虚者补而通之的治疗原则。对瘀血、痰湿等的实邪，施以活血化瘀、祛痰除湿之法，以通条冲任，使经血可行；对气血阴阳之虚，施以益气、养血、补阴、壮阳之法，以充养冲任，使经血有源。

五、辨证论治

1. 瘀血内阻　症见月经不行，乳房胀痛甚或溢乳，固定部位疼痛，夜寐欠安，肌肤甲错，舌质暗或有瘀点、瘀斑，苔薄白，脉弦涩。

治法：活血化瘀，调理冲任。

方药：黄石藤汤合膈下逐瘀汤加减，生地黄、生石膏、鸡血藤、桃仁、红花、当归、川芎、赤芍、佛手、香附、乌药、枳壳、川牛膝、苏木、泽兰等。

2. 痰湿阻滞　症见月经不行，乳房胀痛甚或溢乳，形体肥胖，四肢倦怠，嗜卧懒言，纳呆恶心，胸腹胀满，咳嗽有痰，舌质淡，有齿痕，苔白腻，脉缓。

治法：祛痰除湿，调理冲任。

方药：黄石藤汤合苍附导痰汤加减，生石膏、生地黄、鸡血藤、茯苓、半夏、胆南星、陈皮、炒枳壳、竹茹、砂仁、苍术、香附、郁金、泽兰、益母草等。

3. **气血亏虚**　症见月经不行，神疲乏力，少气懒言，心悸失眠，面色淡白或萎黄，舌淡而嫩，苔薄白，脉细弱。

治法：益气养血，补养冲任。

方药：黄石藤汤合归脾汤加减，生石膏、生地黄、鸡血藤、太子参、党参、黄芪、茯苓、白术、当归、炒酸枣仁、远志等。

4. **肝血不足**　症见月经不行，头晕目眩，面色无华，皮肤干燥，瘙痒脱屑，甚则爪甲不荣，月事量少或闭经，舌淡苔白，脉细。

治法：补养肝血，濡养冲任。

方药：黄石藤汤合四物汤加减，生地黄、生石膏、鸡血藤、当归、白芍、川芎、丹参、太子参、何首乌、阿胶等。

5. **阴虚血燥**　症见月经不行，乳房胀痛，甚或溢乳，口干舌燥，口舌生疮，口渴欲饮，小便黄赤，大便干结，舌红少津，脉细数。

治法：滋阴清热，润养冲任。

方药：黄石藤汤合一贯煎加减，生石膏、生地黄、鸡血藤、沙参、当归、麦冬、枸杞子、玄参、知母、丹参、益母草、女贞子、墨旱莲等。

6. **脾肾虚弱**　症见月经不行，腰膝酸软，腹胀便溏，形寒肢冷，纳呆懒言，四肢乏力，记忆力差，舌质淡红，苔薄白，脉沉细。

治法：补益脾肾，温养冲任。

方药：黄石藤汤合无比山药丸加减，生石膏、生地黄、鸡血藤、太子参、党参、茯苓、炒白术、仙茅、淫羊藿、巴戟天、佛手、菟丝子、杜仲、益母草、牛膝等。

六、调护

本病应调整情绪，不急不躁，加强锻炼，劳逸结合，增强体质。对于服用避孕药的患者，建议改用其他避孕措施，尽量避免人工流产。经期尽量避免过食生冷、涉水、淋雨、感寒，防止寒邪内侵，并且注意卫生。另外，连续3个月维持正常月经周期，方可逐渐停药。以前患有本病的患者，哺乳期不宜过长；服用抗精神病药物，不宜母乳喂养。

七、转归预后

本病的转归预后与伴随症状、年龄和病程密切相关。伴有溢乳、体重增加等症状者，治疗较为棘手，预后不佳；病程短，治疗及时合理者，预后较好；病程长，预后相对较差。年龄接近绝经期者难治，预后不佳；较年轻的患者容易治疗，预后相对较好。使用人工周期替代疗法，尤其是多次进行人工周期替代疗法的患者，治疗难以取得速效。

八、临诊寄语

依据王老的"药毒"发病机制，本病以药毒内蕴为主，侵及冲任二脉，多见实证，尤其是在本病初期阶段，病机主要是药毒使冲任不得通调，经血受阻。若是病久，药毒已然伤正，虚证亦不少见，病机主要是药毒使冲任之血亏虚，经血无源。治疗应以药毒为核心，时刻不能忘记清除药毒，尽可能地阻止药毒对冲任的影响。用方应一直坚持运用"黄石藤汤"，以期尽早使药毒清，冲任复，经血行。

在临床中，应当注意有无新近的情志刺激或生活环境改变，尽可能分清有无情志因素参与，避免先入为主，片面地考虑"药毒"。而且，临床上情志刺激或生活环境改变常和抗精神病药物的服用混杂在一起，不容易明确是哪种独立因素造成。因此，如果有情志因素存在，应该积极地全面考虑，以调节气机，舒畅情志，提高疗效。

第十五节　药源性阳痿

药源性阳痿是服用有关药物引起的，以阳事不举或举而不坚，坚而不久，无法进行正常性生活为特征的一种疾病。本病可伴有性欲低下、遗精早泄、无精等症状。服用有关药物期间阳痿症状持续存在，停药后随药物代谢消失，可逐渐缓解。本篇只讨论服用抗精神病药物引起的药源性阳痿。鉴于服用抗精神病药物的精神障碍患者突然停服抗精神病药物或快速减用其剂量，都会引起精神障碍病情复发或者加重。为了使精神障碍病情平稳，在继续使用抗精神病药物的情况下，对药源性阳痿的治疗就显得尤为重要。所以，本书在此节对其进行论述。

一、病因病机

1. **病因**　服用抗精神病药物是本病发病原因。

2. 病机　本病病机为服用抗精神病药物后，药毒蕴结体内，损伤脾胃，气血生化不足，甚或内损肾精、肾阳，皆可使宗筋失养，发为本病。或药毒伤及脾胃，脾胃运化失司，内生痰湿，蕴而化热，湿热相合，注于下焦宗筋，发为本病。或药毒蕴结体内，阻滞气血，瘀血内生，阻滞宗筋，发为本病。本病总以药物破坏人体阴阳平衡，损及宗筋为基本病机。

二、诊疗要点

1. 确定主症　阳事不举，或举而不坚，坚而不久，无法进行正常性生活是本病的主要临床表现。

2. 确定病位　本病病位主体在宗筋，主要涉及脾、胃、肾、肝。

3. 确定病性　本病有虚实之分，湿热、瘀血等实邪阻滞宗筋者为实证，气、血、精、阳亏损使宗筋失养者为虚证。临床中常见虚证与实证相互夹杂的情况，呈现为本虚标实。

三、鉴别诊断

1. 生理性阳痿　男子已过八八之数，精气已衰，阳事不举，此为正常之生理现象。另外，由于一时疲劳，或心情郁闷，或忧恐，或醉酒，或环境异常等原因，引起的暂时性阴茎不能勃起或勃起不坚，但事过境迁，仍能完成性交者，不属病态，属于生理性现象。与本病有别，以资鉴别。

2. 早泄　早泄是在性交时阴茎能够勃起，但在未交接时即射精，或在进入阴道内旋即泄精，泄精后阴茎痿软不能进行性交。阳痿则是阳事不举，举而不坚、坚而不久未至射精即已阴茎痿软，无法完成性交。由此，二者在症状上有明显不同。从病情来看，阳痿重而早泄轻，早泄持续发生，可进一步发展为阳痿。二者不难鉴别。

3. 阳缩　阳缩和阳痿都不能进行性交，容易混淆。阳缩起病急骤，以阴茎、阴囊内缩抽痛为临床特征，伴有少腹拘急，疼痛剧烈，畏寒肢冷，是因为阴茎内缩抽痛而致不能性交。阳痿则是阴茎不能勃起而不能进行性交，阳痿也不具备阴茎、阴囊内缩、少腹疼痛等症。两病鉴别可明。

4. 心因性阳痿　心因性阳痿虽然性欲产生时阴茎不能勃起，但在其他情况下阴茎是能够勃起的，譬如在手淫、看色情影视书刊以及与妻子亲吻拥抱时。一般起病突然、进展迅速，没有服用相关药物史。药源性阳痿有明显的相关药物服用史，服药期间阴茎无论在任何时候都不能勃起。二者不难鉴别。

5. **器质性阳痿** 器质性阳痿是在原发疾病的基础上产生的，程度随原发疾病加重而加重，随原发疾病康复而好转，也可间断性出现，通常都是逐渐起病、进展缓慢。药源性阳痿有明显的相关药物服用史，用药期间阳痿症状持续存在，停药后随药物代谢消失而逐渐缓解。二者不难鉴别。

四、治疗原则

本病总的治疗以调养宗筋为主线，遵循"实则泻之，虚则补之"的原则。针对湿热、瘀血等实邪，施以清热利湿、活血化瘀之法，使邪气除，宗筋疏利，阳事得举；针对气、血、精、阳之虚，施以补气、养血、益精、壮阳之法，使正气盛，宗筋得养，阳事得举。

五、辨证论治

为了不影响治疗精神障碍的疗效，可在患者继续按医嘱服用抗精神病药物的基础上，根据临床证候辨证施治本病主要分以下几个证型。

1. **湿热下注** 症见阳事不举或举而不坚，早泄遗精，阴囊潮湿，瘙痒坠胀，肢体困乏，小便浑浊，大便黏滞，舌红苔黄腻，脉滑。

治法：清利湿热，调理宗筋。

方药：黄石藤汤合龙胆泻肝汤加减，生石膏、生地黄、鸡血藤、龙胆草、黄芩、栀子、车前子、泽泻、当归、香附、牛膝等。

2. **瘀血阻滞** 症见阳事不举或举而不坚，早泄遗精，胸闷气喘，心悸汗出，心痛如刺，疼痛夜重，身体固定部位发冷、发热或疼痛，肢体麻木，肌肤甲错，局部青紫，舌质暗红或有瘀斑瘀点，脉涩。

治法：活血化瘀，疏利宗筋。

方药：黄石藤汤合血府逐瘀汤加减，生石膏、生地黄、鸡血藤、桃仁、红花、当归、川芎、赤芍、地龙、益母草、炒枳壳、牛膝、丹参、佛手等。

3. **肾阳不足** 症见阳事不举或举而不坚，早泄遗精，精冷不育，性欲减退，腰膝酸冷，形寒肢冷，舌淡苔白，脉沉细无力。

治法：壮阳益肾，温养宗筋。

方药：黄石藤汤合二仙汤加减，生石膏、生地黄、鸡血藤、仙茅、淫羊藿、巴戟天、当归、知母、菟丝子、金樱子、海螵蛸等。

4. **肾精亏虚** 症见阳事不举或举而不坚，早泄遗精，健忘恍惚，两足酸软，发脱齿摇，耳鸣耳聋，呆钝迟缓，男子精少不育，女子经闭不孕，舌淡红，脉细弱。

治法：补肾益精，滋养宗筋。

方药：黄石藤汤合还少丹加减，生石膏、生地黄、鸡血藤、杜仲、怀牛膝、肉苁蓉、巴戟天、山茱肉、菟丝子、五味子、人参、茯苓、山药、熟地黄、枸杞子等。

5. **气血两虚** 症见阳事不举，或举而不坚，早泄遗精，神疲乏力，少气懒言，心悸失眠，面色淡白或萎黄，舌淡而嫩，苔薄白，脉细弱。

治法：补益气血，充养宗筋。

方药：黄石藤汤合归脾汤加减，生石膏、生地黄、鸡血藤、太子参、党参、黄芪、茯苓、白术、当归、肉苁蓉、炒酸枣仁、远志等。

六、调护

本病的调护，应饮食清淡，多食蔬菜和瓜果，以促进药毒在体内的排泄，尤其是实证的患者；虚证患者，要加强富有营养食物的摄取，不断调整体质，以适应服用的抗精神病药物。另外，要树立战胜本病的信心，配合治疗，清心寡欲，节制性欲，戒除手淫，夫妇暂时分床和相互关怀体贴。此外，还应该适当进行体育锻炼，劳逸结合，力争做到"正气存内，邪不可干"。

七、转归预后

本病一般是可以恢复的。预后良好与否取决于治疗的时机。如果及时发现，合理治疗，一般预后良好；如果一开始就重视不够，失于治疗或治疗不得其法，预后相对较差。病程短、年龄偏小、实证的患者，治疗容易，见效快，预后较佳；病程长、年龄偏大、虚证的患者，治疗较难，见效慢，预后相对较差。

八、临诊寄语

本病是王彦恒老师"药毒致病易流窜各处"观点的具体体现。抗精神病药物的

"药毒"既可侵袭筋脉，还可侵袭宗筋，全身上下无处不到。"药毒"尚可引起黄疸、心悸、胸痹、眩晕、腹痛、呕吐、呃逆、便秘、癃闭、遗精、汗症、虚劳、内伤发热、头痛等疾病。总之，要将抗精神病药物的"药毒"发病机制贯穿于疾病的诊治过程之中，以指导辨证论治，有的放矢。笔者在本书中，仅论述了典型的4种药源性疾病，其他由抗精神病药物引起的药源性疾病，可以参照相关学科进行治疗，但不要忘记药毒发病机制，不要忘记"清除药毒"的原则。

　　本病的治疗与康复，最好在患者拥有完全自知力和自制力的情况下进行，防止患者在脑神错乱的情况下发生意外事件。

第二章　临床常用药对

第一节　清热药对

一、金银花、连翘

（一）单味功用

1. **金银花**　本品为忍冬科植物忍冬的花蕾。煎服，10～60g。

【**性味归经**】性寒，味甘，归肺、心、胃经。

【**功效**】

·**清热解毒**　治疗毒热壅滞所导致的痈肿疮疡，红肿热痛，甚或化脓溃烂等症。

·**疏散风热**　治疗外感风热或温热病初起引起的发热，微恶风寒，咽干口渴，头痛，咳嗽等症。

·**清热止痢**　治疗热毒壅滞肠道，伤及血络而导致的泻痢，下痢脓血，发热腹痛，里急后重等症。

【**现代药理**】

本品体外对多种细菌、真菌和病毒都有抑制作用，如金黄色葡萄球菌、溶血性链球菌、大肠杆菌流感病毒、孤儿病毒、铁锈色小芽孢癣菌、星形奴卡氏菌等。金银花液在体外对内毒素有明显抑制作用。

本品煎剂能够增加白细胞、炎性细胞的吞噬能力，缩短体外凝血止血作用。

本品提取物对角叉菜等引起的大鼠足跖肿胀有抑制作用，能够明显对抗渗出和增生；提取液能够显著提高烫伤小鼠巨噬细胞的吞噬能力，提高小鼠肝脏枯否氏细胞清除墨汁能力，使低下的巨噬细胞抗原递呈功能得到恢复；对大鼠实验性胃溃疡有轻度预防效果。

本品水和酒浸液对肉瘤和艾氏腹水癌有明显的细胞毒作用。

本品能够减少肠内胆固醇吸收，降低血浆中胆固醇的含量；具有明显的解热作用；本品所含绿原酸能够兴奋中枢神经系统，提高免疫功能，增强大鼠胆汁分泌。

2. 连翘 本品为木犀科落叶灌木植物连翘的果实。煎服，10～30g。

【性味归经】性微寒，味苦，入肺、心、小肠经。

【功效】

· **清心泻火** 治疗热病邪陷心包引起的高热、烦躁、口渴或发斑疹等症。

· **清热解毒、消肿散结** 治疗热毒蕴结所致的疮疡肿毒、瘰疬、丹毒、乳痈等症。

· **疏散风热** 治疗外感风热或温病初起所致的发热头痛，口渴，咽痛等症。

【现代药理】

本品挥发油乳剂在体外对 10 株革兰氏阳性和阴性菌、白色念珠菌、热带念珠菌、仙台株病毒均有抑制作用。连翘液在体外能够明显抑制内毒素。

本品醇提取物水溶液可以明显抑制大鼠巴豆油性肉芽囊渗出，降低炎性病变部位微血管壁脆性。

本品煎剂对人工发热和正常体温动物均有降温作用；灌胃能够减少家鸽翼静脉注射洋地黄酊或犬皮下注射阿朴吗啡所引起的呕吐次数，延长洋地黄所致呕吐的潜伏期；可以明显减轻四氯化碳所致大鼠的肝脏变性和坏死，并能够使肝细胞内蓄积的肝糖原、核糖核酸大部分恢复和接近正常，降低血清谷丙转氨酶。

本品所含齐墩果酸有轻微强心作用；所含芦丁能够增强毛细血管的致密度，具有止血作用。

本品还能够抑制离体豚鼠小肠的活动，具有利尿作用。

（二）配伍功效

金银花、连翘皆性寒，均有良好的清热解毒、疏散风热作用；既能透热达表，又能清里热、解疮毒，都为疮家的圣药。金银花味甘，疏散风热力强，尚能凉血止痢；连翘轻清上浮，清心解毒，消痈散结的力量较强。两药配伍合用，清热解毒、疏散风热力量加强，更具凉血散结的功效。一般多用于治疗药毒等毒热壅滞引起的口唇周围或面部粉刺、前胸后背刺痒、丘疹、红斑、水疱等症状的热证。这种配伍应用，与现代药理研究表明的金银花具有抗菌、抗病毒、抗内毒素、抗炎、解热、增强免疫功能、止血、利胆、抗胃溃疡、兴奋神经中枢作用，以及连翘具有抗菌、抗病毒、抗内毒素、抗炎、解热、止呕、强心、利尿、保护肝脏、止血作用相关。

二、生石膏、佩兰

（一）单味功效

1. **生石膏**　本品为硫酸盐类矿物硬石膏族石膏，主含水硫酸钙。煎服，30～250g，最大用量可达 380g，先煎。

【**性味归经**】性大寒，味甘、辛，归肺、胃经。

【**功效**】

· **清泄阳明经热**　治疗阳明热盛而致的高热、大汗出、口渴，或热邪扰动神明引起的亢奋话多、烦躁，甚至冲动、狂躁、外跑、幻觉、妄想等。生石膏是治疗火热上扰所致幻觉、妄想的必用药物。

· **清胃泻火**　治疗胃火上炎所致的牙痛、齿龈红肿、大便干秘等症。

· **清泄肺热**　治疗肺热所致的咳嗽、痰稠黄、发热、气喘等症。

【**现代药理**】

本品体外能明显增强兔肺泡巨噬细胞对白色葡萄球菌和胶体金的能力，促进吞噬细胞的成熟，增强免疫功能。

本品对人工发热家兔有明显退热作用；可增加小鼠排尿量，增加大鼠和猫的胆汁排出量。

本品煎剂能减轻大鼠的口渴状态。

本品注射液可明显抑制猫隐神经 C 类纤维传入冲动引起的大脑皮层体感区诱发电位，具有选择性中枢镇痛作用。

小剂量石膏浸液对离体蟾蜍和家兔心脏有兴奋作用，大剂量则有抑制作用。

本品能够抑制骨骼肌的兴奋性，减少血管通透性，缓解肌肉痉挛。

2. **佩兰**　本品为菊科草本植物佩兰的地上干燥部分。煎服，5～20g。

【**性味归经**】性平，味辛，归脾、胃、肺经。

【**功效**】

· **化湿醒脾**　治疗湿阻中焦引起的口中黏腻、神疲体倦、脘腹胀满、食欲不振、恶心呕吐等症。

· **解暑**　治疗外感暑湿或湿温初起而致的恶寒发热、头痛脘闷、呕恶泄泻等症。

【**现代药理**】

本品水煎剂对多种细菌具有抑制作用，其挥发油对流感病毒有抑制作用，对巴豆油引起的小鼠耳郭炎症有明显抑制作用。

本品所含佩兰总挥发油具有明显的祛痰作用。

本品所含佩兰总生物碱 50 mg/（kg·d）腹腔注射连续 7 天，可以显著延长腹水型 S180 肉瘤小鼠的生存期限。

佩兰香囊佩戴 14 天后，可以促进分泌型免疫球蛋白 A（SigA）浓度提高 4 倍。

本品还能够增强唾液淀粉酶活性，增加大鼠胃黏膜血流量和血清胃泌素水平，能够增高胃底、胃体肌条张力。

（二）配伍功效

生石膏性大寒，清热泻火力量强，入肺胃两经，以清泻肺胃实火为主，其味辛甘，清热之中兼有辛散的功效；佩兰味辛气香，重在芳香化湿、发表解暑。二者相伍佩兰性虽平，但是随生石膏大寒之性，其辛味助生石膏辛散之力，且两药同入肺胃经，既清泻肺胃里热，又散热解肌、发表解暑，更具有化解热中之湿的功效。生石膏得佩兰，而无重伤脾胃之弊。两药结合，一般多用于治疗多种因素致脾胃湿热引起的口中黏腻、口无食味或口甘、多涎、口气腐臭等症。这种配伍应用，与现代药理研究表明的石膏能够止渴、利尿、增强免疫、解热、抗菌功能，以及佩兰具有增强唾液淀粉酶活性、增加大鼠胃黏膜血流量和血清胃泌素水平、抗病毒、抗菌作用相关。

三、生石膏、知母

（一）单味功效

1. **生石膏** 详见生石膏、佩兰一节。

2. **知母** 本品为百合科草本植物知母的干燥根茎。煎服，10～20g。

【性味归经】性寒，味苦、甘，归肺、胃、肾经。

【功效】

·**清热泻火除烦** 治疗热邪亢盛所致的身热、烦躁、口渴、面红、亢奋话多、烦躁，甚至冲动、狂躁、外跑等症。

·**清肺滋阴** 治疗肺热引起的咳嗽、咯痰等症；或肺阴虚导致的燥咳少痰，甚至无痰等症。

· **滋阴降火除烦** 治疗阴虚火旺所致的骨蒸潮热、盗汗、心烦、性功能亢进等症。

· **滋阴生津** 治疗阴虚消渴的口渴、多饮、尿多等症。

· **润肠通便** 本品性寒质润滑,用于治疗热盛津伤的便秘。

【现代药理】

本品对体外多种革兰氏阴性菌和革兰氏阳性菌都有较强抗菌作用。其水溶性提取物皂甙、黄酮结晶可以抑制肺结核杆菌。

本品所含知母皂甙可明显降低由甲状腺素造成的耗氧增高及抑制 Na^+–K^+–ATP 酶,起到解热作用。所含新甾体皂甙对实验性肝炎有一定抑制功能。所含知母果甙有利胆的作用。所含烟酸可维持皮肤和神经健康,促进消化道功能。本品所含芒果甙能显著抑制大小鼠自发运动,显示明显镇静效果。所含皂甙元能明显提高大鼠的学习和记忆能力,加快老年小鼠脑 M 受体的更新,通过相对加快受体的合成来调节衰老动物降低的脑 M 受体数。

本品水煎剂和所含菝葜皂甙元均能明显降低高甲状腺素状态小鼠脑 β 受体 Rr 值,抑制该状态下小鼠体重的下降。

本品的生品和盐制品均能抑制异丙肾上腺素所致的小鼠心率增加。

本品分离的活性成分能明显抑制二磷酸腺苷(ADP)和 5–羟色胺(5–HT)等诱导的人和家兔血小板聚集。

(二)配伍功效

生石膏辛而能散,质重而降,其性大寒,善清肺胃之热,又偏走气分,以清气分热邪为特点。知母甘、苦而寒,且质润,能升能降,上能清肺热、润肺燥,中能清胃火、除烦渴,下能泻相火、润肾燥、滑肠;重在滋阴润燥。二药配伍,互相为用,既清泄肺胃热邪,又滋阴润燥,使热邪得去,阴伤得润。一般多用于治疗阳明热盛引起的汗出、口渴、面赤、亢奋话多、烦躁,甚至冲动、狂躁、外跑、幻觉、妄想、目偏视等症。这种配伍应用,与现代药理研究表明的石膏具有选择性中枢镇痛、抑制心脏和骨骼肌兴奋、退热止渴、降低血管通透性、利尿作用,以及知母具有镇静、对抗甲状腺亢进、抑制心率、维持皮肤和神经健康、解热、利胆等作用相关。

四、葛根、生石膏

（一）单味功效

1. **葛根**　本品为豆科藤本植物野葛或甘葛藤的干燥根。煎服，10～60g。

【**性味归经**】性凉，味甘、辛，归脾、胃经。

【**功效**】

- **解肌透疹**　治疗邪束肌表所致的恶寒发热、项背强痛、麻疹透发不畅等症。
- **生津止渴**　治疗热邪伤阴或阴虚内热引起的唇干舌燥、口渴多饮等症。
- **升阳止泻**　治疗热邪所致的热痢，或脾虚泄泻。

【**现代药理**】

本品煎剂和浸剂对实验性发热家兔有解热作用。

本品所含葛根黄酮具有清除超氧阴离子自由基、OH 和二苯基苦基苯肼（DPPH）的作用。所含大豆黄酮对小鼠、豚鼠离体肠管具有罂粟碱样解痉作用。所含葛根黄酮和葛根素能使正常和心肌缺血狗的心率明显减慢。所含葛根总黄酮和葛根素能使动物脑血管阻力下降，脑血流量增加，脑局部微循环得到改善；还可以使冠状动脉扩张，血流量增加，对抗垂体后叶素引起的冠状动脉痉挛。所含葛根素还能抑制血小板聚集；能使实验性小鼠高血糖降低，对抗四氧嘧啶和肾上腺素的升血糖作用。所含葛根异黄酮类、葛根素和黄豆苷均有降低血脂的作用。葛根口服液对饮酒大鼠所致的血清载脂蛋白 α_1 降低以及甘油三酯升高有明显的对抗作用。所含葛根异黄酮对小鼠四氯化碳中毒性肝损害的谷草转氨酶活性与小鼠高脂性肝病谷丙转氨酶活性均有明显的抑制作用。

本品煎剂、醇浸膏，以及其成分葛根素和葛根黄酮均对正常和高血压动物有降压作用，并且能够对抗垂体后叶素引起的大鼠急性心肌缺血。

本品水煎剂能对抗东莨菪碱造成的小鼠记忆获得障碍，对抗 40% 乙醇造成的小鼠记忆再现障碍。

本品乙醇提取物能明显对抗乌头碱、心得安和急性心肌缺血所致的心律失常。

2. **生石膏**　详见生石膏、佩兰一节。

（二）配伍功效

生石膏性大寒，清热泻火力强，重在清解；其味辛，同时具有发散解肌的功效；

故生石膏质重寒降之中兼有轻度发散之力。葛根味辛发散，味甘柔筋，其性凉，清解热邪，既能发表退热，又长于缓解外邪郁阻，经气不利，筋脉失养所致的项背强痛。二药结合应用，既能寒降清泻热邪，又能辛甘发散柔筋，两种力量相当，共同达到热去筋柔的效果。多用于治疗抗精神病药物之药毒等热邪引起的项强头倾，背痛挛急等症。这种配伍应用，与现代药理研究表明的石膏具有选择性中枢镇痛、抑制骨骼肌的兴奋性、缓解肌肉痉挛、解热、利尿作用，以及葛根具有改善脑循环、解热、抗氧化、耐缺氧、降血压、降血脂、保护肝脏作用相关。

五、太子参、生石膏

（一）单味功效

1. **太子参**　本品为石竹科草本植物异叶假繁缕（孩儿参）的块根。煎服，10～30g。

【**性味归经**】性平，味甘、微苦，入脾、肺、心经。

【**功效**】

·**补气健脾**　治疗脾胃虚弱引起的饮食无味、纳少乏力、四肢倦怠、情绪低落、兴趣索然、闭门不出、自罪自责等症。

·**生津补肺**　治疗肺气阴不足引起的短气喘促、懒言声微、咳嗽等症。

·**补心益阴**　治疗心气阴两虚所致的心悸、失眠、多梦、多汗等症。

【**现代药理**】

本品胶囊口服能明显延长小鼠负重游泳时间及常压缺氧情况下的存活时间。

本品醇提取物和水提取物都能明显增强小鼠耐饥渴能力，延长存活时间。

本品水煎剂能使由环磷酸腺苷所致白细胞下降的大鼠白细胞总数明显升高。

本品水煎醇沉剂对淋巴细胞增殖有明显的刺激作用。

2. **生石膏**　详见生石膏、佩兰一节。

（二）配伍功效

太子参甘平，微苦偏凉，健脾益阴，补益心肺。生石膏辛甘大寒，沉降清热，通泄热结，为清泄肺胃两经气分实热的要药。两药配伍，一补一泄，攻补兼施；一偏凉一大寒，无助热之弊；两药同为甘味，攻补之中存其津液，使热可除，气可补，津可存，祛邪扶正兼顾，病体得安。多用于治疗热盛伤及气阴时出现的烦躁话多、外跑、幻觉、妄想、纳少、多汗、气短声微等症。这种配伍应用，与现代药理研究表明的生石膏具有选择性中枢镇痛、增强免疫功能、抑制骨骼肌兴奋、退热止渴作用，以及太子参具有抗疲劳、耐缺氧、升高白细胞、提高免疫能力作用相关。

六、生地黄、玄参

（一）单味功效

1. **生地黄**　本品为玄参科草本植物地黄的块根。煎服，10～50g。

【**性味归经**】性寒，味甘、苦。归心、肝、肾经。

【**功效**】

· **清热凉血**　治疗热入营血引起的身热、心烦、口干不渴、谵语、斑疹隐隐或吐血、衄血等症。

· **滋阴生津**　治疗热邪伤津或阴虚内热引起的口舌干燥、口渴多饮、骨蒸劳热等症。

【**现代药理**】

本品水煎剂有对抗大鼠实验性足跖肿胀的作用。

本品醇提取物能明显促进抗绵羊红细胞抗体－溶血素生成，减少外周血液T淋巴细胞，呈现抗过敏作用。

本品浸膏给麻醉犬静脉注射，能使单位时间内尿量增加。

本品所含梓醇甙具有迟效性缓和泻下作用。

本品煎剂对小鼠实验性四氯化碳中毒性肝炎有保护作用，能防止肝糖原的减少。

本品对血小板聚集有抑制作用，对抗凝血酶有激活作用，对纤溶系统有活化作用，可以抑制血栓形成。本品乙醇提取物能缩短兔凝血时间。

本品对小鼠造血干细胞有一定的增殖分化作用。

本品水煎剂、醇浸剂均能对戊巴比妥钠的催眠效应产生协同作用，并且对麻醉犬均有降血压、降血糖作用。

2. **玄参**　本品为玄参科草本植物玄参及北玄参的根。

【**性味归经**】性寒，味甘、苦、咸，归肺、胃、肾经。煎服，10～30g。

【功效】

·滋阴清热　治疗热邪伤阴劫液或虚火上炎引起的鼻干咽燥、口渴引饮等症。

·清热凉血　治疗血热壅盛引起的发斑等症。

·泻火解毒散结　治疗热毒壅盛导致的咽喉肿痛、痈肿疮毒、瘰疬痰核等症。

【现代药理】

本品煎剂、浸剂和生药对金黄色葡萄球菌、绿脓杆菌和须癣毛癣菌等均有抑制作用；煎液能明显提高小鼠热刺激的痛阈值；浸剂皮下或腹腔注射，能够抑制小鼠自发活动，延长环己巴比妥的睡眠时间；水提液、醇浸液和煎剂口服可使多种动物的血压下降，外周血管扩张，心肌收缩力增强；乙醇提取物能明显增加兔心脏冠状动脉流量；浸膏有轻微降低兔血糖作用。

北玄参根的醇提取物及其所含的对甲氧基肉桂酸对伤寒疫苗所致的家兔发热，有良好的退热作用。

（二）配伍功效

生地黄和玄参皆味甘苦，性寒，均能滋阴清热、凉血生津。生地黄养阴生津之力较强；玄参味咸，长于泻火解毒散结，善清泻无根浮游之火。两药相伍，玄参增强了生地黄清热泻火解毒的力量，生地黄加强了玄参的养阴凉血的疗效，二者协同使泻火解毒、滋阴凉血力量增强。此外，生地黄入心、肝、肾经，玄参入肺、胃、肾经，两药协同互补，共入五脏，同奏清泻心、肝、肺、胃经之实火和肾经之虚热的功效。一般多用于治疗抗精神病药物之药毒等热邪引起的咽干口燥、口渴多饮、皮肤发斑、出血等症。这种配伍应用，与现代药理研究表明的生地黄具有抗炎、镇静、利尿、抗过敏、泻下、保肝、止血、降血糖作用，和玄参具有镇静、解热、镇痛、降血糖作用相关。

七、知母、黄柏

（一）单味功效

1. **知母**　详见生石膏、知母一节。

2. **黄柏**　本品为芸香科乔木植物黄皮树或黄檗的干燥树皮。煎服，10～30g。

【性味归经】性寒，味苦，归肾、膀胱、大肠经。

【功效】

·**泻火除蒸**　治疗阴虚火旺或余热阴伤所致的发热、骨蒸潮热、盗汗遗精、阳强等症。

·**清热燥湿**　治疗湿热引起的泻痢、热淋、带下、足膝肿痛及黄疸、阳痿等症。

·**解毒疗疮**　治疗疮疡肿痛、湿疹瘙痒等症。

【现代药理】

本品对金黄色葡萄球菌、肺炎双球菌、白喉杆菌、溶血性链球菌、破伤风杆菌均有抑制作用。乙醚浸提取物对新型隐球菌和红色发癣菌具有较强的抑制作用。

本品水煎液对巴豆油所致小鼠耳壳肿胀、小鼠腹腔毛细血管通透性均有抑制作用，体外实验对乙型肝炎抗原有抑制作用。

本品所含黄柏碱对中枢神经系统有抑制作用，能抑制小鼠的自发活动和各种反射，以及由乙酰胆碱引起的收缩反应；所含药根碱有正性肌力作用和抗心律失常作用。

本品对麻醉动物静脉或腹腔注射可产生显著而持久的降压作用。

本品醇提取物可显著降低大鼠胃酸浓度；水提取物可显著降低大鼠胃蛋白酶活性。本品的提取成分皮下注射或灌胃，对乙醇、阿司匹林等造成的溃疡有抑制作用。

（二）配伍功效

黄柏苦寒沉降，尤善于清下焦湿热，有燥湿的功效。黄柏既能清实热，也能清虚热，但侧重泻相火、除骨蒸。知母甘寒质润，滋阴生津润燥，苦寒清热、泻火除烦。二药伍用，一润一燥，相互制约，充分发挥清实热和清虚热的功能。两药又皆能入肾，致使以清泻相火、除骨蒸为特长，多用于治疗阴虚火旺或热邪伤阴所引起的骨蒸潮热、盗汗遗精、阳强、性功能亢进等症。这种配伍应用，与现代药理研究表明的知母具有解热、镇静、对抗甲状腺亢进、抑制心率、维持皮肤和神经健康、抗炎、保护肝脏作用，以及黄柏具有镇静、降血压、对抗乙酰胆碱、抗菌、抗炎作用相关。

八、黄连、黄芩

（一）单味功效

1. **黄连**　本品为毛茛科草本植物黄连、三角叶黄连或云连的干燥根茎。煎服，1.5 ~ 30g。

【**性味归经**】性寒，味苦，归心、肝、胆、胃、大肠经。

【**功效**】

·**泻火解毒**　治疗热邪炽盛引起的壮热、口渴、烦躁、不寐、神昏、谵语、痈肿疔疮、口舌生疮、目赤肿痛、牙龈红肿等症，以及心火亢盛的亢奋多语、自笑、大笑、狂笑等症。

·**清热燥湿**　治疗湿热所致的痞满、呕吐吞酸、泻痢等症。

【**现代药理**】

本品煎剂体外实验对多种细菌、多种真菌、乙肝病毒和流感病毒均有抑制作用。本品所含小檗碱对结核杆菌、溶血性链球菌、炭疽杆菌等有抑制作用。

本品注射液对发热模型动物有降温作用，其甲醇提取物及所含小檗碱均有抑制急性炎症的作用。

本品所含小檗碱低浓度能增强乙酰胆碱作用，高浓度则对抗乙酰胆碱作用；小剂量可使动物大脑皮层兴奋，大剂量则抑制大脑皮层；能够松弛去甲肾上腺素、高钾、钙引起的冠状动脉、主动脉等血管平滑肌的收缩；具有降压、抗心律失常作用；小剂量兴奋心脏，大剂量则抑制心脏。

本品煎剂和所含小檗碱可以抑制糖原异生和促进糖酵解，从而降低血糖。本品水浸液和所含小檗碱均能降低动物血清胆固醇。

本品具有抗胃溃疡作用。所含小檗碱有对抗蓖麻油和番泻叶引起小鼠腹泻作用，还具有利胆作用。

2. **黄芩**　本品为唇形科草本植物黄芩的干燥根。煎服，6 ~ 30g。

【**性味归经**】性寒，味苦，归肺、胃、胆、大肠、小肠经。

【**功效**】

·**泻火解毒**　治疗热邪亢盛导致的高热烦渴、痈肿疮毒、咳嗽、声高洪亮、狂呼大叫、捶胸顿足、气力倍增等症。

·**清热燥湿**　治疗湿热引起的胸闷痞满、恶心呕吐、黄疸、泻痢等症。

·**凉血安胎**　治疗血热所致的胎动不安，出现恶心呕吐、心中烦热、口中吐水、饥不欲食等症。

【现代药理】

本品煎剂体外对金黄色葡萄球菌、大肠埃希菌、铜绿假单胞菌等多种细菌、真菌均有抑制作用，还能抑制乙肝病毒和甲、乙型流感病毒。

本品煎剂能使伤寒混合菌苗发热兔和酵母人工发热兔退热。

本品水提液能够明显延长小鼠对热刺激反应的潜伏期，即提高痛阈值，减少扭体次数。

本品所含黄芩甙和黄芩素能够抑制被动皮肤过敏反应，抑制醋酸引起的小鼠腹腔渗出增加；对心肌细胞缺血／再灌注损伤有保护作用；可降低高血脂模型动物血清游离脂肪酸、甘油三酯、肝总胆固醇，及其游离胆固醇等的含量。其甲醇提取物，能抑制由异硫氰酸萘酯引起的肝损害，降低血清胆红素。本品所含黄芩甙与醇提物对家兔有利胆作用，所含汉黄芩素能解除乙酰胆碱所致离体小鼠肠痉挛，所含黄芩素对麻醉犬有利尿作用。

本品酊剂静脉注射可以消除由的士宁中毒引起的强直性痉挛。

本品能够加强大脑皮层抑制，降低血压；对宫颈癌、肺癌、乳腺癌、肝癌等多种肿瘤均具有抑制作用。

（二）配伍功效

黄芩苦寒，善清肺火和上焦实热，作用偏于上焦。黄连大苦大寒，善清泻心胃火热，作用偏于中焦。二药伍用，泻火解毒、清热燥湿，相得益彰，对上焦和中焦的火热一并清除。一般多用于治疗热邪亢盛引起的亢奋多语、声高洪亮、捶胸顿足、狂呼大叫、狂笑、大笑、自笑、气力倍增等症。这种配伍应用，与现代药理研究表明的黄连抑制大脑皮层、抑制心脏、降血压、降血糖、抗心律失常、解热、抗炎作用，以及黄芩抑制大脑皮层、解痉、镇痛、退热、利尿、降压作用相关。

九、黄连、佩兰

（一）单味功效

1. 黄连　详见黄连、黄芩一节。

2. **佩兰** 详见生石膏、佩兰一节。

（二）配伍功效

黄连味苦燥湿，性大寒，清热泻火，尤善清泻心胃之火邪。佩兰味辛气香，擅长化湿和中醒脾，辛散解表，祛除暑湿。黄连与佩兰相伍，辛苦相配，既能燥湿，又能化湿，增强除湿力量。黄连大寒，易伤及脾胃，佐以佩兰，辛散醒脾，使脾胃不易受伤；佩兰性平，无助热之功，不减黄连大寒的性能，总体可使热清湿除。多用于治疗湿热引起的不寐、神昏、自笑、神疲体倦、恶心呕吐、痈肿疔疮等症。这种配伍应用，与现代药理研究表明的黄连具有抑制大脑皮层、解热、抗炎、利胆、对抗乙酰胆碱、抑制心脏、抗菌、抗病毒、降低血压、抗心律失常、抗胃溃疡作用，以及佩兰具有增强唾液淀粉酶活性、增加胃黏膜血流量、增加血清胃泌素水平、抗菌、抗病毒、抗炎作用相关。

十、黄芩、板蓝根

（一）单味功效

1. **黄芩** 详见黄连、黄芩一节。

2. **板蓝根** 本品为十字花科草本植物菘蓝、爵床科灌木状草本马蓝的根。煎服，10～30g。

【**性味归经**】性寒，味苦，归心、胃经。

【**功效**】

· **清热凉血** 治疗热邪引起的热病发热、头痛、斑疹等症。

· **解毒散结，清利咽喉** 治疗热毒蕴结引起的咽喉肿痛、丹毒、痈肿疮毒等症。

【**现代药理**】

本品水浸液对金黄色葡萄球菌、表皮葡萄球菌、枯草杆菌、八联球菌、大肠杆菌、伤寒杆菌、甲型链球菌、肺炎双球菌、流感杆菌、脑膜炎双球菌等多种病原微生物均有抑制作用。本品对柯萨奇 B3 病毒、肾综合征出血热病毒、乙型脑炎病毒、腮腺炎病毒、单纯疱疹病毒以及乙型肝炎病毒均有抑制作用。

本品氯仿提取物对大肠杆菌 O111B4 内毒素有明显抑制作用，其乙醇提取物对二甲苯所致小鼠耳肿胀、角叉菜胶所致大鼠足肿胀及大鼠棉球肉芽肿等均有抑制作用。

本品所含板蓝根多糖可显著促进小鼠免疫功能，增强抗体形成细胞功能，提高小鼠静脉注射碳粒廓清速率。

本品能使离体兔耳与大鼠下肢灌流量增加，改善家兔肠系膜微循环，降低麻醉家兔血压，减少毛细血管通透性，使小鼠心肌耗氧量下降；对二磷酸腺苷诱导的家兔血小板聚集有显著的抑制作用。

（二）配伍功效

黄芩泻火解毒力量较强；板蓝根解毒散结消肿力量强，尤其偏于清散局部热毒。黄芩善于清解肺与上焦的火热；板蓝根善于清解心与胃的热毒。黄芩和板蓝根皆性寒味苦，相伍使用，清热泻火凉血力量增强，并且既能清泻肺火，又能清解心胃之火，相得益彰。一般多用于治疗热邪引起的咽喉红肿热痛、皮肤丘疹红斑、声高洪亮、狂呼大叫、捶胸顿足、气力倍增、恶心呕吐、黄疸等症。这种配伍应用，与现代药理研究表明的黄芩具有抑制大脑皮层、镇痛、解热、解痉、利胆、利尿、降压、抗菌、抗病毒、抗过敏、抗炎作用，以及板蓝根具有解热、降压、抗菌、抗病毒、抗内毒素、抗炎、降低心肌耗氧量、抑制血小板聚集作用相关。

十一、龙胆草、夏枯草

（一）单味功效

1. **龙胆草**　本品为龙胆科植物条叶龙胆、龙胆、三花龙胆、滇龙胆的根。煎服，3～30g。

【**性味归经**】性寒，味苦，归肝、胆经。

【**功效**】

·**清泻肝胆实火**　治疗肝胆实热火邪所致的头痛、头胀、胁痛、口苦、目赤直视、耳鸣、耳聋、急躁易怒、幻觉妄想等症。

·**清除下焦湿热**　治疗下焦湿热引起的阴肿阴痒、湿疹、白带、尿痛、尿频、尿赤等症。

【**现代药理**】

本品煎剂对绿脓杆菌、伤寒杆菌、变形杆菌均有不同程度的抑制作用。

本品所含龙胆碱能够对抗用 Bucche 法造成的大鼠甲醛性关节炎；所含龙胆苦

甙能够对抗四氯化碳和 D- 氨基半乳糖造成的小鼠急性肝损伤，能促进胃液和胃酸的分泌；所含龙胆碱小剂量对小鼠中枢神经系统呈兴奋作用，较大剂量则对小鼠中枢神经系统呈抑制作用，可以降低小鼠活动能力；所含龙胆酊和龙胆碱均有降压作用。

本品水提物能显著抑制角叉菜胶所致的大鼠足趾肿胀，对 2, 4- 二硝基苯酚所致大鼠发热有显著的抑制作用，并能减少冰醋酸所致小鼠的扭体次数。

本品注射液能够显著增加胆汁流量，使尿量增加，可以提高腹腔巨噬细胞吞噬鸡红细胞的能力。

2. 夏枯草 本品为唇形科草本植物夏枯草的干燥带花果穗。煎服，15 ~ 30g。本品不宜久服，久服对胃有刺激，若确实需要长期服用，则酌加益胃之品，以防伤胃。

【**性味归经**】性寒，味辛、苦，归肝、胆经。

【**功效**】

·**清热泻火** 治疗肝火上炎引起的目赤肿痛、羞明多泪、头痛眩晕、目珠夜痛、急躁易怒等症。

·**散结消肿** 治疗肝郁化火，痰火凝聚出现的瘰疬、瘿瘤、乳痈肿痛等症。

【**现代药理**】

本品水煎剂对多种细菌均有较强的抑制作用。其水煎醇沉液对大鼠巴豆油所致耳肿胀和醇母液所致足趾肿胀均有抑制作用；能够使大鼠肾上腺重量增加，使胸腺、脾脏重量减轻，血中皮质醇水平显著升高。

本品煎剂、水浸出液、乙醇 - 水浸出液及乙醇浸出液均可明显降低实验动物血压。

本品提取物能够通过上调基因转录水平而增强小鼠的细胞免疫功能。

本品提取物总皂甙腹腔注射可以减轻麻醉大鼠室性早搏和心律失常程度。

本品醇提取物可降低正常小鼠和四氧嘧啶糖尿病模型小鼠血糖水平，并可以改善糖耐量，增加肝糖原合成。

本品所含夏枯草总三萜对四氯化碳所致大鼠急性肝损伤具有一定保护作用；所含多酚类提取物能明显降低血液中还原型谷胱甘肽，增加血浆中硫代巴比妥酸反应物质和叔丁基过氧化氢诱导的脂质过氧化作用。

本品能够明显延长急性血瘀模型大鼠的凝血酶原时间和血浆球蛋白溶解时间；还有镇咳祛痰、降血脂、镇静、催眠、抗抑郁，以及防止大鼠尿草酸钙结石形成等作用。

（二）配伍功效

龙胆草、夏枯草皆为性寒，皆入肝胆经，均能清肝火。龙胆草性大寒，主要清泻肝胆实火；其味大苦，善清热燥湿；其苦寒清降，善清下焦湿热。夏枯草性寒味苦，兼有辛味，苦降之中拥有辛散之功，药易上行，清肝明目的力量较强，并且能够散结消肿。两药相伍为用，一偏于下，一偏于上，互相补充，共同起到清泻肝胆两经上下的实热和湿热。一般多用于治疗肝胆实热或湿热所致的急躁易怒，狂越，妄想，目妄见，耳妄闻，目赤肿痛、耳鸣耳聋，头痛，头晕目眩，口苦，胁胀痛等症。这种配伍应用，与现代药理研究表明的龙胆草具有镇静、镇痛、降压、利尿、抗菌、抗炎、利胆、保肝、健胃作用，以及夏枯草具有镇静、催眠、降血压、抗氧化、抗菌、抗炎、抗心律失常作用相关。

十二、龙胆草、栀子

（一）单味功用

1. **龙胆草**　详见龙胆草、夏枯草一节。
2. **栀子**　本品为茜草科栀子树的成熟果实。煎服，10～30g。

【**性味归经**】性寒，味苦，归心、肺、三焦经。

【**功效**】

· **泻火除烦**　治疗火热之邪引起的心烦胸闷、躁扰不宁、坐卧不安、幻觉妄想、亢奋高歌、多语多动、冲动外走、打人毁物、神昏谵语等症。

· **清热利湿退黄**　治疗湿热郁结所致的面目皮肤发黄、小便黄赤、饮食减少等症。

· **凉血止血**　治疗血热妄行引起的衄血、尿血、吐血等症。

【**现代药理**】

本品水煎液对多种皮肤真菌有抑制作用，能明显抑制柯萨奇病毒 B3 吸附与增殖，对白喉杆菌、金黄色葡萄球菌、伤寒杆菌均有抑制作用。

本品对二甲苯致小鼠耳郭肿胀均有明显抑制作用，对小鼠和家兔软组织损伤有一定的治疗作用。

本品可增加胆汁分泌量；可以升高实验性大鼠急性胰腺炎琥珀酸脱氢酶含量，降低酸性磷酸酶释放率，对胰腺有保护作用。

本品所含栀子甙能降低异硫氰酸 α-萘脂所致大鼠的血清胆红素水平和谷丙转氨酶、碱性磷酸酶含量，保护肝脏；能抑制醋酸引起的小鼠扭体反应；所含去乙酰车前草酸甲酯和羟异栀子甙有导泻作用。

本品的生品水煎剂能够明显抑制胃酸分泌和胃蛋白酶活性。

本品煎剂和醇提取物无论何种途径给药对动物均有降压作用；其炒焦品与烘品的水煎液能明显缩短小鼠凝血时间；本品醇提取物灌胃能够减少小鼠自发活动，并能明显增强环己巴比妥钠的催眠作用，对酵母所致发热大鼠有明显解热作用。

（二）配伍功效

龙胆草大苦大寒，重在清热燥湿，作用更趋下焦，尤善清下焦湿热。栀子轻清上行，能泻肺火，去肌表热邪，又可清心除烦，其苦寒泄降，能引上焦之火下行，而通泄中下焦的火热，降泄之中导湿邪下行，重在清利之功；既能入气分，又能入血分，可清气凉血。两药相须，栀子能引龙胆草行气分，入血分，增强气血双清的功效；栀子偏重上中焦，龙胆草偏重下焦，两药互补互引，增加清泻三焦热邪的力度；龙胆草燥湿，栀子利湿，一燥一利，湿邪无处可去。一般多用于治疗三焦、肝胆的实热或湿热引起的急躁易怒、目赤直视、躁扰不宁、坐卧不安、幻觉妄想、亢奋高歌多语、冲动外走，甚则打人毁物等症。这种配伍应用，与现代药理研究表明的龙胆草具有镇静、镇痛、利尿、降压、抗菌、抗炎、解热、利胆、保肝作用，以及栀子具有镇静、镇痛、催眠、解热、降血压、利胆、抗炎、抗菌作用相关。

十三、菊花、川芎

（一）单味功效

1. **菊花** 本品为菊科植物菊及其变种的头状花序。煎服，6~30g。黄菊花、杭菊花均为黄色之菊花，生用疏散风热、清热解毒作用较好。白菊花、甘菊花、滁菊花均为白色菊花，生用平抑肝阳、清肝明目作用较好。

【**性味归经**】性微寒，味辛、甘、苦，归肺、肝经。

【**功效**】

·**平抑肝阳**　治疗肝阳上亢引起的头部不适、记忆力差、幻觉妄想、头晕、目眩、头胀、头痛等症。

·**清肝明目**　治疗肝火上扰所致的目赤肿痛等症。

·**清热解毒**　菊花清热解毒之功甚佳，为外科要药。用于治疗热毒引起的疔毒疮疡、红肿热痛等症。特别对疔疮肿痛毒有良好疗效，既可内服，又可捣烂外敷。

·**疏散风热**　治疗外感风热引起的发热、恶寒、头痛等症。

【**现代药理**】

本品水煎剂和水浸剂对多种致病菌、流感病毒 PR8 和钩端螺旋体均有抑制作用。

本品煎液给小鼠灌胃，能增强小鼠血中谷胱甘肽过氧化物酶活性，降低过氧化脂质的含量，延缓动物衰老。

本品浸膏对人工发热家兔有解热作用。其所含菊甙还有降压作用。

本品煎剂能扩张冠状动脉，减轻心肌缺血状态。本品能增加心肌收缩力；抑制组胺引起的毛细血管通透性增加，缩短凝血时间，还有保护肝脏的作用。

本品提取物能够使高脂饲料喂养的大鼠的血清总胆固醇恢复到基础值，并能抑制甘油三酯升高；能够使正常饲料喂养的大鼠保持血清总胆固醇基本不变，提高高密度脂蛋白浓度、降低低密度脂蛋白浓度。能降低小鼠肝组织中的胆固醇和甘油三酯含量，能使小鼠肝组织脂肪变性的程度明显减轻，可抑制脂肪肝的形成。可提高实验小鼠抗疲劳的能力和对非特异性因素的抵抗能力，降低组织耗氧量，对细胞膜流动性具有保护作用。

本品所含菊花倍半萜烯内酯对人鼻咽癌细胞的生长具有一定抑制作用；所含杭白菊总黄酮能够显著改善 D- 半乳糖衰老小鼠学习记忆能力；所含滁菊总黄酮 100mg/kg、200mg/kg 均可明显减少小鼠扭体反应数，具有镇痛作用；所含菊花多糖及绿原酸可刺激肠道淋巴细胞分泌 α- 肿瘤坏死因子、γ- 干扰素，提高细胞免疫调节作用。

2. **川芎**　本品为伞形科草本植物川芎的根茎。煎服，10～30g。本品辛温升散，凡阴虚阳亢及肝阳上亢者不宜应用；无瘀的出血证、月经过多、孕妇忌用。

【**性味归经**】性温，味辛，归肝、胆、心包经。

【功效】

· **活血行气** 治疗气滞血瘀引起的胸胁疼痛、癥瘕结块、疮疡肿痛、跌扑伤痛、月经不调、经闭痛经、产后瘀痛等症。

· **祛风止痛** 治疗风袭经络所致的头痛、关节疼痛等症。

【现代药理】

本品水煎剂灌胃能抑制小鼠中枢神经系统的兴奋性，使小鼠自发活动减少，延长戊巴比妥钠睡眠时间，明显加强阈下剂量戊巴比妥钠的催眠作用。

本品水煎剂可以对抗东莨菪碱造成的小鼠记忆获得障碍，还可以对抗40%乙醇所造成的小鼠记忆再现障碍。

本品水浸液给肾型高血压犬或大鼠灌胃，有明显降低血压作用。

本品及其有效成分有抗血栓形成的作用，能缩短血栓长度，减轻血栓干重和湿重；其口服液能够对抗兔血小板聚集；具有减轻脑水肿和继发性出血，保持尼氏小体的数量，减少乳酸和过氧化脂质的形成等作用；能够抑制血栓素A2的合成，促进前列环素合成，减轻实验性大鼠肺水肿的病理变化；能够对抗放射线和氮芥所致的大鼠损伤，提高生存率；可以抑制癫痫发作、降低肿瘤细胞表面活性。

本品水提酒沉剂灌胃，具有抗低压缺氧作用。

本品所含川芎嗪可改善微循环，对多种实验性局灶性或全脑缺血-再灌注损伤具有保护作用，能够增加麻醉犬脑血流量，降低血管阻力；能够增加休息时机体内源性超氧化物歧化酶的活性，清除氧自由基，有效防止缺血心肌再灌注损伤；能增加大鼠心搏出量；能够增加麻醉兔肾血流量，具有利尿作用。

本品及其提取物均有扩张冠脉，增加冠脉流量，降低心肌氧耗量等作用。

本品煎剂可使离体蟾蜍和蛙的心脏收缩振幅增大，心率减慢，40g/kg灌胃，可使蛙的心脏停搏。

本品小剂量能使子宫和肠收缩力增强，大剂量使其收缩减弱，甚至麻痹。

（二）配伍功效

菊花摄纳下降，能平肝火，熄内风，从而能清头目，疗诸风头眩，使脑神清。还具有抑木气之横逆的功效，可安肠胃，除胸膈烦热。《本草蒙筌》曰："利一身血气，主四肢游风，腰痛陶陶。"川芎辛温香燥，走而不守，既能行散，上行可达巅顶，旁通肢节肌肤；又入血分，下行可达血海，为血中之气药，具有行气活血解郁、祛风止痛的功效，可使全身气血通畅，精神自爽。两药相互配伍，相得益彰，川芎助菊花药力上行入脑，充分发挥摄纳下降之功，使头目清，脑神畅；菊花助川芎下行血海，使其没有助阳上亢之弊，脑神得净。二者共达通利气血，清利头目，畅通脑神的作用。多用于治疗各种疾病的脑神不畅引起的记忆力差、幻觉妄想、情绪低落、心烦急躁等症。这种配伍应用，与现代药理研究表明的菊花具有改善记忆能力、镇痛、解热、抗氧化、抗衰老、抗疲劳、抗病毒作用，以及川芎具有镇静、催眠、改善学习记忆能力、改善微循环、增加脑血流量、提高耐缺氧能力、抗血小板聚集、增强纤溶作用相关。

十四、葛根、川芎

（一）单味功效

1. **葛根** 详见葛根、生石膏一节。

2. **川芎** 详见菊花、川芎一节。

（二）配伍功效

葛根辛甘升发清阳之气，鼓舞脾胃阳气上升，津液得生，上行润养于脑；辛凉发散除邪退热，味甘柔筋缓急止痛，长于缓解邪气郁阻经络，经气不利，筋脉失养所致的项背强痛等症。川芎味辛行散，走而不守，上行直达巅顶，又为血中之气药，活血行气解郁，故可使清阳之所气血通畅。二药相须配合应用，辛散除邪，行气活血，上行通畅经络，津液得以输布；鼓舞升发清阳，津液自生，柔筋止痛，润养脑神。二药配伍多用于治疗邪阻经络引起的项背不适，甚至强直拘急疼痛，头部扭转，呆愣迟缓等症。这种配伍应用，与现代药理研究表明的葛根具有增强记忆、改善脑循环、解热、抗氧化、耐缺氧、降血压作用，以及川芎具有镇静催眠、增加脑血流量、改善记忆能力、抗氧化、提高耐缺氧能力作用相关。

十五、菊花、石斛

（一）单味功效

1. **菊花** 详见菊花、川芎一节。

2. 石斛 本品为兰科常绿草本植物金钗石斛及其同属多种植物的茎。煎服，10～30g。本品敛邪助湿，所以有湿邪者不宜应用。

【性味归经】性微寒，味甘，入胃、肝、肾经。

【功效】

·**养胃生津** 治疗热病伤阴引起的口干燥渴等症，以及胃阴不足所致的舌绛少津等症。

·**滋阴清热** 治疗肾阴亏虚所致的虚热不退等症。

·**养阴明目** 治疗肝阴不足引起的眼目昏花、视力减退、双目干涩等症。

·**补肾强腰** 治疗肾阴亏损引起的腰膝软弱无力等症。

【现代药理】

本品水煎剂能促进胃液和胃酸分泌。本品低浓度时可兴奋离体肠管，高浓度时则抑制肠管；其乙醇提取物对人体肺癌细胞、卵巢腺癌细胞、早幼粒细胞白血病等细胞株具有显著细胞毒性。

本品具有较显著的体内、体外抗氧化活性；能够延缓糖尿病性、半乳糖性白内障的发展；能明显提高家兔血中羟脯氨酸（HYP）及超氧化物歧化酶（SOD）水平，能够增强模型小鼠的学习记忆能力和免疫力；能够明显减轻二甲苯致小鼠耳郭肿胀程度，并能抑制醋酸所致毛细血管通透性增高和棉球肉芽肿的生长；还具有降低血糖，降低血脂的作用。

本品所含石斛多糖能够显著提高正常小鼠血清和肝组织中超氧化物歧化酶（SOD）、谷胱甘肽过氧化物酶（GSH-Px）活性，降低丙二醛（MDA）的量，保护肝脏。

（二）配伍功效

菊花味甘苦辛，性微寒，清泄肺肝，清热解毒的力量较强，更偏于清肝明目，兼能疏散风热、平抑肝阳。石斛甘而微寒，滋养肝肾之阴，养胃生津，长于养阴明目，清热力量较弱。两药相互配伍应用，既清肝热，又养肝阴，互相促进，增强明目的功效。一般多用于治疗肝阴不足，内热上扰所致的双目干涩、目暗昏花、视力减退、目赤涩痛等症。这种配伍应用，与现代药理研究表明的菊花具有镇痛、解热、降低组织耗氧量，保护细胞膜流动性、抗氧化、抗衰老、抗疲劳、降血脂、降血压、抗菌、抗病毒作用，以及石斛具有抗氧化、延缓白内障发展、抗衰老、增强免疫力、降血糖、降血脂、抗炎症作用相关。

十六、酒大黄、栀子

（一）单味功效

1. **大黄**　本品为蓼科植物掌叶大黄或药大黄的根茎。煎服，5～15g，入汤剂后下，也可用开水泡服，也可研末局部外敷。生大黄泻下力量较强，酒大黄活血作用较好，大黄炭多用于出血证。妇女怀孕、月经期、哺乳期应禁用；脾胃虚寒者慎用，以防苦寒伤胃气。

【**性味归经**】性寒，味苦，归脾、胃、大肠、心包、肝经。

【**功效**】

· **泻下攻积**　治疗阳明实热之邪扰动脑神引起的坐卧不安、幻觉妄想、亢奋高歌、多语多动、冲动外走、打人毁物、积滞便秘、壮热苔黄等症。

· **清化湿热**　治疗湿热引起的痢疾、黄疸、淋证等。

· **清热泻火**　治疗火热亢盛所致的目赤暴痛、吐血衄血等症。

· **凉血解毒**　治疗热毒所致的疔肿疮疡、烧烫伤等症。

· **逐瘀通经**　治疗下焦蓄血以及产后瘀血所致的发狂、月经不通、腹部疼痛，及跌打损伤的瘀滞作痛等症。

【**现代药理**】

本品对葡萄球菌、溶血性链球菌、白喉杆菌、枯草杆菌、鼠疫杆菌、伤寒、副伤寒杆菌、痢疾杆菌、幽门螺杆菌、淋病双球菌等均有不同程度的抑制作用。本品煎剂对流感病毒有较强的抑制作用；对一些常见致病性真菌如许兰氏黄癣菌、同心性毛癣菌、堇色毛癣菌、絮状表皮癣菌、石膏样毛癣菌等均有一定程度的抑制作用。其大黄浸出液能够杀死溶组织变形原虫，杀死人毛滴虫。本品对多种动物实验性炎症亦有明显抑制作用。

本品煎剂给肺炎双球菌感染发热的家兔灌胃，可降低其体温，并且降低第三脑室灌流液中前列腺素 E（PGE）含量。

本品水煎剂对小鼠肝匀浆过氧化脂质的生成具有明显抑制作用。本品中的波叶大黄多糖能明显延长两性果蝇的平均寿命和最高寿命；能够增加小鼠的游泳能力和耐缺氧能力。

生大黄煎剂、冷浸液和熟大黄煎液等大黄提取液均能减少小鼠扭体次数，有镇痛作用。

本品能够促进肠黏膜内环状细胞大量增生，增加肠腔内黏液的分泌，对肠道、肝脏及血浆中的氧自由基有明显清除作用；能够导致泻下；对小鼠胃肠道初期呈兴奋作用，后期呈抑制作用，低浓度兴奋，高浓度抑制；还可消除 2 型糖尿病胰岛素抵抗，改善糖、脂代谢；能够使心脏 MAP 振幅增高，心肌收缩力明显增强，其强心作用具有浓度依赖性。

本品所含大黄蒽醌衍生物对胰蛋白酶有较强抑制作用，抑制胰弹性蛋白酶、激肽释放酶等被其激活，防止发生胰脏和全身的损害反应。所含大黄素可以抑制黄嘌呤氧化酶活性，减少尿酸形成。所含大黄总蒽醌贰元对小鼠有祛痰作用。

本品对实验性动物肝损伤有保护作用，对四氯化碳引起的肝损伤有预防和治疗作用。还可促进胆汁、胃液的分泌，促进胰腺分泌，抑制胃酸分泌，降低胃蛋白酶活性。能够治疗和预防应激性胃溃疡出血。

本品生药具有利尿作用。本品浸剂、酊剂皆具有降低血压作用。生大黄和熟大黄均有明显减肥作用。

本品醇提液具有兴奋家兔离体血管和患者手术时离体血管的作用，提高离体血管条的收缩力，增强部分血管条的自发节律性。

本品提取物可使大鼠和人的慢性肾衰病程进展得到延缓。本品能够降低血中尿素氮、肌酐含量和静脉血中氨基酸含量，同时能够使肝和肾中的尿素量降低。

本品口服可以出现类似输液的血液稀释作用，能够使全血黏度和红细胞压积下降，渗透压高者能降至正常。另外，本品口服、灌肠或外用，都能够使人和动物出血的凝血时间缩短。

本品粗提取物、所含大黄素和大黄酸对小鼠黑色素瘤、乳腺瘤、艾氏腹水瘤等均有抑制作用；所含大黄儿茶素对淋巴肉瘤有较强抑制作用。

2. **栀子**　详见龙胆草、栀子一节。

（二）配伍功效

酒制大黄有酒之辛温，使苦寒泻下力量稍缓，活血力量强；并且酒味薄气轻辛散，引大黄苦寒之力上行，直达上焦，使大黄药力能上能下，通行三焦，故能清泄三焦实热，荡涤三焦瘀血，清通脑神。栀子轻清上行，能泻上焦之火热；又苦寒降泄，自上而下，清泄三焦火热，除烦宁神；且其不仅能清气分的热，还能清血分的热。二药相须为伍，使清泄三焦实热的功效加强，又能凉血活血。多用于治疗三焦火邪热盛，扰动脑神引起的坐卧不安、幻觉妄想、亢奋高歌、多语多动、冲动外走、打人毁物等症。这种配伍应用，与现代药理研究表明的大黄具有镇痛、解热、抗氧化、耐缺氧、祛痰、利胆、利尿、降血压、抗炎、稀释血液作用，以及栀子具有镇静、催眠、解热、镇痛、利胆、导泻、降血压、抗炎作用相关。

十七、地骨皮、青蒿

（一）单味功效

1. **地骨皮** 本品为茄科落叶灌木植物枸杞子的根皮。煎服，6～30g。

【性味归经】味甘，性寒。归肺、肾经。

【功效】

· **清泄肺热** 治疗肺热引起的咳嗽、气喘，或痰中夹血等症。

· **清热凉血** 治疗血热妄行所致的吐血、衄血、尿血等症。

· **清退虚热** 治疗阴虚内热引起的手足心热、心烦自语、自哭自笑、夜间汗出、低热不退、骨蒸潮热、小儿疳积发热等症。

· **生津止渴** 治疗肺胃蕴热引起的唇干口燥、口渴引饮等症。

【现代药理】

本品煎剂对伤寒杆菌，甲型副伤寒杆菌，福氏痢疾杆菌有较强抑制作用；对实验性发热家兔有退热作用；对麻醉和正常动物均有降压作用，并伴有心率减慢、呼吸加快现象；可使正常兔子血糖下降14%，并维持约7～8小时；能抑制正常小鼠脾细胞产生白细胞介素2（IL-2），对环磷酰胺所致小鼠脾细胞IL-2降低有显著增强作用。

本品浸膏能使家兔血清胆固醇含量下降，但对甘油三酯含量影响不大。

本品水提液对超氧自由基均有显著的清除作用。

本品所含褪黑激素能够改变生物节律，有效促进生理性睡眠冲动，改善睡眠质量。

本品能够对腹腔注射0.6%醋酸0.2mL引发的小鼠扭体反应有抑制作用，可明显提高小鼠疼痛阈值，还能够促进成骨细胞的增殖。

2. 青蒿 本品为菊科植物青蒿或黄花蒿的全草。煎服，3~30g，不宜久煎，治疗疟疾的剂量应比一般用量大。

【性味归经】味辛、苦，性寒，归肝、胆经。

【功效】

·**清解暑热** 治疗暑热外感引起的发热、无汗等症，或温热病所致的发热、恶寒、寒轻热重等症。

·**清退虚热** 治疗阴虚发热或原因不明的低热、盗汗等症。

·**凉血清热** 治疗热邪入阴分引起的夜寐烦热、早寤静凉等症，或热邪侵犯所致的发热，或自觉发热，或低热不退等症。

·**截疟解热** 治疗疟疾引起的寒战壮热，往来寒热，头痛、汗出休作有时等症。

【现代药理】

本品煎剂对表皮葡萄球菌、卡他球菌、炭疽杆菌、白喉杆菌有较强抑制作用。本品乙醚提取物中性部分及其稀醇浸膏对鼠疟、猴疟、人疟均有显著抗疟作用。

本品注射液对实验性家兔发热有退热作用。

本品中黄花蒿水煎液氯仿提取物有明显利胆作用，黄花蒿挥发油有明显镇咳、平喘作用。

本品所含青蒿琥酯对小鼠实验性肝损伤有保护作用；所含青蒿酸衍生物和青蒿β衍生物能够明显抑制白血病 P388 细胞；所含青蒿素具有明显杀灭血吸虫成虫作用，能够抑制体液免疫，减慢心率，抑制心肌收缩，降低冠脉流量，抗心律失常，降低血压，具有治疗实验性矽肺的作用；所含蒿甲醚对小鼠有辐射防护的作用。

（二）配伍功效

地骨皮甘寒，能够凉血、清退虚热、除蒸止汗，兼清泄肺热、生津止渴；青蒿寒而辛苦，能清暑热、退虚热、凉血、截疟。二药组合应用，使寒凉之性增强，使清热凉血、退虚热、除蒸止汗的作用强化。多用于治疗外感或内生或药源等热邪所导致的夜寐烦热、早寤静凉、心烦自语、自哭自笑、夜间汗出、骨蒸潮热、手足心热、低热不退、口干烦渴等症。这种配伍应用，与现代药理研究表明的地骨皮具有调节睡眠、镇痛、解热、双向调节免疫、抗氧化、减慢心率、降低血压、抗菌作用，以及青蒿具有解热、减慢心率、抑制心肌收缩、降低冠脉流量、抗心律失常、降低血压、抗菌、利胆、保护肝脏、抑制体液免疫作用相关。

十八、青蒿、鳖甲

（一）单味功效

1. **青蒿** 详见地骨皮、青蒿一节。

2. **鳖甲** 本品为鳖科动物鳖的背甲。煎服，3～30g。

【性味归经】味甘、咸，性平，归肝、肾经。

【功效】

·**滋阴潜阳** 治疗肾阴不足所致的潮热盗汗、遗精，或阴虚阳亢引起的头痛、目眩、头晕，或阴虚风动引起的手足蠕动等症。

·**退热除蒸** 治疗热邪潜伏阴分引起的夜寐烦热、早瘥静凉、低热不退、骨蒸劳热等症。

·**软坚散结** 治疗久疟、疟母、胸胁作痛、月经不通、癥瘕积聚等症。

【现代药理】

本品能明显提高常压下小鼠的耐缺氧能力；使缺血性小鼠耐缺氧时间延长；还能增加动物肌肉收缩幅度；显著增加小鼠乳酸脱氢酶活力，提高其耐疲劳能力；能够升高小鼠血红蛋白含量；可以使甲亢小鼠的肝组织耗氧量明显下降，还能够明显降低四氯化碳中毒小鼠的血清谷丙转氨酶活性，具有保肝作用；能抑制结缔组织增生，从而消除结块，起到软化肝脾的作用，对大鼠实验性肝纤维化具有明显的保护作用。

本品超微细粉能提高小鼠溶血素抗体积数水平及提高小鼠巨噬细胞、吞噬细胞数量。本品水煎剂能明显增强正常小鼠网状内皮系统的吞噬能力。

本品提取液对小鼠 S180 腹水肉瘤细胞、小鼠 H22 肝癌细胞和小鼠 Lewis 肺癌细胞体外生长有抑制作用；其提取物口服，能够明显减少受致死量 X 射线照射后小鼠的辐射损伤。

（二）配伍功效

青蒿辛苦而寒，其气芳香，清透伏热，引邪外出；鳖甲咸寒，直入阴分，滋阴退热，入络搜邪。两药相互配合应用，清养兼备，清中有透，内清外透，滋阴清热，祛邪扶正兼顾，养阴而不恋邪，祛邪而不伤正，使伏于阴分的热邪宣泄，阴复邪祛而热解，用于治疗抗精神病药物之药毒等热邪潜伏阴分引起的夜寐烦热、早瘥静凉、低热不退、骨蒸劳热等症。这种配伍应用，与现代药理研究表明的青蒿具有解热、减慢心率、抑制心肌收缩、降低冠脉流量、抗心律失常、抑制体液免疫、抗菌、抗疟、利胆、保护肝脏作用，以及鳖甲具有耐缺氧、抗疲劳、提高免疫能力、保护肝脏、抗贫血作用相关。

十九、桔梗、马勃

（一）单味功效

1. **桔梗**　本品为桔梗科草本植物桔梗的根。煎服，10～30g。

【**性味归经**】性平，味辛、苦，归肺经。

【**功效**】

·**宣通肺气**　治疗风寒束肺或肝气犯肺导致肺气不宣，而引起的胸闷、易哭、咳嗽等症。

·**祛痰排脓**　治疗痰阻肺壅引起的咳嗽痰多、咯痰不爽等症，以及肺痈所致的胸胁隐痛、咳吐脓血痰等症。

·**利咽**　治疗肺热或阴虚火旺所致的咽喉肿痛及音哑等症。

·**通利二便**　治疗肺气不宣引起的癃闭、便秘等症。

【**现代药理**】

本品所含桔梗总皂苷在体外具有抑制肺炎支原体生长繁殖作用。本品在试管内对絮状表皮癣菌有抑制作用。

本品所含桔梗皂苷能够显著提高抗氧化酶活性和降低超氧阴离子、羟自由基和过氧化氢、一氧化氮等自由基及一氧化氮合酶活性，对机体氧化应激损伤有明显改善作用；对鹿角菜胶性急性炎症和棉球性慢性炎症均有不同程度的抑制效应。本品所含桔梗皂苷可以降低大鼠肝内胆固醇的含量增加，胆固醇和胆酸的排泄；能够抑制乙酰胆碱和组胺引起的豚鼠离体肠管收缩；还能使痰液稀释；能明显抑制慢性支气管炎小鼠支气管胶原纤维增生，改善气道重塑各项指标，使气管重塑得到显著得减轻。本品所含粗制桔梗皂苷能够抑制大鼠胃液分泌和抗消化性溃疡；能扩张周围血管，引起暂时性血压下降，心率减慢和呼吸抑制；高浓度时，呈负性肌力作用；能够抑制小鼠自发活动，延长环己巴比妥钠的睡眠时间，并有镇咳作用。本品所含桔梗多糖对小鼠宫颈癌实体瘤模型，能上调抑癌基因抗体、Bax 蛋白的表达和防止 p53 突变。

本品水和醇提取物均有降血糖作用，且能使降低的肝糖原得到恢复。其水提取物能够提高巨噬细胞吞噬能力，增强中性粒细胞杀菌能力，提高溶菌酶活性。其醇提物能明显延长小鼠爬杆时间和游泳时间，并显著增加小鼠运动后肝糖原和肌糖原的储备量。

本品给小鼠灌胃，对双侧颈静脉结扎造成的充血性水肿有抑制和利尿作用。

2. 马勃　本品为马勃科大颓马勃、紫颓马勃或脱皮马勃的干燥子实体。煎服，3~15g。

【**性味归经**】性平，味辛，归肺经。

【**功效**】

·**清热解毒利咽**　治疗肺热郁滞或瘟毒所致的咽喉肿痛、咳嗽、失音、腮部赤肿等症。

·**止血**　治疗血热引起的吐血、衄血等症。

【**现代药理**】

本品能够抑制二甲苯所致的小鼠耳壳肿胀，延长咳嗽潜伏期；还具有抑制转译、抗增殖和抗促细胞分裂活性作用。

本品水煎液对奥杜益氏小芽孢藓菌、铁锈色小芽孢藓菌等浅表性皮肤寄生真菌、金黄色葡萄球菌、绿脓杆菌、变形杆菌、肺炎双球菌等，均有抑制作用。

本品中的脱皮马勃脂溶性部分有较好的抗肿瘤作用，对口腔出血疾患有明显止血效果，对鼻出血也有疗效。本品所含水溶性多糖能够清除超氧阴离子自由基和羟基。

（**二**）**配伍功效**

桔梗、马勃皆性平。桔梗辛散苦泄性平，宣肺祛痰的力量强，并能排脓、通利二便，载药上行入胸膈以上部位。马勃味辛，宣散肺热利咽的力量较强，兼有清热、止血的功能。两药相须应用，虽然清热力量不足，但宣肺利咽力量彰显；桔梗又能载药上行，更使马勃宣肺利咽力量专一。用于治疗肺气不宣引起的胸闷、易哭、情绪不稳、咳嗽、咽喉肿痛、音哑等症。这种配伍应用，与现代药理研究表明的桔梗具有镇静、催眠、稀释痰液、镇咳、减慢心率、抗氧化、抗疲劳、提高免疫力、抗炎、扩张外周血管、降血压作用，以及马勃具有抗菌、抗炎、抗氧化、抗增殖和抗促细胞分裂活性作用相关。

二十、白茅根、灯心草

（一）单味功效

1. 白茅根　本品为禾本科草本植物白茅的根茎。煎服，10～30g。

【性味归经】性寒，味甘，归肺、胃、膀胱经。

【功效】

·**清热生津**　治疗热邪壅盛，伤及肺胃之阴所致的烦热口渴、呕哕、咳嗽等症。

·**凉血止血**　治疗血热妄行所致的吐血、衄血、咯血及尿血等症。

·**清热利尿**　治疗湿热内蕴引起的水肿、热淋、黄疸等症。

【现代药理】

本品煎剂在试管内对肺炎球菌、卡他球菌、流感杆菌、金黄色葡萄球菌及福氏和宋氏痢疾杆菌，有明显抑制作用。能减轻二甲苯所致小鼠耳郭肿胀，减轻角叉菜胶所致大鼠后足趾肿胀，明显抑制冰醋酸所致小鼠腹腔毛细血管通透性增加；对 IgA 肾病模型大鼠均可减少尿红细胞和尿蛋白，改善肾功能，能有效抑制系膜细胞增生与基质增多。用煎剂给小鼠灌胃，给药后第 2～3 小时，小鼠尿量明显增多；能显著抑制乙醇引起的小鼠自发活动的增加，还能够抑制醋酸引起的扭体反应。

本品水提物能有效抑制 SMMC-7721 细胞增殖，抑制 G2/M 期细胞比例，将细胞周期阻滞在 S 期，具有明显的促进 SMMC-7721 细胞凋亡的作用。

本品能显著提高实验小鼠巨噬细胞吞噬率和吞噬指数；还可以加速凝血过程的第二阶段，促进凝血酶原的形成；并且具有降低氧自由基及抗氧化作用。

2. 灯心草　本品为灯心草科草本植物灯心草的干燥茎髓。煎服，10～30g。

【性味归经】性微寒，味甘、淡，归心、肺、小肠经。

【功效】

·**清热利水**　治疗湿热内蕴引起的小便短赤、淋沥涩痛等症。

·**清心除烦**　治疗心热所致的心中烦躁、口舌生疮、小儿夜啼等症。

此外，灯心草烧灰吹喉，可治喉痹。

【现代药理】

本品的活性成分去氢灯心草二酚、二氢酚类、菲类成分具有抗菌生物活性作用。

本品乙醇提取物等能明显减少小鼠自主活动，明显延长阈剂量戊巴比妥钠所致的睡眠时间，有明显的镇静催眠作用。

本品含有大量的菲类化合物，该类化合物均具有一定的抗氧化作用。

（二）配伍功效

白茅根味甘性寒，善于清肺胃之热；偏入血分，除血分之热以凉血止血；入膀胱经，清热利尿，能导热下行；而且其味甘而不泥膈，性寒而不碍胃，利水而不伤阴，最适用于治疗兼有阴津不足的热证。灯心草味淡性寒，能入气分，清气分之热，利水通淋，并且能清心火，使邪热从小便而泄；但是药力较薄弱，适宜病情较轻者。两药相须为用，一入血分，一入气分，又同有清热利尿之功效，共同起到导热下行，清泄气血之热，有除烦宁神的功效。一般多用于治疗热邪内扰引起的心中烦躁、坐卧不宁、口舌生疮、夜惊失眠、小便短赤、淋沥涩痛、尿血等症。这种配伍应用，与现代药理研究表明的白茅根具有镇静、利尿、镇痛、抗氧化、提高免疫能力、抗菌、抗炎、止血作用，以及灯心草具有镇静、催眠、抗氧化、抗菌作用相关。

二十一、白茅根、地骨皮

（一）单味功效

1. **白茅根** 详见白茅根、灯心草一节。
2. **地骨皮** 详见地骨皮、青蒿一节。

（二）配伍功效

白茅根味甘性寒，入膀胱经，清热利尿，导热下行；入肺胃经，善清肺胃之热，凉血止血。地骨皮甘寒，入肺肾经，清退虚热，除蒸止汗，凉血，更能清泄肺热，生津止渴。两药相须应用，白茅根引导热邪下行，使地骨皮清退虚热的力量更专；而且白茅根有生津清热之功，更助地骨皮生津清退虚热之力。两药配伍功效相得益彰，加强了凉血清热之功。多用于治疗肺肾阴虚内热引起的低热不退、骨蒸潮热、手足心热、心烦自语、自哭自笑、坐立不安、夜间汗出、口干烦渴、尿血、咳嗽痰少、痰中夹血等症。这种配伍应用，与现代药理研究表明的白茅根具有镇静、镇痛、抗氧化、提高免疫能力、利尿、止血、抗菌、抗炎作用，以及地骨皮具有解热、镇痛、减慢心率、调节睡眠、抗氧化、双向调节免疫功能、抗菌作用相关。

二十二、板蓝根、地骨皮

（一）单味功效

1. **板蓝根**　详见黄芩、板蓝根一节。
2. **地骨皮**　详见地骨皮、青蒿一节。

（二）配伍功效

板蓝根苦寒清泄，能入胃心两经，解毒清热，凉血散结。地骨皮性寒味甘，清热之余，又有轻微生津的功效，能入肾清退虚热，入肺清泄肺热，入血清热凉血。两药协同应用，既可以入肺，也可以入胃，共同清泄肺胃两经的热邪，两寒相加，清热的力量更宏大；地骨皮还能引板蓝根入血分，加强清热凉血，解毒散结的功效。两药配伍，一般多用于治疗肺胃热盛引起的发热头痛、咽喉肿痛、面红痤疮、痈肿疮毒、烦渴咳嗽等症。这种配伍应用，与现代药理研究表明的板蓝根具有解热、抗内毒素、提高免疫能力、抑制血小板聚集、抗菌、抗炎作用，以及地骨皮具有解热、镇痛、抗氧化、减慢心率、抗菌、双向调节免疫功能作用相关。

第二节　泻下药对

一、酒大黄、火麻仁

（一）单味功效

1. **大黄**　详见酒大黄、栀子一节。
2. **火麻仁**　本品为大麻科植物大麻的果实。煎服，10～30g，打碎入煎。

【**性味归经**】性平，味甘，归脾、胃、大肠经。

【**功效**】

·**润肠通便**　治疗肠燥便秘、老人及产后便秘。

【现代药理】

本品能刺激肠黏膜，使其分泌增加，蠕动加快，吸收水分减少而致泻下；可明显阻止大鼠血清胆固醇升高；能明显抑制胆固醇诱导的家兔诱导血小板聚集。在离体再灌注实验中，本品能够明显降低心脏缺血后再灌注所导致的心室纤维颤动发生率，改善心功能。

本品乙醇提取物灌胃，能明显抑制小鼠盐酸性胃溃疡形成，可显著减少乙酸引起的小鼠扭体反应次数，能降低麻醉猫及正常兔的血压。

本品提取物能有效地改善东莨菪碱、亚硝酸钠或乙醇引起的学习和记忆功能障碍，将提取物腹腔注射可延长环己巴比妥钠的睡眠时间，并能抑制电刺激足底引起的小鼠激怒行为。

本品木脂素酰胺粗提物、精提物均有显著的清除自由基作用。

火麻仁油能显著升高小鼠胸腺和脾脏指数，改善模型小鼠大脑皮层退化程度。

本品所含麻仁蛋白能明显延长小鼠游泳时间、降低血乳酸值、增加 T 淋巴细胞百分比；增强巨噬细胞吞噬能力，提高抗体生成数和半数溶血值。

（二）配伍功效

火麻仁体润多汁，味甘性平，功能润燥滑肠，兼有滋养补虚作用，临床上常用于体质较为虚弱、津血枯少的肠燥便秘。大黄苦寒泄热，荡涤肠胃积滞，又能入血分，破血行瘀，泻血分实热。酒制大黄以酒之辛温，使苦寒泻下力量稍缓，活血力量强；并且酒味薄，气轻辛散，引大黄苦寒之力上行，可兼清上焦实热，药力能上能下，通行三焦，使三焦实热清泄，瘀血得除，脑神清灵。两药相伍，酒大黄得火麻仁之甘润，使泻下力量增强，又能避免苦寒坚阴之弊；火麻仁得酒大黄之辛，使润而不滞，滋而不腻；两药共同起到清热润肠泻下，活血通经的功效。多用于治疗阳明腑实热证、火邪扰动脑神或下焦蓄血发狂证，出现的坐卧不安、幻觉妄想、亢奋高歌、多语多动、冲动外走、打人毁物等症。这种配伍应用，与现代药理研究表明的大黄具有解热、镇痛、抗氧化、抗衰老、耐缺氧、利尿、降血压、泻下、利胆、抗菌、抗炎、祛痰作用，以及火麻仁具有镇静、催眠、镇痛、改善记忆功能、泻下、降血压、清除自由基、降血脂作用相关。

二、火麻仁、莱菔子

（一）单味功效

1. **火麻仁**　详见酒大黄、火麻仁一节。
2. **莱菔子**　本品为十字花科植物莱菔的成熟种子。煎服，6～30g。

【**性味归经**】性平，味辛、甘，归脾、胃、肺经。

【**功效**】

· **消食除胀**　治疗食积停滞所致的胃脘痞满，嗳气吞酸，腹痛泄泻，腹胀不舒等症。

· **降气化痰**　治疗痰气内阻引起的咳嗽痰多气喘、胸闷食少、郁郁寡欢等症。

【**现代药理**】

本品水醇提取物，对葡萄球菌、大肠杆菌、痢疾杆菌、伤寒杆菌等有显著的抑制作用。

本品的生品、炒品、炙品均能使离体兔肠收缩幅度增高，能对抗肾上腺素对肠管的抑制作用。本品的生品醇提取物大剂量组和炒品醚提取物大剂量均具有显著的镇咳作用；生品醇提取物具有显著的祛痰作用；炒品可使膀胱逼尿肌收缩，膀胱括约肌舒张，从而改善排尿功能；炒品水提取物具有一定的平喘作用。本品水煎剂可增强豚鼠体外胃窦环行肌条的收缩活动。

本品对左右心室搏动指数均具有显著的降低作用。

本品水溶性生物碱能降低心脏左室重量指数，抑制大鼠心肌细胞肥大，并使心脏小动脉管腔变大，管壁变薄，壁厚/腔径及管壁面积/腔径比值均明显减小；能明显降低自发性高血压大鼠的血压；还具有降低血脂作用，且随着用药剂量的增加作用增强。

本品所含莱菔子素能够对食管癌、结肠癌、乳腺癌等表现出良好的抗癌活性；能够在体外中和细菌外毒素、破伤风毒素、白喉毒素，具有明显的解毒作用。

（二）配伍功效

火麻仁富含油脂，味甘质润，入脾、胃、大肠经，能润滑大肠，促使排便，而不致峻泻；其兼能滋养补虚。莱菔子辛甘，善于消食化积、下气除胀、化痰和中，属渐消涣散之品。火麻仁得莱菔子，通便力量增强，使痞满胀气得以消除，肠中痰浊得以荡化，腹中宿食得以消纳；莱菔子得火麻仁，拥有滋养补虚之功，无辛散耗气伤阴之弊。火麻仁、莱菔子皆性平，不凉不温，二药配伍应用，可谓相得益彰，有《伤寒论》小承气汤之意，共达通便消胀之功，以使便通气畅神爽。多用于治疗脾津不足，气滞不行引起的大便干燥、数日一行、脘腹胀满，胸闷食少，郁郁寡欢等症。这种配伍应用，与现代药理研究表明的火麻仁具有泻下、改善记忆功能、镇痛、镇静、催眠、降血压、降血脂、清除自由基、抗疲劳、提高免疫功能、抗胃溃疡作用，以及莱菔子具有增强胃肠活动、抑制和保护心脏、镇咳、平喘、改善排尿功能、降血脂、降血压、抗菌作用相关。

三、郁李仁、火麻仁

（一）单味功效

1. 郁李仁　本品为蔷薇科植物郁李的成熟种子。煎服，10～30g，打碎入煎。服郁李仁后，可能有腹部隐痛，是大便解下前的先兆，应事先告知病患，以免疑惧。

【性味归经】辛、苦、甘，平，入脾、大肠、小肠经。

【功效】

·**润肠通便**　治疗肠燥便秘。

·**利尿消肿**　治疗水液内停引起的小便不利、水肿腹满、脚气等。

【现代药理】

本品所含 IR-A、IR-B 静脉注射，对小鼠的抑痛率分别为 61.0% 及 61.5%；二者对大鼠足关节浮肿均有抑制炎症的活性。

本品对小鼠肠蠕动有显著的促进作用，其中，以本品直接水提取物作用最显著。

本品酊剂有显著降低试验狗血压的作用。

本品所含皂苷有促进支气管黏膜分泌的作用，内服有祛痰效果；所含的有机酸也能镇咳祛痰；所含的苦杏仁苷在体内可产生微量的氢氰酸，小剂量口服对呼吸中枢呈镇静作用，使呼吸趋于安静，达到镇咳平喘作用；大剂量则易引起中毒。

本品还有抗惊厥、扩张血管作用。

2. 火麻仁　详见酒大黄、火麻仁一节。

（二）配伍功效

郁李仁质润苦降，润肠通便作用与火麻仁相似但药力较强，兼能行大肠之气滞，利水消肿。火麻仁甘平油润，润肠通便，兼能滋养补虚。两药皆质润多脂，性平，均能具有缓泻之功，润肠通便，常相须为用，加强润肠通便之功效；郁李仁的行气作用，可使火麻仁滋养补虚不致呆腻；火麻仁滋养补虚作用，可使郁李仁利水而不伤正；二药互补，共同通导肠燥便秘。一般多用于治疗热邪久犯或阴血生化不足所致津枯血虚肠燥的便秘，尤其是治疗抗精神病药物之药毒引起的便秘。这种配伍应用，与现代药理研究表明的郁李仁具有促进肠蠕动、镇痛、抗炎作用，火麻仁具有泻下、清除自由基、抗疲劳、抗衰老、提高免疫功能、镇痛、镇静、催眠作用相关。

第三节　祛风湿药对

一、鸡血藤、伸筋草

（一）单味功效

1. **鸡血藤**　本品为豆科攀援灌木密花豆（三叶鸡血藤）和香华岩豆藤（山鸡血藤）的藤茎。煎服，10~30g。

【**性味归经**】性温，味苦、微甘，归肝、肾经。

【**功效**】

·**补血活血调经**　治疗血虚血瘀引起的月经不调、痛经、经闭等症。

·**养血舒筋活络**　治疗筋脉失养或瘀滞所致的肢体瘫痪、手足麻木、关节酸痛等症。

【**现代药理**】

本品醇提物、乙酸乙酯萃取物及水层留余物对Ⅰ型单纯疱疹病毒、甲型流感病毒、乙型肝炎病毒均有抑制作用。

本品煎剂能够降低麻醉家兔血压，抑制蟾蜍离体和在体心脏；能使贫血实验性家兔血细胞增加，血红蛋白升高；如按6.25g/kg给小鼠灌胃，可明显提高小鼠淋巴因子活性，而25g/kg剂量可明显提高小鼠的自然杀伤细胞活性。

本品提取物有升高白细胞低下模型大鼠白细胞的作用。本品还有明显的抑制血小板聚集作用。本品水提物能明显减少小鼠自主活动次数，延长阈上剂量戊巴比妥钠所致小鼠睡眠时间，增加阈下剂量戊巴比妥钠所致小鼠睡眠只数。本品总提取物对高脂模型大鼠具有降血脂、抗脂质过氧化的双重作用。

本品黄酮类组分体外对人肺癌和人大肠癌细胞系的生长有明显抑制作用，总黄酮对四氯化碳诱导小鼠肝损伤有保护作用。

2. 伸筋草 本品为石松科蕨类植物石松的全草。煎服，10～30g。

【**性味归经**】性温，味微苦、辛，归肝、脾、肾经。

【**功效**】

·**祛风湿** 治疗风、寒、湿痹阻引起的关节疼痛、肢体麻木、筋脉拘挛、屈伸不利、肌肤麻木等症。

·**舒筋活络** 治疗跌打损伤所致的瘀滞疼痛等症。

【**现代药理**】

本品对福氏痢疾杆菌、宋内氏痢疾杆菌有高度敏感性，对志贺氏痢疾杆菌有中度敏感性。

本品乙醇提取物对佐剂性关节炎大鼠有明显的抗炎作用，且以低剂量组效果最佳；本品水浸液及乙醇提取物对实验性发热家兔有明显降温作用；醇提物口服对小鼠镇痛效果明显。

本品对中枢神经有双向调节作用，能显著延长戊巴比妥钠引起的小鼠睡眠时间；能有效清除活性氧自由基；对卵磷脂脂质过氧损伤有显著抑制作用。

本品所含 α－玉柏碱有抑制血小板聚集作用。

（二）**配伍功效**

鸡血藤味苦微甘而性温，入肝肾经，既能补血，又能行血，更能舒筋活络。伸筋草苦辛温，辛散的力量强，善走四肢，偏于舒筋活络，祛风胜湿。两药配伍使用，伸筋草引鸡血藤直达四肢，舒筋活络力量相叠，功效加强。一般多用于治疗风寒湿之邪或抗精神病药物之药毒等痹阻筋脉引起的肢体筋脉拘急、屈伸活动不利、麻木疼痛等症。这种配伍应用，与现代药理研究表明的鸡血藤具有镇静、催眠、抗氧化、降血压、抑制心脏、升高红细胞和白细胞、抑制血小板聚集、抗病毒作用，以及伸筋草具有镇痛、解热、双向调节中枢神经、抑制血小板聚集、抗炎、抗氧化、抗菌、清除氧自由基作用相关。

第四节 化湿药对

一、砂仁、白豆蔻

（一）单味功效

1. 砂仁 本品为姜科草本植物阳春砂或海南砂或缩砂的成熟干燥果实。煎服，3～6g。入汤剂宜后下。

【性味归经】性温，味辛，归脾、胃、肾经。

【功效】

· **化湿行气** 治疗湿阻脾胃引起的脘腹胀满、不思饮食、呕吐泄泻等症。

· **温中止泻** 治疗脾胃虚寒引起的腹痛、泄泻等症。

· **止呕安胎** 治疗脾虚气滞引起的妊娠恶阻、胎动不安等症。

【现代药理】

本品对结肠炎耶尔森菌和摩根变形杆菌有较弱的抑制和杀灭作用。

本品煎剂对肠道运动有增进作用，能拮抗乙酰胆碱、氯化钡引起的肠管兴奋或痉挛。

本品的盐炙品低剂量对水负荷小鼠模型有显著的缩尿作用。

本品对胃及十二指肠溃疡的形成有明显的抑制作用，能明显抑制血小板聚集，对抗由胶原、四烯酸和肾上腺素诱发的小鼠急性死亡。

2. 白豆蔻 本品为姜科草本植物白豆蔻的干燥成熟果实。煎服，3～6g，入汤剂宜后下，阴虚血燥者慎用。

【性味归经】性温，味辛，温，入肺、脾、胃经。

【功效】

· **化湿行气** 治疗湿阻中上焦所致的脘腹胀满、不思饮食、胸膈满闷等症。

· **温中止呕** 治疗胃寒引起的恶心、呕吐等症。

【现代药理】

本品煎剂对痢疾杆菌有抑制作用，挥发油能增强小剂量链霉素治疗豚鼠实验性结核的作用。对大鼠、豚鼠离体肠管，本品低浓度煎剂有兴奋作用，浓度高于 1% 的煎剂和挥发油饱和水溶液则有抑制作用。

本品丙酮提取物及其有效成分口服或十二指肠内给药均有强而持久的利胆效果，可使胆汁分泌增加。

本品所含松油醇能使具有溶解胆结石作用的熊脱氧胆酸和鹅脱氧胆酸含量增加，胆固醇降低；所含 2- 萜品醇和 4- 松油醇具有显著的平喘作用。

（二）配伍功效

白豆蔻辛散温通，温而不热，芳香而气清，上浮入肺经宣滞宽胸，入脾胃化湿行气，温中止呕，为治疗中上二焦寒湿气滞之要药。砂仁亦辛散湿通，但是芳香而气浊，偏于入中下二焦，入脾胃经，能化湿行气，温中止泻，入肾经，能够安胎，为治疗中下二焦寒湿气滞的要药。两药性味相同，皆入脾胃，相互补充，兼固上中下三焦，能够治疗三焦的寒湿气滞，起到化湿醒脾、温中行气、止呕止泻、安胎的作用。一般多用于治疗抗精神病药物之药毒等湿邪阻滞三焦引起脘腹胀满、不思饮食、胸膈满闷、不思饮食、恶心呕吐、腹痛泄泻、妊娠恶阻、胎动不安等症。这种配伍应用，与现代药理研究表明的砂仁具有解毒、抗肾上腺素、缓解肠道痉挛、增强肠道推进活动、抗胃十二指肠溃疡、抗菌作用，以及白豆蔻具有兴奋或抑制肠管活动、平喘、抗菌、利胆、降血脂作用相关。

二、白鲜皮、苦参

（一）单味功效

1. 白鲜皮　本品为芸香科草本植物白鲜的根皮。煎服，10～30g。

【**性味归经**】性寒，味苦，入脾、胃、膀胱经。

【**功效**】

·**清热燥湿**　治疗湿热引起的疮毒脓窠黄水淋漓、疮癣疥癫、皮肤瘙痒、阴部湿痒、黄疸等症。

·**祛风通痹**　治疗风湿热痹阻筋脉引起的关节红肿热痛等症。

【**现代药理**】

本品水溶液对堇色毛癣菌、同心性毛癣菌、许兰毛癣菌、羊毛状小芽孢癣菌、腹股沟表皮癣菌、红色表皮癣菌、着色芽生菌、星状奴卡菌等多种皮肤真菌均有抑制作用。

本品水提物能够抑制二甲苯致小鼠耳肿和蛋清致小鼠足跖肿胀，抑制乙酸提高小鼠腹腔毛细血管通透性；在 0.1 mg/mL 浓度培养 4 天，可刺激黑素细胞增殖，细胞数增加。本品醚提取物或乙酸乙酯提取物在 0.01mg（生药）/mL 时都能抑制约 50% 人肺腺癌 A-549 细胞生长。本品醇提物可缩短小鼠出血时间和凝血时间，减少出血量。本品提取物还具有良好的抗溃疡、利胆作用。

本品所含白鲜皮粗多糖能增强非特异性免疫作用，显著提高小鼠胸腺、脾脏体质量，增强网状内皮系统对血流炭粒的廓清能力。所含白鲜碱可兴奋离体蛙心，使心肌张力增强，心脏输出量和搏出量均增加。所含白鲜皮多糖能明显提高小鼠的常压耐缺氧能力，显著延长小鼠的负重游泳时间。

2. 苦参 本品为豆科落叶亚灌木植物苦参的根。煎服，10~30g。

【**性味归经**】性寒，味苦，入心、肝、胃、大肠、膀胱经。

【**功效**】

·**清热燥湿** 治疗湿热所致的黄疸、泻痢、赤白带下、阴部瘙痒等症。

·**祛风杀虫** 治疗湿热蕴肤引起的湿疹湿疮、皮肤瘙痒、脓疱疮、疥疮顽癣、麻风等症。

·**清热利尿** 治疗湿热下注引起的小便不利、灼热涩痛等症。

【**现代药理**】

本品所含苦参碱有抗菌作用，所含苦参醇浸膏有抗滴虫作用。所含苦参总碱能明显抑制小鼠自由活动，还能对抗中枢兴奋剂苯丙胺和咖啡因所致的精神运动兴奋。所含苦参碱能促进大鼠胆汁分泌，保护肝脏；还具有抗心律失常作用，并且作用温和，持续时间长。本品所含苦参素能改善乙肝患者肝纤维化程度，同时对 HBV 有抑制作用。

本品注射液或氧化苦参减给正常大鼠腹腔注射可使体温显著降低。

本品煎剂或苦参碱给兔灌胃均有利尿作用。

本品甲醇提取物给小鼠灌胃，能增强小肠推动功能。

本品对心脏具有负性频率、负性自律性及负性传导作用，是一种非特异性"奎尼丁样"作用；对肿瘤细胞的体外生长，有一定的细胞毒作用。

（二）配伍功效

白鲜皮以皮达皮，善走皮表，祛风除湿清热，为治疗黄疸、湿疹、湿疮的要药；其兼能祛风通痹。苦参清热燥湿，杀虫止痒的功效较强，并能导湿热渗于下窍，以达治痢、利尿的功效。两药皆性寒而味苦，相须为用，白鲜皮引领苦参更专达皮表，苦参增强白鲜皮清热燥湿的功效，并导湿热之邪出下窍，两药相得益彰，燥湿清热止痒力量雄厚。多用于治疗抗精神病药物之药毒等湿热内蕴引起的湿疹、湿疮、疥癣、皮肤瘙痒、阴部湿痒、黄疸、泻痢等症。这种配伍应用，与现代药理研究表明的白鲜皮具有抗菌、抗炎、利胆、缩短凝血、提高免疫、耐缺氧、抗疲劳作用，以及苦参具有抗菌、杀虫、解热、利尿、保护肝脏、镇静、增强小肠推动作用相关。

三、黄芩、砂仁

（一）单味功效

1. **黄芩** 详见黄连、黄芩一节。
2. **砂仁** 详见砂仁、白豆蔻一节。

（二）配伍功效

砂仁气味芳香，辛温通散，化湿而能行气，为醒脾和胃的良药，温中而能止泻，更能行气安胎，其入脾胃肾经，总为治疗中下焦寒湿气滞的要药。黄芩味苦性寒，入气分，清热泻火，又能燥湿；入血分，凉血安胎，又能止血。两药相互配伍应用，砂仁温中醒脾防黄芩苦寒伤胃，黄芩得砂仁化温行气之功，使除湿力量增强；此外，两药一凉血一行气，安胎的功效增强。一般多用于治疗热盛兼湿引起的声高洪亮、狂呼大叫、捶胸顿足、气力倍增、恶心呕吐、心中烦热、胎动不安等症。尤其适用于孕前或妊娠期妇女。这种配伍应用，与现代药理研究表明的黄芩具有抑制大脑皮层、解热、镇痛、缓解肌肉和肠道痉挛、抗菌、抗病毒、抗炎、利胆、利尿、降血压作用，以及砂仁具有解毒、抗肾上腺素、抗菌、缓解肠道痉挛、增强肠道推动、抗胃十二指肠溃疡、抑制血小板聚集作用相关。

第五节　利水渗湿药对

一、茵陈、栀子

（一）单味功效

1. 茵陈　本品为菊科草本植物滨蒿或茵陈蒿的幼苗。煎服，10～50g。

【**性味归经**】性微寒，味苦、辛，归脾、胃、肝、胆经。

【**功效**】

·**清热利湿退黄**　治疗湿热熏蒸引起的皮肤发黄、目黄、小便黄等症。

·**解毒疗疮**　治疗湿热引起的湿疮瘙痒、浸流黄水等症。

【**现代药理**】

本品煎剂能促进胆汁分泌和排泄，能减轻四氯化碳引起的肝脏损害；降低小鼠四氯化碳中毒性肝炎死亡率，对家兔有促进肝细胞再生的作用。

本品煎剂对金黄色葡萄球菌等多种细菌均有抑制作用；本品挥发油对石膏样毛癣菌等多种皮肤病原性真菌均有抑制作用。本品乙醇提取物对流感病毒有抑制作用。

本品煎剂能使实验性高胆固醇血症家兔血脂明显下降，并且具有利尿作用，还有抑制杀灭小鼠艾氏腹水癌细胞作用。

本品水浸液、乙醇浸液以及发挥油均有降压作用。

本品所含蒿属香豆精和茵陈色元酮均有镇痛作用，所含茵陈素对正常小鼠体温有明显降温作用。

2. 栀子　详见龙胆草、栀子一节。

（二）配伍功效

茵陈对表有湿者，能微发其汗；对里有湿者，能利尿祛湿；既可除里湿，又可祛表湿；其性微寒，功能专长清热利湿而退黄疸，着重利湿。栀子轻清上行，能泻肺火，去肌表热邪，起到双解的作用；其苦寒泄降，泄三焦之火，既能入气分清气分热，又能入血分清血分热以凉血；并且具有利湿作用，以清利湿热为特长，着重泄热。两药相伍，利湿与清热力量互增，共达退黄疸的功效。一般多用于治疗抗精神病药湿热内蕴引起的皮肤发黄、目黄、小便黄赤、湿疮瘙痒、浸流黄水等症。这种配伍应用，与现代药理研究表明的茵陈具有利胆、保护肝脏、解热、利尿、抗菌、抗病毒、降血压、降血脂、镇痛作用，以及栀子具有利胆、保护肝脏和胰腺、导泻、解热、镇痛、抗菌、抗病毒、抗炎、抑制胃酸分泌和胃蛋白酶活性、降血压作用相关。

二、茵陈、板蓝根

（一）单味功效

1. **茵陈**　详见茵陈、栀子一节。

2. **板蓝根**　详见黄芩、板蓝根一节。

（二）配伍功效

茵陈性微寒，苦泄下降，不仅清热，更能利湿，其入气分，功专解毒退黄，为治疗黄疸的要药。板蓝根性寒，功专清热解毒，但能入血分，以行凉血散结之功效。两药协同应用，茵陈得板蓝根，可入血分，助板蓝根以清热凉血，达到气血两清，清热力量增强，从而使凉血退黄的功效彰显，多用于治疗药毒等热毒熏蒸引起的斑疹、咽喉肿痛、皮肤发黄、目黄、小便黄、肝功异常等症。这种配伍应用，与现代药理研究表明的茵陈具有解热、镇痛、利胆、保护肝脏、利尿、抗菌、抗病毒、降血压、降血脂作用，以及板蓝根具有抗炎、解热、抗内毒素、降血压、提高免疫功能、抗菌、抗病毒、改善肠系膜微循环、抗炎、降低心肌耗氧量作用相关。

三、车前子、泽泻

（一）单味功效

1. **车前子**　本品为车前科草本植物车前或平车前的成熟种子。煎服，10～30g。宜包煎。

【**性味归经**】性寒，味甘，归肝、肾、肺、小肠经。

【**功效**】

· **清热利水通淋**　治疗湿热下注导致的小便不利、淋沥涩痛，水肿等症。

· **渗湿止泻**　治疗湿热下注引起的泄泻等症。

· **清肝明目**　治疗肝火上炎所致的目赤肿痛、目昏眼花、翳障等症。

·**祛痰止咳** 治疗痰热壅肺所致的咳嗽、痰多等症。

【现代药理】

本品提醇沉液给小鼠灌胃，对二甲苯所致耳壳肿胀和蛋清所致足肿胀有明显的抑制作用，能降低腹腔毛细血管、红细胞膜和皮肤的通透性。

本品煎剂以及车前子苷有一定的镇咳作用。以煎剂灌服家兔，能使其眼压下降。

本品提取物对艾氏癌及肉瘤-180有较弱的抑制作用。

本品水提液能够抑制过氧化氢所导致的晶体上皮细胞凋亡，对抗和恢复眼损伤。

本品所含多糖、黄酮及麦角幽普等成分具有抗氧化作用，能够清除机体内的活性氧类物质，尤其是自由基；所含车前甙，小剂量能使家兔心跳变慢，振幅加大，血压升高；大剂量可引起心脏麻痹，血压降低。

本品能增加水分、尿素及氯化钠的排出；能提高肠道内水分，改善排便功能。亦能降低血清胆固醇、甘油三酯含量，提高一氧化氮、高密度脂蛋白含量。

2. 泽泻 本品为泽泻科沼泽植物泽泻的块茎。煎服，5～30g。

【**性味归经**】性寒，味甘，归肾、膀胱经。

【**功效**】

·**利水渗湿** 治疗下焦湿热引起的小便不利、水肿、泄泻、淋浊、带下等症。

·**泄热** 治疗肾阴不足、虚火亢盛引起的淋证、遗精等症。

【现代药理】

本品醇提取物不仅能增加正常小鼠的胰岛素分泌，还能显著提高由四氧嘧啶导致的高血糖小鼠的胰岛素分泌水平，改善胰岛组织。

本品对结核杆菌、金黄色葡萄球菌和肺炎双球菌等有一定抑制作用。

本品提取物对兔实验性高胆固醇血症，有明显降低胆固醇的作用。本品水提取物及苯提取物能使肝脂肪量减少。本品能降低血中低密度脂蛋白，升高高密度脂蛋白，对抗动脉粥样硬化的发生与发展。还能够阻止大鼠草酸钙结石形成过程中的结晶生长和凝集，对人及家兔均有利尿作用。

本品浸膏给犬和家兔静脉注射，有轻度降压作用。

（二）配伍功效

车前子甘寒清热，质沉下行，性专降泄，能通利水道、渗湿泄热，为利小便、治淋通之要药；小便利则清浊分，大便实则泄得止，故又能渗湿而止泻；入肝而清热，以明头目；入肺而祛痰，以止咳嗽。其适应证较为广泛，主要用治湿热下注、肝火肺热之实证，次治肾虚水肿眼目昏花等症。泽泻性味甘寒，入肾、膀胱，功专利水道、渗水湿，为治疗水湿为患的常用要药。且性属寒凉，有除热之功，能泄肾与膀胱之热，既能治湿热之症，亦可泄肾经之相火。两药配伍应用，共同下行，专通水道，渗湿泄热、分清泌浊的功效彰显，可导肝经湿热从小便而出，起到清利头目的作用。多用于治疗各种肝经湿热引起的烦躁不安，紧张恐惧，无故吵闹不宁、打人毁物、乱走高呼，少卧不饥等神志异常症状，更用于治疗抗精神病药物之药毒湿热注于下焦引起的小便不利、水肿、泄泻、淋浊、带下等症。这种配伍应用，与现代药理研究表明的车前子具有利尿、泻下、抗炎、抗氧化、降低眼压、降血脂作用，以及泽泻具有利尿、降血糖、降血脂、抗脂肪肝、抗动脉粥样硬化、抑制结石形成作用相关。

四、猪苓、白茅根

（一）单味功效

1. 猪苓　本品为多孔菌科真菌猪苓的菌核。煎服，10～30g。

【性味归经】性平，味甘、淡，归肾、膀胱经。

【功效】

·利水渗湿　治疗水湿滞留引起的小便不利、水肿、泄泻、淋浊、带下等症。

【现代药理】

本品煎剂能使尿量和尿中氯化物含量增加。

本品所含猪苓多糖具有抗乙肝作用，并且能减轻四氯化碳对小鼠肝脏的损伤；还能明显防治小鼠急性放射病；能够明显提高小鼠腹腔巨噬细胞的吞噬指数和吞噬率及淋巴细胞转化率；抑制肿瘤生长和增强荷瘤动物及肿瘤患者免疫功能。

本品醇提取液对金黄色葡萄球菌、大肠杆菌有抑制作用。

2. 白茅根　详见白茅根、灯心草一节。

（二）配伍功效

猪苓苦以泄滞，甘以助阳，淡以利窍，能除湿利小便，甘淡渗泄，利尿作用较为显著。白茅根甘寒清热凉血利尿，且能生津止血。两药配伍，利尿作用增强，并且利而不伤津，更具有凉血止血的功效。用于治疗水湿与热互结或兼动血引起的小便不利、水肿、泄泻、淋浊、尿血等症。这种配伍应用，与现代药理研究表明的猪苓具有利尿、保护肝脏、抗菌、提高免疫功能，以及白茅根具有利尿、抗菌、抗炎、止血、改善肾功能、提高免疫能力、抗氧化、镇痛、镇静作用相关。

第六节　理气药对

一、柴胡、白芍

（一）单味功效

1. **柴胡**　本品为伞形科植物北柴胡或狭叶柴胡等的根或全草。煎服，3~30g。发散解表宜生用，且用量宜稍重，20~30g；疏肝解郁宜醋炙，10~15g；升阳可生用也可酒炙，用量宜稍轻，2~6g。柴胡性能升发，易劫肝阴，故阴虚阳亢之证忌用，更不宜用量过大或长久应用。其应用不当可导致兴奋失眠等症。

【**性味归经**】性平，味辛、苦，归肝、胆经。

【**功效**】

·**发散解表**　治疗风热束表所致发热恶风等症。

·**退热截疟**　治疗半表半里热邪所致寒热往来、胸胁苦满、口苦咽干、目眩等症。

·**疏肝解郁**　治疗肝气郁结所致胁肋疼痛、情绪低落、悲观厌世、郁郁而愁、悲伤哭泣、月经不调等症。

·**升举阳气**　治疗气虚下陷所致的久泻脱肛、子宫下垂等症。

【**现代药理**】

本品有较强的抗病毒作用，体外对结核菌、钩端螺旋体及牛痘病毒有抑制作用。还能显著降低小鼠血清总胆固醇、甘油三酯、低密度脂蛋白胆固醇的实验性升高，抑制小鼠实验性高脂血症的形成。

本品提取物对人肝癌 sMMc-7721 细胞线粒体代谢活性，细胞增殖以及小鼠移植 S-180 实体肿瘤有明显抑制作用。

本品水浸剂与煎剂均能使犬的总胆汁排出量与胆盐成分增加。煎剂尚能对抗咖啡因诱发的小鼠惊厥。本品制剂和柴胡总皂甙有明显镇静作用，可以明显抑制大鼠的条件回避和逃避反应，并能延长环己巴比妥钠的睡眠时间。

本品醇提取物具有诱导肝药酶活性，提高肝匀浆超氧化物歧化酶（SOD）活性，降低脂质过氧化物（LPO）含量，防酒醉和保肝的作用。

本品中的北柴胡醇浸液能使麻醉兔血压轻度下降。

本品所含北柴胡油、北柴胡皂甙对酵母注射诱发的大鼠发热有明显的发热作用，北柴胡皂甙和柴胡煎剂对电击尾法引起的大鼠和小鼠疼痛，具有明显的镇痛作用。所含柴胡总皂甙口服可抑制胃酸分泌，增加胃液的 pH 值，对大鼠实验性醋酸溃疡有治疗作用；所含柴胡粗皂甙具有较强的镇咳作用；所含柴胡皂苷对多种炎症过程包括炎性渗出、毛细血管通透性升高、炎症介质释放、白细胞游走和结缔组织增生等均有抑制作用；所含柴胡多糖对辐射损伤的小鼠具有显著的保护和增强免疫作用。

2. **白芍**　本品为毛茛科植物芍药除去外皮的根。煎服，5～30g，反藜芦。

【**性味归经**】味苦、酸，性微寒，归肝、脾经。

【**功效**】

·**养血敛阴**　治疗阴血不足所致的月经不调、经行腹痛、崩漏等症，还可用治阴虚阳浮所致的自汗、盗汗等症。

·**柔肝止痛**　治疗肝阴不足或血虚肝旺或肝气不舒或肝脾不和所致的胸胁脘腹疼痛、四肢拘挛作痛等症。

·**平肝抑阳**　治疗肝阳亢盛所致的头痛眩晕、急躁易怒、话多语快、亢奋冲动等症。

·**和营止汗**　治疗营卫不和所致的汗出、恶风等症。

【**现代药理**】

本品能抑制副交感神经的兴奋性，对消化道具有解痉作用。

本品煎剂对志贺氏痢疾杆菌、葡萄球菌、绿脓杆菌、化脓性球菌等有抑制作用，水提物和醇提物均能延长小鼠的耐缺氧时间。

本品所含芍药甙有较强的镇静作用，能减少小鼠的自发活动，延长戊巴比妥钠的睡眠时间，对抗戊四氮所致惊厥。所含白芍总甙对东莨菪碱造成的学习和记忆障碍有改善作用；能够明显扩张冠状血管和外周血管，降低血压；能够降低红细胞压积，全血高切黏度和低切黏度，抑制血小板聚集的作用；可显著改善和恢复小鼠肝损伤后出现的血清丙氨酸转氨酶升高、血清蛋白下降，肝糖原含量降低、以及肝细胞变性和坏死；可增加小鼠腹腔巨噬细胞的吞噬功能。

（二）配伍功效

柴胡轻清升散，入肝胆经，疏肝解郁，透邪解表；白芍酸苦敛阴，养血柔肝。二药配伍应用，一散一敛，可使气机出入舒畅，气血调和；白芍使柴胡无升散耗伤阴血之弊，柴胡使白芍无酸敛壅滞之弊；两药合用，补养肝血，条达肝气。用于治疗肝气郁结引起的胸胁苦满、情绪不稳；或急躁易怒；或郁郁而愁，或悲观厌世，月经不调等症。这种配伍应用，与现代药理研究表明的柴胡具有抗氧化、抗惊厥、镇静、催眠、解热、镇痛、抑制胃酸分泌、增加胃液、抗溃疡、利胆、保护肝脏、提高免疫能力、抗病毒、抗炎作用，以及白芍具有抑制副交感神经、缓解消化道痉挛、改善记忆、降低血液黏度、改善记忆、扩张冠状动脉和外周血管、降低血压、抑制血小板聚集、保护肝脏、提高免疫能力、抗菌、镇静、催眠、耐缺氧作用相关。

二、陈皮、佛手

（一）单味功效

1. **陈皮** 本品为云香科小乔木橘及其同属多种植物的成熟果实之果皮。煎服，10 ~ 15g。

【**性味归经**】性温，味辛、苦，归脾、肺经。

【**功效**】

·**健脾开胃** 治疗脾胃虚弱所致的纳食减少、消化不良，大便溏薄等症。

·**理气和中** 治疗胃失和降引起的恶心呕吐、呃逆等症。

·**燥湿化痰** 治疗湿阻中焦引起的脘腹痞胀、纳呆倦怠、便溏泄泻等症；以及治疗湿痰壅肺引起的痰多咳嗽等症。

·**行气除胀** 治疗肺气壅肺引起的胸膈满闷等症，以及脾胃气滞引起的脘腹胀满等症。

【**现代药理**】

本品能缩短绵羊小肠的移行性综合肌电的周期，改善小肠的消化功能；体外可抑制葡萄球菌、卡他奈氏菌、溶血性嗜血菌的生长。

本品煎剂能使离体唾液内淀粉酶活性增高；对小鼠离体子宫有抑制作用，高浓度，则使之完全松弛；本品煎剂和醇提取物均能兴奋离体以及在位的蛙心；醇提物能够对抗组织胺所致的豚鼠离体支气管痉挛性收缩。

本品水提液有清除氧自由基，抑制小鼠肝脏脂质过氧化反应，减少氧离子诱导的透明质酸解聚作用，也可抑制在体鼠肝腺苷脱氢酶活性。

本品对豚鼠血清溶血酶含量、血清血凝抗体滴度、心血 T 淋巴细胞 E 玫瑰花环形成率均有显著增强作用；还能抑制胃肠蠕动，升高血压，抗休克。

2. **佛手** 本品为芸香科小乔木或灌木佛手的果实。煎服，10～30g。

【**性味归经**】性温，味辛、苦，归肺、脾、胃、肝经。

【**功效**】

· **疏肝解郁** 治疗肝气郁结引起的胸胁胀痛满闷、情绪低落等症。

· **理气和中** 治疗脾胃气滞所致的脘腹胀满疼痛、纳呆嗳气、恶心呕吐等症。

· **化痰宽胸** 治疗痰湿阻肺引起的咳嗽日久而痰多者，尤其适用于治疗咳嗽不止，胸膺作痛等症。

【**现代药理**】

本品醇提取物能明显增强家兔离体回肠平滑肌的收缩；对乙酰胆碱引起的十二指肠痉挛有显著的解痉作用；对小鼠小肠运动有明显推动作用；能延长士的宁惊厥的致死时间和戊四氮或咖啡因引起惊厥的发生时间及致死时间，且能降低其死亡率；能增加冠脉流量；提高耐缺氧能力；能显著提高小鼠免疫器官重量；延长小鼠常温下的耐疲劳能力；对氯仿－肾上腺素引起的心律失常有预防作用。

本品挥发油能抗抑郁，并且呈明显的剂量依赖关系；还可有效杀伤体外培养的小鼠 B16 黑色素瘤细胞，低中剂量可诱导细胞凋亡，高剂量可致细胞坏死；还具有抗氧化作用。川佛手精油含有丰富的多酚和黄酮类物质，具有一定的抗氧化活性，对 DPPH 和 ABTS 自由基清除能力较强。

本品所含柠檬内酯能抗组织胺，对组织胺所致的气管收缩有抑制作用；所含橙皮甙有抗病毒作用；所含地奥明能降低毛细血管渗透性，具有抗炎作用。

（二）**配伍功效**

陈皮、佛手皆味辛苦而性温，气味芳香。陈皮专入肺脾，辛散能行气化滞，是治疗肺气壅滞、脾胃气滞的要药；苦温能燥湿，故治疗湿阻中焦引起的呕吐恶心、痰多咳嗽症状，且卓有成效；又能和中健脾，以治呃逆等症。佛手功能疏肝，又能行肺胃气滞，兼能化痰，虽疏肝之力逊于青皮，化痰之功弱于陈皮，然一物兼理肺脾肝三经之气滞，平和而无燥烈之弊，是其所长。两药相互为用，理气和中，燥湿化痰力量加强，尤其是宽胸消胀凸显，一般多用于治疗肺胃气滞或痰湿阻滞肺胃引起的咳嗽不止、胸膺作痛、痰多呕恶、纳呆嗳气、脘腹胀满等症。这种配伍应用，与现代药理研究表明的陈皮具有兴奋心脏、抗氧化、抗菌、平喘、增强免疫功能、升高血压、对抗休克、增加唾液淀粉酶活性、促进小肠消化、抑制胃肠蠕动作用，以及佛手具有抗抑郁、抗惊厥、抗氧化、耐缺氧、抗心律失常、促进小肠活动、缓解十二指肠痉挛、平喘、抗病毒、抗炎、提高免疫功能作用相关。

三、代赭石、旋覆花

（一）单味功效

1. **代赭石**　本品为三方晶系赤铁矿的矿石，主要含三氧化二铁。煎服，10～30g，宜打碎先煎。入丸散1～3g。降逆、平肝宜用生品，止血宜用经煅之品。因为含有微量砷，所以不适宜长久服用。孕妇慎用。

【性味归经】性寒，味苦，归肝、心、肺经。

【功效】

·**平抑肝阳**　治疗肝阳上亢引起的急躁易怒、头晕目眩、目赤耳鸣等症。

·**重镇降逆**　治疗肺肾两虚所致的气逆喘息等症，以及胃气上逆引起的噫气、呕吐、呃逆等症。

·**凉血止血**　治疗血热妄行引起的吐血、衄血、崩漏等症。

【现代药理】

本品溶液注射给药可使麻醉兔肠蠕动增强，大剂量时对离体蛙心有抑制作用。

本品能促进红细胞和血红蛋白新生，能缩短小鼠入睡潜伏期时间、出血时间，具有较强的抑制足肿胀作用。

2. **旋覆花**　本品为菊科多年生草本植物旋覆花或欧亚旋覆花的头状花序。煎服，3～10g。因为本品有绒毛，易刺激咽喉作痒而致呛咳呕吐，所以须用布包后入煎。

【性味归经】性微温，味辛、苦、咸，归肺、胃经。

【功效】

·**降逆止呕**　治疗脾胃气虚或痰湿阻胃上逆引起的噫气、呕吐、脘腹痞满等症。

·**化痰止咳**　治疗痰壅气逆所致的喘咳痰多、胸膈满闷等症。

【现代药理】

本品煎剂对金黄色葡萄球菌、炭疽杆菌和福氏痢疾杆菌Ⅱa有明显的抑制作用，对巴豆油所致小鼠耳肿胀有明显抑制作用，具有显著镇咳作用。本品所含旋覆花内酯对阴道滴虫和溶组织内阿米巴均有强大的杀灭作用。

本品热水提取物可提高细菌脂多糖所致免疫学肝损伤小鼠模型的存活率，具有保肝作用。

本品所含旋覆花黄酮能够明显抑制组胺引起的豚鼠支气管痉挛性哮喘。所含绿原酸和咖啡酸给大鼠口服，可提高大鼠中枢神经的兴奋性，可增加胃中盐酸的分泌量，亦增加胆汁分泌，增加子宫的张力。所含绿原酸尚能显著促进大鼠和小鼠的小肠蠕动，能增强离体兔回肠标本上的肾上腺素作用。

（二）配伍功效

代赭石味苦质重，擅长重镇降逆，既能降胃气、止呕噫，又能降肺气、定喘嗽，且其性又寒，偏走肝经，能平抑肝阳、凉血止血。旋覆花，物虽花类，性属沉降，能入肺胃经，和胃降气止呕，化痰止咳平喘，尤擅消胶漆之痰结。两药相伍镇降之力相叠，降气和胃平喘的功效加强。一般多用于治疗抗精神病药物之药毒等多因素的肺胃气逆引起的呕吐、咳嗽、噫气、呃逆、胸腹满闷等症。这种配伍应用，与现代药理研究表明的代赭石具有增强肠蠕动、抑制心脏、生血、止血、镇静、抗炎作用，以及旋覆花具有镇咳、平喘、增加胃酸分泌、增加小肠蠕动、利胆、保护肝脏、抗菌、抗炎、兴奋中枢作用相关。

四、佛手、香橼

（一）单味功效

1. **佛手**　详见陈皮、佛手一节。

2. **香橼**　本品为芸香科常绿小乔木枸橼或香橼的成熟果实。煎服，10～30g。

【性味归经】性温，味辛、酸、微苦，归肝、脾、胃、肺经。

【功效】

· **疏肝解郁**　治疗肝气郁结引起的胸胁胀痛、情绪低落、多愁易悲等症。

· **理气和中**　治疗脾胃气滞所致的脘腹胀痛、嗳气食少、恶心呕吐等症。

· **燥湿化痰**　治疗痰湿壅滞或兼有气滞引起的痰多咳嗽、胸膈不利等症。

【现代药理】

本品所含橙皮苷对缺乏维生素 C 而致的免疫力降低有改善作用，可增加肾上腺、脾及白细胞中维生素 C 的含量；能保护细胞不受小泡性口炎病毒侵害，可预防流感病毒的感染。本品所含的黄柏酮有增强肠肌张力和振幅的作用。

本品还有调节交感神经、增强免疫力、抗氧化等作用。

（二）配伍功效

佛手、香橼既能疏肝理气，又能和胃宽中、行气止痛。佛手性温，味辛苦，而气清香，偏于理肝胃之气而止疼痛的力量较强；香橼味酸，比佛手清香之气略逊，偏于理脾肺之气而化痰止咳的功效较佳。两药相须应用，互补其偏，疏肝解郁、理气和中、化痰宽胸的功效彰显。一般多用于治疗气滞痰湿引起的胸胁脘腹胀痛满闷、情绪低落、多愁易悲、纳呆嗳气、恶心呕吐、痰多咳嗽、胸膈不利，胸膺作痛等症。这种配伍应用，与现代药理研究表明的佛手具有抗抑郁、抗心律失常、平喘、抗氧化、耐缺氧、缓解十二指肠痉挛、促进小肠活动、提高免疫功能作用，以及香橼具有增强肠张力和振幅、调节交感神经、增强免疫力、抗氧化作用相关。研究还表明，香橼、佛手药对的水提物和醇提物能够提高抑郁大鼠体重、糖水偏爱率、旷场试验水平运动，增加抑郁大鼠 T 细胞亚群。

五、娑罗子、青皮

（一）单味功效

1. **娑罗子**　本品为七叶树科乔木七叶树或天师栗的成熟种子。煎服，5 ~ 20g。

【性味归经】性温，味甘，归肝、胃经。

【功效】

· **疏肝理气**　治疗肝郁气滞所致的情志低沉、胸闷胁痛、乳房胀痛等症。

·**和胃止痛** 治疗胃气壅滞引起的胃脘胀痛等症。

【**现代药理**】

本品所含的七味皂甙对鹿角菜、卵蛋白等引起的大鼠脚掌浮肿、紫外线照射引起的红斑、醋酸引起的腹腔内色素漏出、羧甲基纤维素引起炎症囊肿所致蛋白质渗出和白细胞游走，以及福尔马林滤纸法引起的肉芽肿均有明显的抑制作用。本品所含娑罗子皂甙可抑制组织胺、氯仿所致的毛细血管通透性增加，防治脑水肿及其他水肿。本品所含 β-七叶皂甙可使血浆中的皮质甾酮和血糖明显增高；所含 β-七叶皂苷钠对小鼠肝癌细胞（H_{22}）和小鼠肉瘤细胞（S_{180}）的生长均有较强的抑制作用；能明显增加犬离体隐静脉条收缩张力，使其对去甲肾上腺素的反应性增加；对大鼠局灶性脑缺血-再灌注损伤具有明显保护作用，能显著改善脑缺血-再灌注后脑梗死体积，减轻脑水肿，改善神经功能症状。

本品水煎剂能够明显抑制胃酸分泌；片剂对心绞痛有缓解作用，并有轻度的降血脂作用。提取物能够明显促进小鼠肠蠕动，能够保护无水乙醇引起的小鼠胃黏膜损伤，对抗阿司匹林所致的胃溃疡。

2. 青皮 本品为芸香科常绿小乔木橘及其同属多种植物的幼果或未成熟果实的果皮。煎服，3～10g。本品性烈耗气，故气虚者慎用。

【**性味归经**】性温，味苦、辛，归肝、胆、胃经。

【**功效**】

·**疏肝破气** 治疗肝气郁滞引起的情志低沉、善太息、胸胁少腹胀满窜痛、乳房胀痛或结块、疝气疼痛、月经不调等症。

·**消积化滞** 治疗食积停滞导致的脘腹胀满、嗳气嘈杂等症。

【**现代药理**】

本品能使胃肠电慢波的幅度减小，周期延长，有明显的胃肠抑制作用。本品水煎液对正常大鼠有较强的利胆作用，可促进胆汁分泌，提高胆汁流量；并且对四氯化碳引起的肝损伤，有明显的保护作用。

本品所含挥发油对胃肠道有温和的刺激作用，能促进消化液分泌和排除肠内气体，调整胃肠功能；还有祛痰作用。本品所含对羟福林草酸盐可完全对抗组胺引起的支气管收缩。

（二）配伍功效

娑罗子甘而温，能入肝胃经，性较缓，温和而不峻，理气而不破气，擅长理气宽中和胃。青皮苦辛而温，能入肝胆胃，沉降下行，其性峻急，行气力强，擅长疏肝胆之气，偏于疏肝破气、消积化滞。两药相伍，优势互补，疏肝和胃的功效彰显，一般多用于治疗抗精神病药物之药毒或气滞等多因素的肝胃不和引起的情志低沉、善太息、胸胁脘腹胀满窜痛、乳房胀痛、嗳气嘈杂、月经不调等症。这种配伍应用，与现代药理研究表明的娑罗子具有抗缺血损伤、抗脑水肿、抗心绞痛、抗炎消肿、降血脂、增加静脉张力、促进肠蠕动、抗胃溃疡、保护胃黏膜、抑制胃酸分泌作用，以及青皮具有祛痰、平喘、排除肠内气体、促进消化液分泌、抑制胃肠活动、利胆、保护肝脏作用相关。

六、娑罗子、瓦楞子

（一）单味功效

1. **娑罗子**　详见娑罗子、青皮一节。

2. **瓦楞子**　本品为软体动物蚶科魁蚶、泥蚶或毛蚶的贝壳。煎服，10～30g，宜打碎先煎。研末服，每次1～3g。生用消痰散结，煅用制酸止痛。大便干秘者慎用煅瓦楞子。

【性味归经】性平，味咸，入肺、胃、肝经。

【功效】

·**化瘀散结**　治疗痰瘀内阻引起的癥瘕痞块，老痰积结等症。

·**消痰软坚**　治疗顽痰内结所致的瘰疬、瘿瘤、痰核等症。

·**制酸止痛**　治疗肝胃不和引起的胃脘疼痛、泛吐酸水等症。

【现代药理】

本品所含碳酸钙能够中和胃酸，具有抗乙醇损伤的胃黏膜保护作用。

本品中毛蚶具有显著的抗癌活性。

（二）配伍功效

娑罗子长于理气而止痛；瓦楞子长于制酸而止痛，兼能软坚散结。两药配伍使用，一能制酸，一能理气，皆可止痛，理气与制酸同用，可使胃气舒，酸不泛，疼痛可止，功效相得益彰，用于治疗气滞或抗精神病药物之药毒等多因素的肝胃不和所致的情志低沉、胸闷胁痛、胃痛腹胀、泛吐酸水等症。这种配伍应用，与现代药理研究表明的娑罗子具有抗缺血损伤、抗脑水肿、抗心绞痛、抗炎消肿、降血脂、增加静脉张力、促进肠蠕动、抗胃溃疡、保护胃黏膜、抑制胃酸分泌、抗心绞痛、降血脂作用，以及瓦楞子具有中和胃酸、保护胃黏膜作用相关。

七、竹茹、佛手

（一）单味功效

1. **竹茹** 本品为禾本科植物淡竹或青秆竹的秆的中间层，即用刀刮去青绿表层后，所刮下的中间层纤维。煎服，10～20g。本品性寒质滑，脾虚便溏者忌用。

【**性味归经**】性微寒，味甘，归肺、胃、胆经。

【**功效**】

· **清热化痰** 治疗痰热壅肺引起的咳嗽、咯痰稠厚等症。

· **清胃止呕** 治疗胃热所致的呕吐、呃逆等症。

· **清胆除烦** 治疗胆火夹痰引起的心烦、不寐等症。

· **凉血止血** 治疗血热妄行而导致的各种出血。

【**现代药理**】

本品对白色葡萄球菌、枯草杆菌、大肠杆菌以及伤寒杆菌等有较强的抗菌作用。

本品中黄酮能明显降低丙二醛的生成，提高超氧化物歧化酶的活性，抗氧化损伤；促进成纤维细胞的增殖活力，促进皮肤细胞增殖；对亚硝酸盐具有清除能力。

2. **佛手** 详见陈皮、佛手一节。

（二）配伍功效

竹茹味甘而性微寒，其质滑利，寒降力强，偏于化痰清热、除烦止呕；佛手味辛苦而性温，其气清香，升散力强，偏于理肝胃之气而止疼痛。两药一寒一温，一降一升，相互结合应用，既无寒滑之弊，更无辛散太过之虑；寒温相佐，性质平和；升降结合，得中焦之性，以达到理气和中，化痰止呕的功效彰显。一般多用于治疗肝气犯胃或抗精神病药物之药毒等因素的胃气失和兼痰浊内阻所致的胸脘胀满、心烦不寐、不思饮食、呃逆、呕吐且进食尤甚等症。这种配伍应用，与现代药理研究表明的竹茹具有抗氧化、保护肝脏、延缓皮肤衰老、抗菌、清除亚硝酸盐作用，佛手具有抗心律失常、平喘、缓解十二指肠痉挛、促进小肠活动、抗抑郁、抗惊厥、抗氧化、耐缺氧、提高免疫功能作用相关。

八、川楝子、延胡索

（一）单味功效

1. **川楝子** 本品为楝科落叶乔木植物川楝的成熟果实。煎服，5～10g。本品有小毒，不宜过量或持续服用。

【**性味归经**】性寒，味苦，有小毒，归肝、胃、小肠、膀胱经。

【**功效**】

·**行气止痛** 治疗肝气郁滞，或肝胃不和，或肝郁化火引起的胁肋疼痛、脘腹胀痛及疝气疼痛、痛经等症。

·**杀虫疗癣** 治疗虫积腹痛、头癣、秃疮等症。

【**现代药理**】

本品可使在体及离体兔肠肌的张力及收缩力增加，甚至呈痉挛性收缩。本品还可导致谷丙转氨酶升高，肌无力，甚至可引起呼吸衰竭。

本品所含川楝素能不可逆地阻遏膈肌神经肌肉标本对间接刺激的收缩反应，但不影响神经冲动在神经纤维的传导，也不减少肌肉对直接刺激的收缩反应；能显著延长肉毒中毒小鼠对间接刺激收缩反应的麻痹时间；具有诱导细胞分化、抑制多种肿瘤细胞增生和凋亡作用。所含总黄酮和总多糖均具有较强的消除自由基能力，具有抗氧化能力。本品活性部位及活性组分对 RANKL 诱导的破骨细胞有很强的抑制活性作用。

本品水提物对堇色毛菌、奥杜盎氏小孢子菌、白色念珠菌、金黄色葡萄球菌有抑制作用，能抑制丙肝病毒活性；乙醇提取物有较强的驱虫作用。

2. **延胡索** 本品为罂粟科草本植物延胡索的块茎。煎服，10～30g。

【**性味归经**】性温，味辛、苦。归心、肝、脾经。

【**功效**】

·**活血行气止痛** 治疗气血瘀滞引起的胸腹疼痛，肢体疼痛，疝气疼痛，痛经等症。

【现代药理】

本品及其有效成分左旋四氢巴马汀，对兔、犬和猴均有镇静催眠作用。所含溴化甲基延胡索乙素、四氢巴马汀对兔、离体豚鼠具有肌肉松弛作用。

本品的醋炙品和酒炙品在小鼠扭体止痛实验中，均有增强止痛作用。本品浸剂对豚鼠离体肠管呈兴奋作用。

本品可增加离体兔的冠脉流量，提高小白鼠耐缺氧能力。有抗心律失常以及抑制心肌收缩力的作用。尚具有一定的镇吐和降低体温的作用。

（二）配伍功效

川楝子味苦性寒降，清肝火，泄郁热，能导湿热下走渗道，荡热止痛，故为治疗肝郁化火心腹痛及疝气疼痛的要药；其性寒，行气而无辛燥伤阴之弊，故亦可用于治疗肝阴不足、阴虚气滞、肝气不舒之疼痛等症。延胡索辛苦而温，入肝、脾、心，活血力弱，止痛力佳，作用广泛，既能用治一身上下诸痛，且无论气滞疼痛，还是血瘀疼痛咸有效验。诚为活血行气止痛之良药。两药配伍相须应用，行气止痛力量彰显突出。多用于治疗气滞所致的胸腹胁肋疼痛，脘腹胀痛、肢体疼痛，疝气疼痛，痛经等症。这种配伍应用，与现代药理研究表明的川楝子具有阻断神经肌肉传递功能、兴奋肠管、抗氧化、松弛肌肉、抑制破骨细胞作用，以及延胡索具有扩张冠脉、抗心律失常、抑制心肌收缩力、耐缺氧、兴奋肠管、解热、镇静、催眠、镇痛、镇吐、松弛肌肉作用的结果相关。

九、厚朴、枳实

（一）单味功效

1. 厚朴　本品为木兰科落叶乔木植物厚朴，或凹叶厚朴的干皮、根皮及枝皮。煎服，3~20g。

【性味归经】性温，味苦、辛。归脾、胃、肺、大肠经。

【功效】

·**行气燥湿消积**　治疗气滞湿阻引起的胸胁脘腹疼痛胀满、大便秘结、梅核气等症。

·**降逆平喘**　治疗肺气上逆引起的气喘、咳嗽等症。

【现代药理】

本品对金黄色葡萄球菌、枯草杆菌、肺炎双球菌、痢疾杆菌等多种细菌和多种皮肤真菌均有抑制作用。

本品所含厚朴酚具有降低炎症区毛细血管通透性，抑制白细胞游出，抑制纤维组织增生的作用；具有降低血清谷丙转氨酶和降血氨氮的作用；减轻肝细胞超微结构的改变，明显地防止肝纤维化及肝硬化的形成；可明显抑制心室纤维颤动和死亡的发生，抑制缺血–再灌注诱导的心室心律失常，减少缺血–再灌注损伤引起的梗死范围；所含和还可以通过抑制嗜中性粒细胞的渗入和活性氧的产生，保护大鼠脑部，修复局部脑缺血–再灌注损伤；具有抗焦虑作用；对紧张压力的啮齿类动物有明显的抗抑郁作用，能稳定啮齿类动物脑内 5–HT 和 5–HTAA 的表达；能明显抑制吗啡戒断反应，抑制儿茶酚胺分泌。

本品乙醚提取物对脑干网状激活系统以及丘脑下部激活系统有抑制作用，对由士的宁、戊四氮等药物诱发的肌肉痉挛有强烈的抑制作用。本品乙醇提取物对阿尔茨海默病（AD）具有预防及延缓病情的作用。

本品乙醚浸膏腹腔注射可抑制小鼠的自发性活动，也能对抗由甲基苯丙胺所致的兴奋作用。

本品煎剂对离体兔肠管和支气管有兴奋作用。

本品醇提取物对胃溃疡有显著抑制作用。

本品还具有抗氧化、抗血小板聚集、降低血压、降低血脂、拮抗乙酰胆碱作用。

2. **枳实**　本品为芸香科小乔木植物酸橙或香橼和枸橘的未成熟果实。煎服，10～30g，孕妇慎用。

【性味归经】性微寒，味辛、苦，归脾、胃、大肠经。

【功效】

·**破气除痞止痛**　治疗气滞胸腹引起的胸胁脘腹胀满疼痛、产后腹痛等症。

·**化痰开痹**　治疗痰滞所致的胸痹结胸，痰多咳嗽等症。

·**消积导滞**　治疗食积停滞、湿热蕴结所致的便秘腹痛、泻痢不畅、里急后重等症。

【现代药理】

本品能使胃肠运动收缩节律增加，增强小肠平滑肌紧张程度和位相性收缩；还具有利尿，升血压，抗过敏，促进脂质代谢作用。本品提取物还有很好的抗焦虑作用。本品煎剂小剂量兴奋心脏，大剂量抑制心脏；还能使子宫收缩节律增加。

本品挥发油对肺炎克雷伯菌、鼠伤寒沙门氏菌、绿脓杆菌、荧光假单胞菌、金黄色葡萄球菌、人肠杆菌、白色念珠菌、粪肠球菌等都具有很好的抑制作用。能显著减少醋酸引起的小鼠扭体反应次数及小鼠的自发活动次数，能使大鼠离体肠管的收缩幅度明显增大，能对抗大鼠幽门结扎性溃疡。

本品所含黄酮类化合物具有抑制肿瘤细胞增殖，诱导细胞凋亡的作用。所含黄酮能够缓解铬的金属螯合作用引起的氧化应激导致的肺功能障碍，改善肺组织的病理学情况。

（二）配伍功效

枳实辛苦而微寒，入脾、胃、大肠经，苦泄力大，行气力强，故一般认为有破气作用；性沉降而下行，破气除痞，兼能消积导滞，化痰开痹，乃破气结的峻剂，无论有形、无形，凡属胀闷之症咸可用之，是治痞满、导积滞之要药。厚朴味辛善散，苦味以燥，能除脾家之湿浊，行散胸腹之气滞，但其行气力略缓，燥湿散满力强，为燥湿除满的良药，兼能温化痰湿，下气降逆。厚朴、枳实两药相伍，辛开苦降，寒温相抵，破气消积力量猛烈，多用于治疗气滞湿阻或食积停滞引起的胸胁脘腹胀满疼痛、大便秘结、心烦、情志低沉、梅核气、泻痢不畅及里急后重等症。这种配伍应用，与现代药理研究表明的厚朴具有兴奋肠管和支气管、抗溃疡、抗心律失常、保护心肌、抑制儿茶酚胺分泌、抗抑郁、抗焦虑、保护脑缺血损伤、抗痴呆、抗氧化、抗吗啡戒断反应、抗菌、抗炎、保护肝脏、镇静、拮抗乙酰胆碱、降血脂作用，以及枳实具有兴奋胃肠道、抗溃疡、利尿、抗过敏、镇静、镇痛、抑制心脏、抑菌、促进脂质代谢、抗焦虑、抗氧化作用相关。

十、合欢皮、百合

（一）单味功效

1. **合欢皮** 本品为豆科乔木植物合欢或山合欢的树皮。煎服，10 ~ 30g。

【性味归经】性平，味甘，入心、肝、肺经。

【功效】

·**解郁安神** 治疗情志不舒引起的忿怒忧郁、心烦不安、胸胁不适、失眠多梦等症。

·**活血止痛** 治疗跌打损伤、骨折疼痛等症。

·**消散痈肿** 治疗肺痈，乳房肿痛、疮痈肿毒等症。

【现代药理】

本品对金黄色葡萄球菌、绿色链球菌、卡他球菌有抑制作用，能引起妊娠各期间麻醉的各种动物流产。

本品所含合欢催产素能使麻醉动物的血压短暂下降，并能使豚鼠或人处于安静时的子宫引起收缩，而使处于自发活动时的子宫增加收缩力或频率。

本品水煎剂给小鼠灌胃，中低剂量可协同戊巴比妥钠缩短睡眠潜伏期及延长睡眠时间，高剂量则对小鼠有兴奋作用。

本品乙醇提取物能明显抑制小鼠荷瘤生长速度，延长荷瘤鼠存活时间，具有良好的体内抗肿瘤活性；能明显增强 C57BL/6 小鼠 T 细胞增殖能力和吞噬细胞吞噬作用，能显著增强 EL-4 细胞株所致荷瘤鼠白细胞介素 -2（IL-2）的生物活性。

2. 百合 本品为百合科草本植物百合或细叶百合的肉质鳞茎。煎服，10～30g。

【性味归经】性微寒，味甘，入心、肺、胃经。

【功效】

·**养阴润肺** 治疗肺燥或肺热引起的干咳少痰、咽干音哑等症。

·**清心安神** 治疗阴虚内热或热病后余热未清或亢奋病后期阴伤津亏所致的失眠多梦、心烦急躁、心悸易惊、神思恍惚等症。

·**益胃和中** 治疗胃阴虚有热引起的胃脘疼痛等症。

【现代药理】

本品煎剂对氨水引起小鼠咳嗽有止咳作用，能增加小鼠肺灌流量，对抗组胺引起的蟾蜍哮喘。

本品具有显著的祛痰作用，能显著延长小鼠游泳时间和耐常压缺氧时间，能显著增加戊巴比妥钠睡眠时间以及阈下剂量的睡眠率，具有对抗环磷酰胺实验性白细胞减少的作用，能显著抑制 2，4- 二硝基氯苯所致小白鼠迟发型过敏反应，对强的松龙所致的肾上腺皮质功能衰竭具有显著保护作用。

本品所含百合皂苷能提高 5- 羟色胺、多巴胺的含量，改善抑郁症模型大鼠脑内单胺类神经递质的紊乱状态。所含百合粗多糖可使提高 D- 半乳糖导致衰老小鼠的血液中超氧化物歧化酶、过氧化氢酶和谷胱甘肽酶活力，降低血浆、脑匀浆和肝脏匀浆中过氧化脂质含量；所含百合多糖能够显著提高荷瘤小鼠的胸腺指数和脾指数、巨噬细胞吞噬功能及血清溶血素的含量，抑制 H-22 肿瘤生长。

（二）配伍功效

合欢皮味甘性平，能入肝解忧，入心缓气，令五脏安和，神气自畅，擅长疏肝解郁，安神定志。百合性微寒而味甘，虽然具有益胃和中、养阴润肺的功效，但更擅长养心肺之阴，清心肺之热而安神。两药配伍应用，清心热与疏肝解郁功用搭配，既可治疗肝郁化火扰心，又可使心神清爽而子不犯母，共达安神宁心之效。多用于治疗肝郁化火或阴虚内热引起的忿怒忧郁、心烦急躁、心悸易惊、胸胁不适、失眠多梦、神思恍惚、口干渴饮等症。这种配伍应用，与现代药理研究表明的合欢皮具有镇静、提高免疫能力、抗菌、降血压作用，以及百合具有抗抑郁、保护肾上腺皮质功能、镇静、抗氧化、增加肺灌流量、抗疲劳、耐缺氧、祛痰、止咳、平喘、升高白细胞、提高免疫功能作用的结果相关。

第七节　消食药对

一、砂仁、神曲

（一）单味功效

1. **砂仁**　详见砂仁、白豆蔻一节。

2. **神曲**　本品为采用大量面粉、麸皮粉与杏仁泥、赤小豆粉，以及鲜辣蓼、鲜青蒿、鲜苍耳汁混合拌匀，使不干不湿，做成小块，放入筐内，后取出晒干覆以麻叶或楮叶，保温发酵一周，长出菌丝后晒干而形成的加工品。煎服，10～30g。麸炒神曲偏于醒脾和胃，回乳消胀；焦神曲醒脾消食化积力量强；生神曲除健脾开胃外，还有发散解表的功效。

【性味归经】性温，味甘、辛，归脾、胃经。

【功效】

·**消食和胃**　治疗饮食积滞不化引起的脘闷腹胀、嗳腐吞酸、便秘或泄泻等症，帮助难以消化吸收的药品如矿石类药物消化吸收。

·**通乳消胀**　治疗妇女断乳，或乳汁郁积引起的乳房胀痛等症。

·**解表退热**　此品生用兼有发散之力，用于治疗外感表证兼有食滞的病症。

【现代药理】

本品能促进人体对食物中蛋白质的消化吸收和利用，对脾虚小鼠肠道菌群失调具有调整作用，可促进损伤肠组织的恢复。

（二）配伍功效

砂仁辛温，气味芳香，香气浊，燥湿之力强，作用偏于中下焦，善理脾胃气滞，化湿行气，温中止呕，安胎。神曲甘辛温，消食化积，健脾开胃的力量强，兼能发散解表，作用偏于中上焦。两药配伍，共同加强对中焦的作用，消食化积，化湿行气，开胃止呕，和中健脾。两药一行气一消食，相得益彰。一般多用于治疗食积不化、湿阻中焦引起的脘闷腹胀、不思饮食、嗳腐吞酸，甚则呕吐，便秘或泄泻等症。这种配伍应用，与现代药理研究表明的砂仁具有增强肠道推进活动、抗胃十二指肠溃疡、缓解肠道痉挛、解毒、抗菌作用，以及神曲具有促进消化、调整肠道菌群失调、保护肠损伤作用相关。

二、神曲、草豆蔻

（一）单味功效

1. **神曲**　详见砂仁、神曲一节。

2. **草豆蔻**　本品为姜科草本植物草豆蔻近成熟的干燥种子。煎服，10～20g，打碎生用，宜后下。

【性味归经】性温，味辛，归脾、胃经。

【功效】

·**化湿行气**　治疗湿阻脾胃引起的脘腹胀满，尤以寒湿偏盛者更为适宜。

·**温胃止呕**　治疗寒湿郁滞所致的呕吐、反酸等症。

【现代药理】

本品浸出液能够增加胃蛋白酶活性。本品挥发油高剂量（100mg/kg）、中剂量

（50mg/kg）都能降低小鼠毛细血管通透性，并抑制二甲苯所致小鼠耳肿胀，减轻大鼠肉芽肿，其中高剂量的抗炎作用与地塞米松组相当。本品所含黄酮类化合物对皮质酮损伤的 PC12 细胞有很强的神经保护作用。

（二）配伍功效

神曲性温，入脾胃经，味甘和中，专能化食消积，开胃健脾；兼有辛味，能解表散寒。草豆蔻性味辛温，气味芳香，温燥之性较强，偏于燥湿行气；专入脾胃，辛可散寒，功能温中止呕。两药配伍使用，神曲之甘，可使草豆蔻辛温不过于燥；草豆蔻温中燥湿，可使神曲消积和中力量增强；两药又同入脾胃经，功效增强。多用于治疗抗精神病药物之药毒等引起的湿阻脾胃，饮食积滞不化导致的脘腹胀满、嗳腐吞酸、便秘或泄泻等症。这种配伍应用，与现代药理研究表明的神曲具有促进消化、调整菌群失调、保护肠损伤作用，以及草豆蔻具有增加胃蛋白酶活性、抗炎、保护神经作用相关。

三、神曲、莱菔子

（一）单味功效

1. **神曲**　详见砂仁、神曲一节。
2. **莱菔子**　详见火麻仁、莱菔子一节。

（二）配伍功效

神曲甘辛温，既能消食化积，又能健脾开胃和中，略兼解表之功，善于消食和中。莱菔子性平，味辛甘，行气宽中，消食除胀，并能降气化痰，善于行气降气。两药配伍，一偏于和中，一偏于行气，行气与和中的功效相补，消食化积作用凸显，多用于治疗食积停滞引起的脘闷腹胀、嗳腐吞酸、腹痛不舒、便秘或泄泻等症。这种配伍应用，与现代药理研究表明的神曲具有调整肠道菌群失调、促进消化、保护肠损伤作用，以及莱菔子具有增强胃肠活动、解毒、降血脂、降血压、抗菌、抑制和保护心脏作用相关。

四、决明子、生山楂

（一）单味功效

1. 决明子　本品为豆科植物决明的成熟种子。煎服，10～30g，用于润肠通便，不宜久煎。

【性味归经】性微寒，味甘、苦、咸，入肝、大肠经。

【功效】

·**清肝明目**　治疗肝火上炎或风热上壅头目引起的头晕目眩、头痛、目赤肿痛、羞明多泪等症，也可用于治疗肝肾阴虚引起的目暗昏花、青盲内障等症。

·**润肠通便**　治疗内热肠燥所致的大便秘结等症。

【现代药理】

本品能抑制血清胆固醇升高和主动脉粥样硬化斑点形成；对细胞免疫有抑制作用；对环磷酸腺苷和磷酸二酯酶有抑制作用；还具有保护肝脏，利尿，抗血小板聚集，保护视力，收缩子宫和催产的作用。

本品醇浸物或煎剂对多种皮肤真菌及细菌有抑制作用；水浸液或醇浸液对麻醉动物有降低血压作用；流浸膏给小鼠灌胃以后3～5小时泻下作用达到高峰；给胃瘘狗空腹时应用，有促进胃液分泌的作用。

2. 山楂　本品为蔷薇科乔木或大灌木山里红、山楂或野山楂的成熟果实。煎服，10～30g。生山楂、炒山楂多用于消食散瘀，焦山楂、山楂炭多用于止泻痢。

【性味归经】性微温，味酸、甘，归脾、胃、肝经。

【功效】

·**消食化积**　治疗食积停滞，尤其是肉食乳食积滞引起的脘腹胀满、嗳气吞酸、恶心呕吐、不思饮食、大便失常等症。

·**理气消胀止痛**　治疗气滞引起的腹胀、泻痢腹痛、疝气偏坠、睾丸肿痛等症。

·**活血散瘀**　治疗血滞瘀阻引起的胸腹疼痛、痛经、产后瘀滞腹痛、恶露不尽等症。

【现代药理】

本品具有收缩子宫、降低血压、抗血小板聚集、增强免疫功能、抗氧化、保护肝功能、抗肿瘤的功能，并且能显著延长小白鼠戊巴比妥钠睡眠持续时间。

本品水煎剂对金黄色葡萄球菌、炭疽杆菌有明显的抑制作用，对大鼠胃液分泌有明显促进作用。本品浸膏能够降低血中胆固醇及甘油三酯含量，缓解血管痉挛，扩张冠状血管，抗心律失常。本品提取物对蟾蜍在体及离体、正常及疲劳心脏均有一定程度的强心作用。

（二）配伍功效

决明子既能清泄肝胆郁火，又能润肠通便。生山楂味酸而甘，消食力佳，为消化食积停滞常用要药，尤能消化油腻肉积；兼能活血散瘀，行气消胀。两药组合应用，生山楂得决明子，可清泄宿食久郁之热，荡除积滞于肠道的宿食陈腐；决明子得生山楂，可化肠道不通、食谷不下造成的积滞，行气消除腹气的胀满，二药共同起到消食化积、行气除胀、清泄郁热、荡涤陈腐的作用。多用于治疗脾胃运化失常、食积郁滞化热、土壅木郁化火引起的脘腹胀满、大便秘结、嗳气吞酸、恶心呕吐、不思饮食、头晕目眩、头痛、目赤肿痛、羞明多泪等症。这种配伍应用，与现代药理研究表明的决明子具有促进胃液分泌、保护肝脏，抑制细胞免疫、抑制环磷酸腺苷和磷酸二酯酶、利尿、抗血小板聚集、抗菌、降血压、降血脂、抗动脉粥样硬化、保护视力作用，以及生山楂具有促进胃液分泌、降低血压、镇静催眠、缓解血管痉挛、扩张冠状血管、抗血小板聚集、增强免疫功能、抗氧化、保护肝功能、降低血脂、抗心律失常作用相关。

第八节　止血药对

一、大蓟、小蓟

（一）单味功效

1. **大蓟**　本品为菊科宿根草本植物大蓟的根及全草。煎服，10～30g。也可捣敷患处，外用适量。

【**性味归经**】性凉，味甘、苦，归心、肝经。

【**功效**】

·**凉血止血**　治疗血热妄行所致的咯血、衄血、崩漏、尿血等症。

·**化瘀消痈**　治疗热毒蕴肤所致的疮痈肿毒等症。

【**现代药理**】

本品对凝血过程第一阶段有促进作用。

本品煎剂能抑制人型结核菌素的生长；有显著降低血压作用；本品水煎液对离体蛙心、兔心具有明显的抑制作用，使心缩幅度减少，心率减慢。

本品所含黄酮苷（cirsimarin）具有降低脂质过氧化物形成的作用，所含十七碳炔烯醇及其醋酸酯等在体外具有抑制 KB 细胞生长的作用。

本品提取物具有促进脂肪代谢和利尿作用。

2.　**小蓟**　本品为菊科多年生草本植物刺儿菜或刻叶刺儿菜的全草。煎服，10～30g。也可捣敷患处，外用适量。

【**性味归经**】性凉，味甘、苦，归心、肝经。

【**功效**】

·**凉血止血**　治疗血热妄行所致的咯血、衄血、崩漏、尿血等症，尤擅长治疗尿血、血淋。

·**散瘀消痈**　治疗热毒蕴肤所致的疮痈肿毒等症。

【**现代药理**】

本品能够收缩局部血管，抑制纤溶，发挥止血效应。

本品水煎剂对溶血性链球菌、肺炎球菌、白喉杆菌、金黄色葡萄球菌等有一定抑制作用；对离体兔心，离体豚鼠心房肌均具有增强收缩力和提高频率的作用；对小肠平滑肌有抑制作用，而且还具有降低血压、抗突变的作用。

本品提取物对肝癌细胞有明显的抑制作用，对超氧阴离子自由基（SAFR）、羟基自由基（HFR）均有明显清除作用。

（二）配伍功效

大蓟和小蓟都是苦甘凉之品，同归心肝两经，皆能凉血止血，散瘀解毒消痈。大蓟散瘀解毒消痈的力量比小蓟强，并且止血作用广泛；小蓟因兼能利尿，尤其擅长治疗尿血、血淋。两药配合使用，功效叠加，凉血止血、散瘀解毒消痈作用显著。用于治疗血热妄行所致的咯血、衄血、崩漏、尿血、血淋等症，以及热毒蕴肤引起的疮痈肿毒诸症。这种配伍应用，与现代药理研究表明的大蓟具有促进凝血、利尿、降低血压、抗菌、促进脂肪代谢、抗氧化、抑制心脏作用，以及小蓟具有收缩局部血管、抑制纤溶、抗菌、降血压、抗突变、抗肿瘤、抗氧化作用相关。

二、仙鹤草、地榆

（一）单味功效

1. 仙鹤草 本品为蔷薇科草本植物龙牙草的全草。煎服，10～60g。

【性味归经】性平，味苦、涩，归肝、肺、脾经。

【功效】

· **收敛止血** 治疗各种因素所致的身体各部位的出血病症。

· **收敛止痢** 治疗各种因素所致的久泻久痢病症。

· **截疟** 治疗疟疾寒热。

· **补虚** 治疗脱力劳伤引起的虚弱证候。

【现代药理】

本品煎剂对革兰氏阳性菌有一定抑制作用，其水提液对体外培养的阴道毛滴虫有明显的抑制和杀灭作用。

本品水提物尚可明显延长大鼠出血时间，抑制富含血小板血浆二磷酸腺苷和胶原的聚集作用。本品水提浸膏对四氧嘧啶诱导的糖尿病小鼠和肾上腺素诱导的高血糖小鼠均有明显降低血糖的作用。

本品水提取物和乙醇提取物均可减少乙酸致小鼠扭体次数，延长小鼠舔足时间；减轻二甲苯致小鼠耳郭肿胀程度和角叉菜胶致足跖肿胀程度；对麻醉兔有明显的降压作用，呈剂量依赖性。

本品对乌头碱、氯化钡所致的心律失常均有防治作用，对家兔体外血栓的形成有明显的抑制作用，还具有促进凝血、抗肿瘤、抗血吸虫，抗绦虫、兴奋蛔虫作用。

2. 地榆 本品为蔷薇科植物地榆的根。煎服，10～30g，外用适量。

【性味归经】性微寒，味苦、酸、涩，入肝、胃、大肠经。

【功效】

· **凉血止血** 治疗血热妄行引起的便血、血痢、痔疮出血、尿血、崩漏等症。

· **泻火敛疮** 治疗水火烫伤、皮肤溃烂、湿疹等症。

【现代药理】

本品能够促进细胞免疫,抑制人子宫颈癌细胞;对小鼠自发活动具有显著抑制作用;还具有抗氧化、抗过敏作用;外用可降低毛细血管的通透性,减少渗出,减轻组织水肿,有收敛作用,防止烧伤早期休克,降低死亡率。

本品水提物可使出血时间明显缩短,具有止血作用;给胃瘘大鼠灌服,能显著增强大鼠对蛋白质的消化能力。

本品煎剂对伤寒杆菌、脑膜炎球菌、福氏痢疾杆菌、乙型链球菌、金黄色葡萄球菌、肺炎双球菌均有抑制作用。本品煎液灌胃对乙醇导致的急性胃黏膜损伤,具有保护作用;对番泻叶、蓖麻油造成的动物实验性腹泻有对抗作用;能抑制给鸽静注洋地黄酊引起的催吐作用。低浓度煎剂可以使离体蛙心收缩力加强,频率减慢,心搏出量增加;高浓度则可使其抑制。

本品所含地榆总皂苷能够单独或协同细胞因子促进血细胞增殖,所含鞣质具有抗真菌作用。

(二)配伍功效

仙鹤草苦涩而性平,功擅止血,作用广泛,能用于治疗身体各部位出血病症,无论寒热虚实皆可应用;并且能止久泻久痢;民间还用于治疗脱力劳伤,故又称之为"脱力草",有补虚强壮作用。地榆苦寒泄热,酸涩收敛,功擅凉血止血,偏走下焦,善于治疗下焦部位出血的病症,尤其是治疗痔血、便血等症的常用之品。两药配伍使用,苦涩相叠,收涩力量增强;一个作用部位广泛,一个作用偏走下焦,二者同入下焦,对下焦的收敛止血功效凸显。用于治疗抗精神病药物之药毒等因素的血热妄行所致的便血、血痢、痔疮出血、尿血、崩漏等症。这种配伍应用,与现代药理研究表明的仙鹤草具有调节凝血、止血、抗血栓形成、抗菌、降血压、镇痛、抗炎、降低血糖作用,以及地榆具有止血、促进造血、抗氧化、保护胃黏膜、止泻、镇吐、增强免疫、镇静作用相关。

第九节　活血化瘀药对

一、丹参、川芎

（一）单味功效

1. 丹参　本品为唇形科草本植物丹参的根。煎服，10～60g。本品反藜芦，且孕妇慎用。

【**性味归经**】性微寒，味苦，归心、心包、肝经。

【**功效**】

·**活血调经**　治疗瘀血阻滞引起的月经不调、经闭痛经、产后瘀痛等症。

·**祛瘀止痛**　治疗瘀血阻滞引起的胸肋胁痛、风湿痹痛、癥瘕结块、跌仆伤痛等症。

·**清心安神**　治疗温病热入营血引起的身发斑疹、神昏烦躁等症，及热扰心神引起的心悸怔忡、失眠等症。

·**凉血消痈**　治疗热壅血滞所致的疮疡肿痛等症。

【**现代药理**】

本品具有抗炎，抗氧化，耐缺氧，抗肿瘤，改善肾功能，保护肝脏，促进肝细胞再生，促进创伤愈合等作用，对金黄色葡萄球菌、大肠杆菌、变形杆菌、福氏痢疾杆菌、伤寒杆菌均有抑制作用。本品还有抗血液凝固、促进纤溶作用，可以抑制正常家兔的血小板功能及凝血功能，有防止血栓形成的作用。

本品可使冠心病、急性心肌梗死、肺心病、陈旧性心肌梗死等患者的血液黏稠度明显降低，使红细胞电泳时间、红细胞压积、纤维蛋白原等指数均有不同程度改善。

本品能使体外培养的成纤维细胞发生显著的形态学改变，能抑制细胞的核分裂和增殖，具有抗肝纤维化、抗肺纤维化的作用。

本品具有舒张静息离体气管及抑制组胺、乙酰胆碱的致痉作用，能延长豚鼠药物性喘息发作潜伏期；对中枢神经系统有抑制作用，具有较显著的对抗苯丙胺精神运动作用。

本品注射液能够提高免疫功能，抗放射损伤。

本品煎剂灌流蟾蜍全身血管及兔耳血管实验表明，该药有扩张血管作用。

本品煎剂和注射液有不同程度的降压作用。

2. 川芎　详见菊花、川芎一节。

（二）配伍功效

丹参味苦性微寒，入心兼归肝，专入血分，清而兼补、清营凉血、除烦安神、活血祛瘀、消痈解毒。川芎辛温香燥，走而不守，秉升散之性，上行可达头目巅顶，旁可通络脉；且又能入血分，下行可达血海，总以活血祛瘀，为血中之气药，尤为妇科调经要药；祛风止痛，效用甚佳，亦为治疗头痛的要药。两药配伍应用，川芎助丹参上行入脑，加强养神定志的作用；川芎还可载丹参入血海，旁达肢节肌肤，以通畅气血，使精神畅；而川芎本身也具有疏通气血的功效，故两药相须，互增通畅气血的疗效，共同起到养神定志、清畅脑神作用。多用于治疗气滞血瘀引起的胸胁疼痛、癥瘕结块、疮疡肿痛、跌扑伤痛、月经不调、经闭痛经、产后瘀痛等症。这种配伍应用，与现代药理研究表明的丹参具有抗菌、抗炎、扩张血管、降低血液黏稠度、抗凝血、抑制血小板聚集、增强纤溶、抗血栓形成、抗纤维化、镇静、抗氧化、耐缺氧、保护肝脏、促进肝细胞再生、提高免疫功能、抗肿瘤、平喘作用，以及川芎具有镇静、催眠、改善记忆能力、降低血压、抗血小板聚集、增强纤溶、扩张冠脉、强心、减慢心率、改善微循环、增加肾脑血流量、减轻脑水肿和继发性出血、减少肾脑再灌注损伤、抗氧化、提高耐缺氧能力、抑制癫痫发作、抗肿瘤、调节子宫和肠收缩作用相关。

二、丹参、鸡血藤

（一）单味功效

1. **丹参**　详见丹参、川芎一节。

2. **鸡血藤**　详见鸡血藤、伸筋草一节。

（二）配伍功效

丹参味苦性微寒，入心归肝，专入血分，清而兼补。入营凉血，活血调经，祛瘀止痛，安神宁心；现代临床用于治疗心绞痛、脉管炎及肝脾肿大诸症，颇受赞誉。鸡血藤味亦苦，而性温，不入心，而入肝肾经，既能活血，又能养血，具有调经、舒筋、活络之功。两药相伍应用，一寒一温，趋于平和，同入肝经，养血活血之功相叠，调经、舒筋、止痛的功效彰显。用于治疗抗精神病药物之药毒等因素的气血瘀滞或兼血虚引起的月经不调、经闭痛经、胸胁胁痛、癥瘕结块、肢体瘫痪、手足麻木、关节酸痛、风湿痹痛、跌仆伤痛等症。这种配伍应用，与现代药理研究表明的丹参具有降低血液黏稠度、抗凝血、抑制血小板聚集、增强纤溶、抗血栓形成、抗肝肺纤维化、抗肿瘤、抗菌、抗炎、扩张血管、降低血压、镇静、抗氧化、耐缺氧、改善肾功能、保护肝脏、促进肝细胞再生、促进创伤愈合、提高免疫功能作用，以及鸡血藤具有镇静、催眠、抑制血小板聚集、抗肿瘤、抗氧化、降血脂、升高红细胞和白细胞、提高免疫功能、保护肝脏、降血压、抑制心脏作用相关。

三、红花、桃仁

（一）单味功效

1. 红花　本品为菊科草本植物红花的筒状花冠。煎服，10～20g。月经过多者及孕妇忌用。

【性味归经】性温，味辛，归肝、心经。

【功效】

·活血祛瘀　治疗瘀血所致的情绪波动易怒，癥瘕结块，疮痈肿痛，跌仆伤痛，风湿痹痛，月经不调，经闭腹痛，产后瘀痛等症。

·化滞消斑　治疗麻疹出而复收，或热郁血滞所致的斑疹色暗等症。

【现代药理】

本品具有耐缺氧、镇痛、降低血脂、保护肝脏、兴奋子宫、抗盆腔粘连的作用。本品能明显降低全血黏度，降低红细胞的聚集性，并提高红细胞的变形能力、抗氧化能力和免疫黏附能力，减少自由基对红细胞膜的损伤，延长其寿命，从而维持正常的血液黏度；能够使麻醉犬股动脉血流量轻度增加，外周血管阻力降低，血管扩张；可以抑制二磷酸腺苷诱导的血小板聚集，增强纤维蛋白溶解，抑制血栓形成。

本品煎剂对蟾蜍离体心脏和兔在体心脏，小剂量有增强心肌收缩力作用，大剂量则有抑制作用；腹腔注射对垂体后叶素引起的大白鼠或家兔的急性心肌缺血有显著的保护作用。本品煎剂和水提液对麻醉犬、猫或兔均有不同程度的降压作用。本品醇提物能使犬全血凝固时间、血浆的复钙时间、凝血酶原时间和凝血酶时间均明显延长。

本品所含红花黄色素有明显增强巴比妥类和水合氯醛的中枢抑制作用。

2. 桃仁 本品为蔷薇科小乔木植物桃或山桃的成熟种子。煎服，10～20g。

【**性味归经**】性平，味苦、甘，归心、肝、大肠经。

【**功效**】

·**活血祛瘀** 治疗瘀血所致的癫狂善忘、癥瘕结块、肺痈肠痈、跌仆伤痛、经闭痛经、产后瘀痛等症。

·**润肠通便** 治疗津亏肠燥引起的大便便秘。

【**现代药理**】

本品具有提高血小板中环磷酸腺苷水平，抑制二磷酸腺苷诱导的血小板聚集，抑制血液凝固以及血栓形成的作用。能够促进初产妇子宫收缩及子宫出血，还具有镇咳、抗炎、驱虫、保肝和抗癌的作用。本品所含脂肪酸能够润滑肠道，利于排便。本品提取物能刺激肠壁，增加肠蠕动，从而促进排便；水提物能抑制小鼠血清中皮肤过敏抗体及豚鼠脾溶血性细胞的产生。

本品水煎剂口服有显著镇痛作用，能抑制小鼠扭体反应。

（二）配伍功效

桃仁与红花皆为活血祛瘀之药。红花辛散温通，少用活血，多用祛瘀，为治瘀血阻滞之要药，尤为妇女调经常用之品。其质轻气浮，偏于走外上达，长于祛经络之瘀血，及上焦之瘀血。桃仁苦甘性平，苦能泄降导下，其质重而润，偏于走里，善入下焦，长于破脏腑之瘀血；具润肠通便之功；善于治疗内痈，为治疗肺痈肠痈之要药。两药配伍应用，一偏于走经络，一偏于走脏腑；一偏于行上，一偏于行下；经络脏腑上下补充，通行全身，活血通经、去瘀生新力量增强。一般多用于治疗肝郁气滞或抗精神病药物之药毒等因素的瘀血所致的癫狂善忘、癥瘕结块、跌仆伤痛、经闭痛经、产后瘀痛等症。这种配伍应用，与现代药理研究表明的红花具有抗血小板聚集、抗凝血、增强纤溶、抗血栓形成、降低全血黏度、抗心肌缺血、扩张血管、抗氧化、耐缺氧、镇静、镇痛、保护肝脏、兴奋子宫、抗盆腔粘连作用，以及桃仁具有抗血小板聚集、抗血栓形成、增加肠蠕动、兴奋子宫、镇痛、镇咳、抗炎、抗过敏、保护肝脏、抗溶血、抗肿瘤作用相关。

四、鸡血藤、川芎

（一）单味功效

1. **鸡血藤** 详见鸡血藤、伸筋草一节。

2. **川芎** 详见菊花、川芎一节。

（二）配伍功效

鸡血藤苦甘性温，既能活血，又能补血，功效类似于当归，并有调经和舒筋活络的功能。川芎辛散温通，为血中之气药，下调经水，中开郁结，活血行气通经；上行头目，旁通经络，活血祛风止痛，无补血养血之功。两药配伍使用，活血调经、舒筋活络作用叠加，功效加强，又具补血养血的功效，两药相得益彰。一般多用于治疗抗精神病药物等因素所致血瘀血虚引起的月经不调、痛经、经闭、手足麻木、肢体不自主抖动颤动、胸胁疼痛、癥瘕结块、头痛、关节疼痛等症。这种配伍应用，与现代药理研究表明的鸡血藤具有升高红细胞和白细胞、抑制血小板聚集、提高免疫能力、抗氧化、保护肝脏、镇静、催眠、降血压、抑制心脏、抗肿瘤、降血脂作用，以及川芎具有抗血小板聚集、增强纤溶、扩张冠脉、强心、减慢心率、减少肾脑再灌注损伤、增加肾脑血流量、改善微循环、减轻脑部水肿和继发性出血、镇静、催眠、改善记忆能力、降低血压、抗氧化、提高耐缺氧能力、抗肿瘤、抑制癫痫发作、调节子宫和肠收缩作用相关。

五、鸡血藤、怀牛膝

（一）单味功效

1. **鸡血藤** 详见鸡血藤、伸筋草一节。

2. **怀牛膝** 本品为苋科草本植物牛膝的根。煎服，10~30g。

【性味归经】性平，味苦、酸，归肝、肾经。

【功效】

·**补肝肾、强筋骨** 治疗肝肾不足引起的腰膝酸痛，足膝萎软无力等症。

·**引血下行** 治疗火热上炎或阴虚火旺所致的头痛眩晕、吐血衄血、口舌生疮、牙龈肿痛等症。

·**祛瘀通经疗伤**　治疗瘀血阻滞引起的经闭、痛经、产后瘀痛、跌扑伤痛等症。

·**利水通淋**　治疗肾气不利引起的小便不利、淋沥涩痛及尿血等症。

【现代药理】

本品煎剂对麻醉猫和犬等均有短暂性降压作用，降压时伴有呼吸兴奋；给小鼠口服有明显抑制醋酸扭体反应的作用。

本品醇提取物对离体蛙心、麻醉猫有一定的抑制作用；能使家兔离体的十二指肠、空肠和回肠兴奋，紧张性提高，收缩力加强。本品苯提取物和氯仿提取物均具有抗生育，抗早孕作用。本品水煎剂对麻醉犬心肌的抑制作用更为明显。

本品还具有抗炎，利尿，兴奋子宫的作用。

（二）配伍功效

鸡血藤和怀牛膝皆入肝肾两经，活血通经。鸡血藤偏于入肝，补血，舒筋活络；怀牛膝偏于入肾，补肾强筋骨，引血下行。两药配伍应用，活血通经功效相叠，补血强筋功效互补，两药相得益彰。一般多用于治疗抗精神病药物之药毒等因素致瘀血内阻引起的经闭、月经不调、经行腹痛等症，以及肝肾亏虚所致的腰膝酸痛，下肢萎软无力、手足麻木等症。这种配伍应用，与现代药理研究表明的鸡血藤具有提高免疫能力、升高红细胞和白细胞、抗氧化、保护肝脏、镇静、催眠、降低血压、抑制血小板聚集、抗肿瘤、降血脂作用，以及怀牛膝具有镇痛、兴奋呼吸、降低血压、利尿、抑制心脏、兴奋肠管、兴奋子宫、抗炎作用相关。

六、桃仁、怀牛膝

（一）单味功效

1. **桃仁**　详见红花、桃仁一节。

2. **怀牛膝**　详见鸡血藤、怀牛膝一节。

（二）配伍功效

桃仁和牛膝皆能趋下通经。桃仁甘苦平，其体脂多而润，走心、肝、大肠之经，专于活血化瘀，同时兼能润肠通便。牛膝甘苦平且酸，入肝、肾之经，祛瘀与补肝肾的功效同具，兼能利尿而引药下行。两药配伍使用，一通便，一利尿，共达下焦，祛除下焦之瘀血的力量互增；祛瘀的同时肝肾得补，攻补相得，邪去正安。多适用于治疗瘀血，尤其是下焦瘀血引起的小腹疼痛、经闭、痛经、癥瘕积聚、癫狂善忘、烦躁话多、外跑等症。这种配伍应用，与现代药理研究表明的桃仁具有抗血小板聚集、抗血栓形成、镇痛、增加肠蠕动、兴奋子宫、抗溶血、抗炎、抗过敏、保护肝脏作用，以及怀牛膝具有镇痛、利尿、降低血压、抑制心脏、兴奋呼吸、兴奋肠管、兴奋子宫、抗炎作用相关。

七、桃仁、栀子

（一）单味功效

1. **桃仁**　详见红花、桃仁一节。
2. **栀子**　详见龙胆草、栀子一节。

（二）配伍功效

桃仁味苦甘而性平，能入心、肝、大肠经，专入于血分，活血行滞祛瘀；其脂多质润，具润肠通便之功；善于治疗内痈，为治疗肺痈肠痈之要药。栀子归心、肺、三焦经，苦寒涤热，其气薄而味厚，薄轻上行，厚重沉降，可泻上中下三焦之火；其既可入气分，又可入血分，可达气血两清的作用。两药配伍，一祛瘀一涤热，瘀血去除，则郁热自解；热邪清除，则血行自和，祛瘀凉血和血功效相叠，两药相得益彰。多适用于治疗血热互结引起的癫狂善忘、心烦、胸闷、躁扰不宁、坐卧不安、幻觉妄想、亢奋高歌、多语多动、冲动外走、打人毁物、神昏谵语、癥瘕积聚、肺痈肠痈、大便秘结等症。这种配伍应用，与现代药理研究表明的桃仁具有镇痛、抗炎、保护肝脏、增加肠蠕动、兴奋子宫、抗血小板聚集、抗血栓形成、解热、镇咳、抗过敏、抗溶血、抗肿瘤作用，以及栀子具有镇痛、镇静、催眠、抗菌、利胆、保护肝脏和胰腺、抑制胃酸分泌和胃蛋白酶活性、导泻、降血压、抗炎、止血、治疗软组织损伤作用相关。

八、鸡血藤、益母草

（一）单味功效

1. **鸡血藤**　详见鸡血藤、伸筋草一节。
2. **益母草**　本品为唇形科草本植物益母草的全草。煎服，10 ~ 30g。

【**性味归经**】性微寒，味辛、苦。归心、肝、膀胱经。

【**功效**】

·**活血调经**　治疗瘀血阻滞引起的月经不调，痛经，产后恶露不尽，瘀滞腹痛等症。

·**利水消肿**　治疗水饮内停引起的水肿、小便不利等症。

·**凉血消疹**　治疗血热毒盛引起的疮痈肿毒、皮肤隐疹、疹痒赤热等症。

【**现代药理**】

本品煎剂对大肠杆菌、志贺氏痢疾杆菌有抑制作用；本品所含益母草碱对许多真菌均有抑制作用。

本品水煎剂可明显提高小鼠淋巴因子活化杀伤细胞的活性，提高自然杀伤细胞的活性。

本品水提取物、水煎醇提物、醇提物均能增加大鼠离体子宫的张力、强度、频率和子宫活动力。本品能抑制缩宫素所致小鼠扭体反应，能缓解由 15M– PGF2α 所致的小鼠子宫痉挛，还能引起小白鼠阴道上皮增生。本品水煎剂对小白鼠有一定的抗着床和抗早孕作用。

本品能抑制血栓形成，减少血栓干湿重量，延长体外血栓形成时间，抗血小板聚集。

本品所含益母草碱小剂量能使离体蛙心，增强收缩力，大剂量反呈抑制现象。

本品能减轻二甲苯所致小鼠耳郭肿胀程度，明显减轻实验性大鼠子宫炎症，具有升高孕激素水平、改善冠脉循环、保护心脏、降低血压、利尿的作用。

（二）配伍功效

鸡血藤味苦微甘而性温，以养血活血为先，从而达到调经、舒筋的功效。益母草辛开苦泄，入血分，重在活血调经，祛瘀生新；性微寒，兼能凉血，为妇科经产常用要药，还能利水消肿、凉血消疹。两药一温一寒，药性平和；一偏养血活血，一偏活血祛瘀，配伍应用活血力量增强，调经作用倍增。一般多用于治疗抗精神病药物之药毒等致血虚血瘀引起的闭经、月经不调、痛经、产后恶露不尽、瘀滞腹痛等症。这种配伍应用，与现代药理研究表明的鸡血藤具有抑制血小板聚集、提高免疫能力、升高红细胞和白细胞、抗氧化、镇静、催眠、降血压、抑制心脏、降血脂、保护肝脏作用，以及益母草具有兴奋正常子宫、抗子宫痉挛、雌激素样作用、升高孕激素水平、增强免疫能力、抗生育、抗血小板聚集、增强纤溶、抗血栓形成、改善冠脉循环、利尿、抗炎作用相关。

九、三棱、莪术

（一）单味功效

1. 三棱　本品为黑三棱科水生草本植物黑三棱的干燥块茎。煎服，3～20g。月经过多者与孕妇忌用。

【性味归经】性平，味苦，入肝、脾经。

【功效】

·**祛瘀通经消癥**　治疗气滞血瘀所致的癫狂善忘、妄言妄行、癥瘕积聚、经闭、心腹疼痛等症。

·**行气消积**　治疗食积停滞引起的脘腹胀满、疼痛等症。

【现代药理】

本品挥发油具有升高白细胞作用。

本品生品和炮制品都有一定程度的镇痛作用，其中以醋炙三棱镇痛作用强而持久。

本品水煎剂能引起离体兔肠管收缩力加强，紧张性升高；有抑制血小板聚集，延长血栓形成时间，缩短血栓长度和减轻血栓重量的作用，还有延长凝血酶原时间及部分凝血致活酶的趋势、降低全血黏度作用。

本品注射液对小白鼠肉瘤180有明显抑制作用。

2. 莪术　本品为姜科草本植物莪术、郁金或广西莪术的根茎。煎服，3～20g。月经过多与孕妇忌用。

【性味归经】性温，味苦、辛，入肝、脾经。

【功效】

·**祛瘀通经消癥**　治疗气滞血瘀所致的癫狂善忘、妄言妄行、癥瘕结块、经闭、心腹疼痛等症。

·**行气消积**　治疗食积停滞引起的脘腹胀满、疼痛等症。

【现代药理】

本品挥发油试管内能抑制金黄色葡萄球菌、溶血性链球菌、大肠杆菌、伤寒杆菌和霍乱弧菌的生长。

以 6.25g/kg、25g/kg 本品水煎剂灌喂，对小鼠有明显抗肿瘤作用。

本品对消化道的作用与生姜相似，能直接兴奋平滑肌；可降低血管阻力，增加股动脉血流量，使动脉血流量峰值增强，明显改善肢体血流量。

本品莪术油具有明显抗盆腔粘连形成的效果；有抗由二磷酸腺苷和肾上腺素所诱发的血小板凝聚，抗血栓形成的作用。

本品具有升高白细胞，保护肝脏，抗早孕和抗银屑病的作用。

（二）配伍功效

三棱性平，偏于破血，有较强的破血祛瘀功能，又能行气消积，破血之力优于莪术。莪术性温，偏于破气，使气行通畅，疼痛解除；亦能祛瘀，女子瘀血虽坚如铁石，用之亦能徐徐消除，理气之力优于三棱。两药相伍为用，互增破血和破气的功效，破血行气、逐瘀止痛、消癥散积。一般多用于治疗抗精神病药物之药毒等因素所致瘀血内阻或气滞血瘀引起的癫狂善忘、妄言妄行、癥瘕结块、经闭、心腹疼痛等症。这种配伍应用，与现代药理研究表明的三棱具有镇痛、抑制血小板凝集、抗凝血、增强纤溶、抗血栓形成、降低全血黏度、抗肿瘤、升高白细胞、兴奋肠管作用，以及莪术具有抑制血小板聚集、抗血栓形成、升高白细胞、抗肿瘤、抗盆腔粘连、兴奋消化道、改善肢体血流量、保护肝脏、抗菌作用相关。

十、益母草、土鳖虫

（一）单味功效

1. **益母草** 详见鸡血藤、益母草一节。

2. **土鳖虫** 本品为鳖蠊科昆虫地鳖或冀地鳖的雌虫体。煎服，3~20g。或烘焙后研粉吞服，每次 1~1.5g。体虚孕妇慎用。

【**性味归经**】性寒，味咸，有小毒。归肝经。

【**功效**】

· **祛瘀通经消癥** 治疗血滞瘀阻引起的经闭，癥瘕结块等症。

· **续筋接骨** 治疗跌仆损伤所致的瘀滞疼痛，筋伤骨折，以及腰部扭伤等症。

【**现代药理**】

本品水提液能显著延长出血时间，延长复钙时间，对血小板聚集率有显著抑制作用，并能显著缩短红细胞电泳时间。

本品提取液连续给大鼠灌胃 10 天后，能使红细胞压积、全血高切黏度、全血低切黏度、红细胞聚集指数、红细胞刚性指数均降低，使红细胞沉降率、血沉方程常数明显升高。

本品水煎剂具有明显的降血脂作用。

本品具有增强纤溶，溶血栓，抗心肌缺血，耐缺氧和镇痛作用。

（二）配伍功效

益母草辛苦寒，既入肝经，又入心、膀胱经，功能活血调经，利水消疹。土鳖虫咸寒，专入肝经，入血软坚，功能破血逐瘀，善通经消癥，又能续筋接骨，为伤科要药。两药联合应用，活血破血力量增强，既可调经消癥，又可疗伤利水。多用于治疗抗精神病药物之药毒等因素所致瘀血阻滞引起的月经不调、痛经、产后恶露不尽、水肿、小便不利、心腹疼痛、腰痛等症。这种配伍应用，与现代药理研究表明的益母草具有兴奋正常子宫、抗子宫痉挛、抗血小板聚集、增强纤溶、抗血栓形成、改善冠脉循环、保护心脏、降低血压、利尿、增强免疫能力、抗炎作用，雌激素样作用，以及土鳖虫具有镇痛、抗血小板聚集、增强纤溶、抗血栓形成、改善血液流变学、降血脂、抗心肌缺血、耐缺氧作用相关。

十一、益母草、穿山甲

（一）单味功效

1. **益母草** 详见鸡血藤、益母草一节。

2. **穿山甲** 本品为鲮鲤科脊椎动物穿山甲（食蚁鲮鲤）的鳞甲。煎服，5~10g。也可研末吞服，每次 1~1.5g。痈疽已溃者及孕妇慎用。

【性味归经】性微寒，味咸，归肝、胃经。

【功效】

· **逐瘀通经** 治疗血滞引起的经闭、癥瘕结块、风湿痹痛、筋脉拘挛等症。

· **通下乳汁** 治疗产后乳汁不通。

· **消肿排脓散结** 治疗痈肿初起、脓成不溃、瘰疬痰核肿痛等症。

【现代药理】

本品水煎液有明显延长大白鼠和小白鼠凝血时间和降低大白鼠血液黏度的作用。

本品所含的环二肽酸能提高小白鼠常压缺氧的耐受能力。

本品水提液和醇提液均具有明显的抗巴豆油引起的小白鼠耳部炎症作用。

本品对于诱变作用剂有抑制作用。

（二）配伍功效

益母草善于下行，能活血调经、利水消肿，且能凉血消疹。穿山甲善于走窜，性专行散，能活血散瘀、通行经络、消癥疗痹，作用范围较广；还能消肿排脓，疮疡初起或脓成不溃均可用；且能通下乳汁，亦为要药。两药配伍，一下行一走窜，活血祛瘀力量增强，通经力量倍增；又能利水散结。用于治疗抗精神病药物之药毒等因素所致瘀血阻滞引起的月经不调、痛经、产后恶露不尽、瘀滞腹痛、癥瘕结块、小便不利等症。这种配伍应用，与现代药理研究表明的益母草具有抗血小板聚集、增强纤溶、抗血栓形成、兴奋正常子宫、抗子宫痉挛、利尿、改善冠脉循环、保护心脏、降低血压、抗炎、增强免疫能力作用，以及穿山甲具有抗凝血、降低血液黏度、耐缺氧、抗炎、抗诱变作用相关。

十二、苏木、泽兰

（一）单味功效

1. **苏木**　本品为豆科灌木或小乔木苏木的心材。煎服，10～30g。孕妇慎用。

【性味归经】性平，味甘、咸、微辛。归心、肝、脾经。

【功效】

·**祛瘀疗伤**　治疗伤科的跌打损伤、骨折筋伤、瘀滞肿痛等症。

·**活血通经**　治疗血滞瘀阻所致的经闭、产后瘀阻腹痛、痛经、心腹疼痛、痈肿疮毒等症。

【现代药理】

本品煎剂对金黄色葡萄球菌、伤寒杆菌、流感杆菌、白喉杆菌、溶血性链球菌、肺炎球菌等多种细菌具有抑制作用，能使离体蛙心收缩力增强，对水合氯醛等药引起的蛙心抑制有恢复作用。本品煎剂灌胃对小鼠、兔等均有镇静催眠作用，并能减轻士的宁引起的小鼠惊厥。

本品水提液在 $25\mu l/mL$ 浓度下，对人早幼粒白血病细胞、人红髓白血病细胞、小鼠成纤维瘤细胞株，以及小鼠淋巴瘤细胞株均有明显的杀伤作用。

本品有促进血凝作用，能缩短家兔血浆再钙化的时间，还具有抗血小板聚集、抑制免疫的作用。

2. **泽兰**　本品为唇形科草本植物地瓜儿苗或毛叶地瓜儿苗的全草。煎服，$10\sim30g$。无瘀滞者慎用。

【**性味归经**】性微温，味苦、辛，归肝、脾经。

【**功效**】

·**活血调经**　治疗血脉瘀滞引起的经闭、经行腹痛、月经不调、产后瘀滞腹痛等症。

·**祛瘀消痈**　治疗外伤引起的跌打损伤、瘀肿疼痛、疮痈肿毒等症。

·**利湿消肿**　治疗水湿内停所致的身面浮肿、腹水、产后小便不利等症。

【**现代药理**】

本品中、高剂量体外能够使血栓长度明显缩短，湿质量及干质量明显减轻；且中、高剂量能够使活化部分凝血酶时间（APTT）、凝血酶时间（TT）和凝血酶原时间（PT）明显延长，血浆纤维蛋白原含量显著降低。

本品水煎液低、中剂量连续给大鼠灌胃 24 天，对大鼠慢性肾衰竭有改善作用。

本品水提取物能使模型小鼠血清天冬氨酸氨基转移酶显著降低，肝细胞变性、坏死及肝纤维化均明显减轻；能使小鼠离体子宫平滑肌收缩幅度升高，肌张力加强，收缩频率加快；对体外培养的人冠状动脉平滑肌细胞增殖有抑制作用。甲醇提取物对无水乙醇所致小鼠胃溃疡的胃黏膜有保护作用。

本品还具有降低全血黏度的作用。

（二）配伍功效

苏木味辛咸而甘，善于散瘀疗疮，活血止痛，为伤科常用药；其少用则活血，多用则破血。泽兰辛散温通，不寒不燥，性较温和，行而不峻，能舒肝气而通经脉，具有祛瘀而不伤正气的特点，善于祛瘀利湿调经。两药配伍，辛味叠加，苦咸互补，活血止痛力增强，通经力量互增。用于治疗抗精神病药物之药毒等因素所致血脉瘀滞引起的经闭、经行腹痛、月经不调、产后瘀滞腹痛等各种瘀血疼痛病症。这种配伍应用，与现代药理研究表明的苏木具有抗血小板聚集、抑制免疫、抗肿瘤、强心作用，以及泽兰具有抗凝血、增强纤溶、溶解血栓、降低全血黏度、兴奋子宫、抗肝纤维化、保护肝脏、抗胃溃疡、抗冠脉硬化作用相关。

十三、益母草、泽兰

（一）单味功效

1. **益母草**　详见鸡血藤、益母草一节。
2. **泽兰**　详见苏木、泽兰一节。

（二）配伍功效

益母草与泽兰同入心肝经，都能活血调经；益母草性寒，又入膀胱经，利水消肿，其能凉血，有消疹功效；泽兰性微温，又入脾经，利湿消肿，其活血力强，具有疗伤功效。两药配合，一归膀胱经利水，一归脾经利湿，同具活血调经，功效相叠相加，活血调经的力量倍增，利水湿的作用益彰。多适用于治疗抗精神病药物之药毒等因素导致瘀水互结引起的经闭、经行腹痛、月经不调、水肿、小便不利、产后瘀滞腹痛等症。这种配伍应用，与现代药理研究表明的益母草具有抗血小板聚集、增强纤溶、兴奋正常子宫、抗子宫痉挛、抗血栓形成、利尿、改善冠脉循环、保护心脏、降低血压、抗炎、增强免疫能力的作用，以及泽兰具有抗凝血、增强纤溶、兴奋子宫、溶解血栓、降低全血黏度、改善肾功能、抗肝纤维化、保护肝脏、抗胃溃疡、抗冠脉硬化的作用相关。

第十节　化痰止咳平喘药对

一、瓜蒌、天竺黄

（一）单味功效

1. **瓜蒌**　本品为葫芦科草质藤本植物栝楼或双边栝楼的成熟果实。煎服，10～30g。反乌头。

【**性味归经**】性寒，味甘，归肺、胃、大肠经。

【功效】

- **清润化痰**　治疗痰热壅肺所致的咳嗽、咯痰黄稠、不易咯出等症。
- **理气宽胸**　治疗痰热阻胸引起的胸痹、结胸、胸膈痞闷或作痛等症。
- **滑肠通便**　治疗热结大肠引起的便秘等症。
- **消痈散结**　治疗热毒壅盛引起的尚未成脓而肿痛的初起乳痈、肺痈、肠痈等症。

【现代药理】

本品煎剂和浸剂在体外对大肠杆菌等革兰氏阴性肠内致病菌、葡萄球菌、肺炎双球菌、流感杆菌有抑制作用。

本品能明显增强果蝇生殖力，延缓其随年龄发生的退化改变；能显著降低动物心率、左室内压峰值。

本品中瓜蒌皮水煎醇沉浓缩剂对豚鼠离体心脏有扩张冠脉的作用。瓜蒌皮能对抗氯化钙和毒毛花苷引起的心律失常；体外能显著提高小鼠碳粒廓清水平、巨噬细胞活性和淋巴细胞的转化，抑制小鼠血清溶血素的生成。瓜蒌皮提取液能增强动物的耐缺氧能力。

本品煎剂可有效抑制氨水引起的咳嗽，具有较显著的祛痰作用；给大鼠灌胃，能明显降低红细胞压积，以及血液黏度；在体外能杀死小鼠腹水癌细胞。

本品及其瓜蒌仁能够延长小鼠的咳嗽潜伏期，减少咳嗽次数。

本品乙醇提取物对乙酰胆碱造成的小鼠回肠收缩有明显的抑制作用。

本品水提取物给饥饿兔灌胃，能使血糖升高。本品瓜蒌子原药材及其石油醚提取部位给四氧嘧啶糖尿病模型小鼠投食，能够抑制血糖升高；此外，本品瓜蒌子石油醚提取部位还对糖耐量有一定的改善作用。

本品所含脂肪油有较强致泻作用。

2. 天竺黄　本品为禾本科植物青皮竹等秆内的分泌液经干燥凝结而成的块状物。煎服，10～20g。

【性味归经】性寒，味甘，归心、肝、胆、肺经。

【功效】

- **清热化痰**　治疗痰热壅肺引起的咳嗽、多痰等症。
- **化痰定惊**　治疗胆郁痰扰或痰热扰心引起的惊悸不宁、烦躁不安、幻觉妄想、冲动毁物、神昏、小儿惊风、夜啼不眠、胆怯易惊、胸胁胀满、口苦呕恶等症。

【现代药理】

本品能使离体蛙心收缩力减弱，心率变慢；对离体兔耳血管有直接扩张作用，能够降低麻醉兔血压；能够延长血浆复钙时间和凝血时间；对小鼠醋酸刺激有镇痛作用，并能够显著提高痛阈值，还能阻断动物神经干动作电位传导。

本品提取的结晶物对大鼠由蛋清引起的足趾肿胀和小鼠由二甲苯引起的鼠耳肿胀有一定的抗炎作用。

（二）配伍功效

瓜蒌与天竺黄都是性寒味甘之品，同入肺经，清热化痰，瓜蒌兼能宽胸通便，天竺黄兼能定惊宁心。两药配伍有较强的清泄肺热、化痰止咳功效，并且兼具定惊通便之功。用于治疗抗精神病药物之药毒等因素导致的肝郁气滞、痰热壅盛引起的咳嗽多痰、咯痰黄稠、胆怯易惊、惊悸不宁、烦躁不安、幻觉妄想、冲动毁物、不易咯出、便秘等症。这种配伍应用，与现代药理研究表明的瓜蒌具有抗菌、祛痰、镇咳、耐缺氧、降低血液黏度、泻下、降低心率、扩张冠脉、抗心律失常、调节血糖、增强免疫、抗衰老作用，以及天竺黄具有抗炎、镇痛、降低心肌收缩力、减慢心率、扩张血管、降低血压作用相关。

二、瓜蒌、薤白

（一）单味功效

1. **瓜蒌** 详见瓜蒌、天竺黄一节。

2. **薤白** 本品为百合科草本植物小根蒜或薤的地下鳞茎。煎服，10～20g。不耐蒜味者不宜服用。

【性味归经】性温，味辛、苦，归肺、胃、大肠经。

【功效】

·**通阳散结** 治疗寒凝痰阻胸阳引起的胸痹、心痛等症。

·**行气导滞** 治疗胃肠气滞引起的脘腹痞满胀痛、泻痢里急后重等症。

【现代药理】

本品水煎剂对痢疾杆菌、金黄色葡萄球菌、肺炎球菌有抑制作用。

本品醇提物灌喂家鼠后，能使前列腺素 E1 含量明显升高。

本品长梗薤白提取物能抑制血小板聚集；能够使血清过氧化脂质显著减少；能明显降低血清总脂、β-脂蛋白和总胆固醇；减少平滑肌细胞增生因子的产生，稳固溶酶体膜，保护内皮细胞免受损伤，减少泡沫细胞的崩解，进而抑制平滑肌细胞的增生，提高平滑肌细胞内酸性胆固醇酯水解酶活性，促进胆固醇酯的水解和转运。

本品提取液可有效地抑制主动脉脂质斑块形成，缩小其面积，并减少其厚度。

本品煎剂给小鼠灌服可延长小鼠耐缺氧时间，炒品优于生品；可减少热板刺激法引起的小鼠扭体次数，生品优于炮制品。

本品原汁对大鼠的血清超氧化物歧化酶、过氧化氢酸和T淋巴细胞具有明显保护作用，并能够显著抑制血清过氧化脂质形成。

本品能够降低心率、左室内压峰值、动脉压峰值，可不同程度地降低红细胞压积和高低切血液黏度，还具有抗癌作用。

（二）配伍功效

瓜蒌甘寒清润，上能清肺胃积热，并化浊痰胶结，从而宽胸膈之气，通胸膈的痹塞；其仁质润多油，下能涤肠道痰垢，导积滑肠以通便。薤白辛散苦降，温通滑利，上能通胸中之阳气，散阴寒之凝结，下能通胃肠之阳气，行胃肠之气滞。两药配伍，同可上达胸肺，下达肠道，一寒一温，一甘润一辛燥，使寒而不伤胃，温而不过燥，共达化痰通阳，涤痰导滞的功效。用于治疗抗精神病药物之药毒等导致肝郁气滞、痰阻胸阳及痰滞肠胃所致的胸痹、结胸、胸膈痞闷或作痛、心痛、脘腹痞满胀痛等症。这种配伍应用，与现代药理研究表明的瓜蒌具有扩张冠脉、降低心率、抗心律失常、抑制回肠收缩、祛痰、镇咳、抗菌、泻下、调节血糖、增强免疫、抗衰老、耐缺氧、降低血液黏度作用，以及薤白具有镇痛、耐缺氧、抗菌、抑制血小板聚集、抗氧化、抑制平滑肌细胞的增生、降低血液黏度、降血脂、抑制血管脂质斑块形成作用相关。

三、瓜蒌、浙贝母

（一）单味功效

1. **瓜蒌**　详见瓜蒌、天竺黄一节。

2. **浙贝母** 本品为百合科草本植物浙贝母的地下鳞茎。煎服，10～30g。反乌头。

【**性味归经**】性寒，味苦，归肺、心经。

【**功效**】

·**清热化痰** 治疗痰火郁肺所引起的咳嗽、咯痰黄稠等症。

·**散结消痈** 治疗痰热内结所致的瘿瘤瘰疬、疮痈肿毒、肺痈、乳痈等症。

【**现代药理**】

本品对小鼠二氧化硫引起的咳嗽具有镇咳作用。

本品醇提物能明显增加大鼠气管内分泌液，松弛离体豚鼠气管平滑肌。

本品所含浙贝甲素、浙贝乙素和贝母新碱具有血管紧张素转换酶抑制活性。

本品水煎剂按 5g（生药）/kg 给大鼠灌胃，给药 7 天，在低切变率时，明显降低全血黏度，抑制红细胞聚集指数，提高红细胞变形能力，但在高切变率时明显增加全血黏度。

本品水煎剂体外对以胆固醇为主的人胆结石有溶石作用。

本品乙醇提取物给小鼠灌胃，具有抗胃溃疡形成作用。

本品水提物给小鼠灌胃，能明显抑制小鼠移植 Lewis 肺癌增重，抑瘤率为 22.4%，明显降低荷瘤小鼠的胸腺脏体比。

（二）配伍功效

瓜蒌甘寒清润，能清上焦积热，又可化浊痰胶结，从而宽胸膈之气，通胸膈的痹塞；并且其仁质润多油，善涤痰垢以导积滞，而有滑肠通便的功效。浙贝母性寒而有苦味，功专治肺，能清肺化痰以止咳，长于清火散结，能清热化痰以散结。两药相伍，同入肺经，寒性相叠，清肺化痰、消痈散结力量彰显。多用于治疗抗精神病药物之药毒、痰热壅盛等因素所致，或肝郁气滞引起的咳嗽、咯痰黄稠、不易咯出、瘿瘤瘰疬、疮痈肿毒、肺痈、乳痈等症。这种配伍应用，与现代药理研究表明的瓜蒌具有祛痰、镇咳、抗菌、泻下、耐缺氧、增强免疫、抗肿瘤、降低血液黏度、调节血糖、降低心率、扩张冠脉、抗心律失常作用，以及浙贝母具有镇咳、祛痰、平喘、降低血压、调节血液流变学、抗溶血、溶解结石、抗胃溃疡、抗肿瘤作用相关。

四、砂仁、瓦楞子

（一）单味功效

1. **砂仁**　详见砂仁、白豆蔻一节。
2. **瓦楞子**　详见娑罗子、瓦楞子一节。

（二）配伍应用

砂仁辛温芳香，行气调中，化湿温中，醒脾健胃。瓦楞子咸平，既能消痰散结，又能制酸而止胃痛。不宜久食多食，易伤脾胃。两药相互配伍应用，对痰湿一消一化，共同达到祛除顽固痰湿，散结软坚的作用；对于脾胃一制酸一开胃，使瓦楞子不伤胃气，砂香不过于香燥，升降得宜，起到调中和胃的作用。两药互补，功效益彰。一般多用于治疗抗精神病药物之药毒等因素导致的肝郁气滞、顽固痰湿内结阻滞所致的脘腹胀满、不思饮食、呕吐泄泻、癥瘕痞块、瘰疬、瘿瘤、痰核等症。这种配伍应用，与现代药理研究表明的砂仁具有缓解肠道痉挛、增强肠道推进活动、抗胃十二指肠溃疡、解毒、抗菌、抑制血小板聚集作用，以及瓦楞子具有中和胃酸、保护胃黏膜、抗肿瘤作用相关。

第十一节　安神药对

一、琥珀、香蕉

（一）单味功效

1. **琥珀**　本品为古代松科松属植物松树、枫树等渗出的树脂，埋于地层下，经多年转化而成的化石样物质。研粉冲服，或入丸散，每次 1.5 ~ 6g。不入煎剂。

【**性味归经**】性平，味甘，归心、肝、膀胱经。

【**功效**】

· **镇惊安神**　治疗由于目触异物或突闻异声或严重惊吓等因素导致心神扰动，引起的惊悸不安、失眠多梦、癫痫惊风等症。

· **利水通淋**　治疗膀胱气化不利所致的小便癃闭、血淋、热淋等症，尤其以治疗血淋为特长。

- **活血化瘀** 治疗气滞血瘀引起的癥瘕疼痛、经闭不通等症。
- **消肿敛疮** 治疗疮痈肿毒等症。

【现代药理】

本品所含琥珀酸具有明显降低体温和镇痛的作用；能够明显减少小鼠自发活动，并延长小鼠戊巴比妥钠的睡眠时间；能够显著提高红细胞电泳率，抑制血小板聚集；对抗大鼠听源性惊厥、小鼠电休克惊厥及化学性惊厥，显著延迟由氨基脲和土的宁等引起的惊厥。

2. **香蕉** 本品为芭蕉科芭蕉属草本植物香蕉的果实。煎服，10~30g。宜用鲜品。

【性味归经】性寒，味甘，归肺、肝、大肠经。

【功效】

- **清热解毒** 治疗热毒壅盛引起的痈疖肿痛、丹毒、痔疮等症。
- **润肺止咳** 治疗阴虚肺热引起的咳嗽少痰、不易咯出等症。
- **疏肝解郁** 治疗情志不舒引起的郁郁寡欢、胸胁胀满、头晕头胀等症。
- **润肠通便** 治疗津亏肠燥引起的便秘等症。

【现代药理】

本品醇提取物的水溶性部分，能够抑制多种细菌和真菌。

本品对豚鼠因保泰松诱发的胃溃疡有预防和治疗作用，对强制性不动诱发的大鼠胃溃疡也有保护作用。

本品所含香蕉皮多酚能显著降低大鼠血清中的甘油三酯、胆固醇、低密度脂蛋白、丙二醛水平，提高高密度脂蛋白水平，且能提高总氧化能力和超氧化物歧化酶（SOD）活性。所含香蕉皮乙醇提取物对猪油有明显抗氧化作用，其抗氧化作用随提取物用量的增加而增强。

（二）配伍功效

琥珀甘平，质重沉降，重镇安神，又能通心窍，散瘀血。香蕉甘寒，入肝经，舒肝解郁。两药配伍，一解郁一镇惊，一舒肝一活血，心神得以平静，情志得以调畅，心窍瘀血得以理通，共达安神的功能。一般多用于治疗由于目触异物、突闻异声、严重惊吓或肝郁气滞等因素导致心神扰动，引起的惊悸不安、癫痫惊风、郁郁寡欢、胸胁胀满、失眠多梦、头晕头胀等症。这种配伍应用，与现代药理研究表明的琥珀具有镇静、催眠、解热、镇痛、抑制血小板聚集、抗惊厥作用，以及香蕉具有抗氧化、抗胃溃疡、降血脂作用相关。

二、磁石、生龙齿

（一）单味功效

1. **磁石**　本品为等轴晶系天然的磁铁矿的矿石。煎服，10～30g，宜打碎先煎。入丸散，每次1～3g。因吞服后不易消化，如入丸散不可多服。脾胃虚弱者慎用。

【性味归经】性寒，味咸、辛，归心、肝、肾经。

【功效】

·**重镇安神**　治疗邪扰心神引起的神志不宁、心悸怔忡、失眠多梦、惊痫等症。

·**平肝潜阳**　治疗肝阳上亢导致的头晕目眩、急躁易怒等症。

·**聪耳明目**　治疗肾虚引起的耳鸣耳聋、目视昏花等症。

·**纳气平喘**　治疗肾虚不能纳气引起的气喘不续等症。

【现代药理】

本品20%混悬液给小鼠灌胃，对角叉菜胶引起的小鼠足跖肿胀有显著的抑制作用。

本品能够显著缩短小鼠出血和凝血时间，对缺铁性贫血有补血的作用。

本品能够显著延长异戊巴比妥对小鼠的睡眠时间，可以抑制神经系统，具有镇静作用。

本品15g/kg给小鼠口服，对士的宁引起的小鼠惊厥有明显的对抗作用，可使惊厥潜伏期延长。

2. **生龙齿**　本品为古代大型哺乳动物如象、犀牛、三趾马等的牙齿骨骼化石。煎服，10～60g，生用者宜打碎先煎。

【性味归经】性凉，味甘、涩，归心、肝经。

【功效】

·**镇惊安神**　治疗邪扰心神引起的神志不宁、惊痫、癫狂、心悸、心烦、失眠、多梦等症。

·**平肝潜阳**　治疗肝阳上亢所致的头晕目眩、头痛、急躁易怒等症。

【现代药理】

本品 20% 混悬液给小鼠灌服，能够缩短凝血时间。本品具有抗回苏灵所致惊厥作用，能够显著增加戊巴比妥钠的催眠率。

本品可降低脑组织内多巴胺和高香草酸水平。

（二）配伍功效

磁石质坠重，功能潜阳纳气、重镇安神，坠炎上之火以定志，引肺脏之气以入肾；潜阳力胜，阳潜则气纳神安。生龙齿为化石之属，质体重沉，偏于入心，功专镇惊安神。两药相伍为用，质重相叠，同入心肝之经，重镇安神的功效显著，潜阳之功也相应加强。用于治疗肝火扰心引起的神志不宁、惊痫、心悸、心烦、急躁易怒、头晕目眩、失眠、多梦、幻听幻视等症。这种配伍应用，与现代药理研究表明的磁石具有镇静、催眠、抗惊厥、补血、抗炎作用，以及生龙齿具有催眠、调节脑内递质、抗惊厥、抗凝血作用相关。

三、磁石、珍珠母

（一）单味功效

1. **磁石** 详见磁石、生龙齿一节。

2. **珍珠母** 本品为蚌科动物三角帆蚌或皱纹冠蚌，以及珍珠贝科合浦珠母贝等贝类动物贝壳的珍珠层。煎服，30 ~ 80g，打碎、先煎。

【性味归经】性寒，味咸，归肝、心经。

【功效】

·**清心镇惊** 治疗热扰心神所致的神志不宁、心悸、失眠、神昏谵语诸症。

·**平肝潜阳** 治疗肝阳上亢所致的头晕目眩、头痛、急躁易怒、幻觉妄想、耳鸣、目赤多泪等症。

·**清肝泄热** 治疗肝火上攻引起的面红、目赤、烦躁易怒、两目直视、冲动等症。

【现代药理】

本品能显著促进大鼠醋酸性胃溃疡的愈合，减少胃酸排出量，具有中和胃酸及收敛作用；能够改善老年人运动能力，提高细胞免疫功能；具有一定的抗疲劳，延长寿命作用，能够延长小白鼠的游泳时间，能够明显延长果蝇的平均寿命和最高寿命。

本品对钴 ^{60} 辐射引起的小白鼠造血功能损伤，有一定的保护作用，能够提高致死量辐射损伤的小白鼠存活率和平均存活时间。

本品乙醚提取液能抑制组织胺引起的子宫和肠管收缩，防止组织胺引起的休克和死亡。

本品水溶性蛋白能够有效促进成纤维细胞、骨髓基质细胞向成骨细胞分化，提高成骨样细胞的增殖速度。

本品珍珠层注射液对半乳糖生理盐水眼球后注射所致的豚鼠双目晶体环状混浊有一定对抗作用。

本品珍珠层滴眼液能阻止或延缓多肽链中二巯键的聚合，维持细胞正常功能，保证晶体内能量的来源和晶体囊膜的通透性，抑制脂质过氧化反应，保护细胞膜及其内容物免遭氧化损害，抑止醛糖还原酶，从而控制和减少白内障的发生和发展。

（二）配伍功效

磁石为矿石之品，质坠而寒，入心经，能坠镇安神；入肝经，能平肝潜阳；入肾经，咸能纳气平喘，辛能聪耳明目。珍珠母为贝壳之辈，质重性味寒咸，入心经，清心热，以镇惊安神；入肝经，清肝泄热，以平肝潜阳。两药相伍，互相促进，重镇安神、平肝潜阳、清泄心肝内热的功效增强。用于治疗心肝热盛引起的面红目赤、烦躁不安、惊痫易怒、心悸怔忡、失眠多梦、两目直视、冲动毁物等症，亦可用于治疗肝阳上亢所致的头晕目眩、头痛、急躁易怒、记忆力差、幻觉妄想、耳鸣、目赤多泪、神志不宁、心悸失眠、神昏谵语等症。这种配伍应用，与现代药理研究表明的磁石具有镇静、催眠、抗惊厥、补血、抗炎作用，以及珍珠母具有抗晶体混浊、促进成骨细胞增殖、增强免疫、抗疲劳、抗衰老、抗过敏、防治白内障作用相关。

四、珍珠母、生龙齿

（一）单味功效

1. **珍珠母**　详见磁石、珍珠母一节。

2. **生龙齿**　详见磁石、生龙齿一节。

（二）配伍功效

珍珠母咸寒，偏于入肝经，其平肝潜阳之功优于生龙齿，善解肝经郁热，为治肝阳上亢之眩晕头痛、惊厥的常用药。生龙齿质重性凉，偏于入心经，镇惊安神的作用强于珍珠母，善治心神不宁。两药相伍，一重于肝，一重于心，互补其弱，两药相得，平肝潜阳、镇惊安神的功效益彰。多适用于治疗肝火内盛，上扰心神引起的急躁易怒、头晕目眩、心悸、心烦、惊痫、癫狂、失眠、多梦、妄想、幻听幻视等症。这种配伍应用，与现代药理研究表明的珍珠母具有抗晶体混浊、增强免疫、抗过敏、抗疲劳、抗衰老、抑制胃酸、抗胃溃疡、促进成骨细胞增殖作用，以及生龙齿具有抗惊厥、催眠、调节脑内递质作用相关。

五、合欢皮、夜交藤

（一）单味功效

1. **合欢皮**　详见合欢皮、百合一节。

2. **夜交藤**　本品为蓼科草本植物何首乌的茎藤。煎服，10~30g。外用适量。

【性味归经】性平，味甘，归心、肝经。

【功效】

· **养心安神**　治疗阴虚血少所致的虚烦惊悸、坐立不安、失眠多梦等症。

· **养血通络**　血虚失养引起的周身肢体酸痛等症。

· **祛风止痒**　治疗阴血不足所致的皮肤瘙痒等症，可煎汤外洗。

【现代药理】

本品体外对金黄色葡萄球菌、大肠杆菌、绿脓杆菌、痢疾杆菌、甲型链球菌、肺炎球菌、流感杆菌和副伤寒杆菌等均有不同程度的抑制作用，且能够杀灭钩端螺旋体。本品还具有降血压、利尿、镇咳、抗肿瘤的作用。

本品煎剂给高脂血症的大白鼠灌服，能显著降低其血清胆固醇和血清甘油三酯，并且本品对高血脂引起的脂肪肝具有保护作用。本品煎剂给小鼠灌胃，具有明显的催眠作用，能够使慢波睡眠潜伏期明显缩短。

（二）配伍功效

合欢皮和夜交藤皆是甘平之品，同入心肝两经，但合欢皮入肝经重在疏肝解郁、调畅气血以安神，入心经重在理心气以安神；而夜交藤入肝经重在养血柔肝，疏通经络；入心经则重在于养心血以安神。两药功效各有侧重，配伍，疏肝与柔肝共用，可使肝体阴而用阳，不燥不郁；理心气与养心血同用，可使心体阳而入阴；共同达到气血通畅，阴阳得交，宁心安神的作用。多用于治疗阴虚血少，肝郁不舒引起的失眠多梦、忿怒忧郁、心悸怔忡、坐立不安、心中烦乱、胸胁不适等症。这种配伍应用，与现代药理研究表明的合欢皮具有抑制中枢、提高免疫功能、降血压作用，以及夜交藤具有催眠、降血压、利尿、镇咳、降血脂、保护肝脏作用相关。

六、夜交藤、钩藤

（一）单味功效

1. **夜交藤**　详见合欢皮、夜交藤一节。

2. **钩藤**　本品为茜草科植物钩藤或华钩藤的钩及相连的茎枝。煎服，10~30g，宜后下。

【**性味归经**】性微寒，味甘，归肝、心包经。

【**功效**】

·**清热平肝**　治疗肝经有热所致的头胀、头痛或肝阳上亢引起的头昏目眩、急躁易怒、话多语快，亢奋冲动等症。

·**熄风止痉**　治疗肝风内动引起的头颈扭转、挤眉弄眼、四肢及躯干扭动、手足震颤、筋惕肉瞤等症。

·**安神止惊**　治疗小儿心包有热引起的惊啼、夜啼等症。

【**现代药理**】

本品体外对甲型副伤寒杆菌、福氏痢疾杆菌、鲍氏痢疾杆菌有一定抑制作用。

本品煎剂、乙醇提取物对各种动物的正常血压和高血压均有降压作用。

本品醇浸剂具有一定的抗戊四氮引起的惊厥作用，注射液有抗电惊厥作用。

本品煎剂能够短时间降低离体回肠的张力，有一定的解痉作用；给小鼠腹腔注射，能产生明显的镇静作用。

本品所含异钩藤碱 20mg/kg 十二指肠给药 10 分钟后可使麻醉犬和猫心率减慢；所含钩藤总碱对乌头碱、氯化钡、氯化钙诱发的大鼠心律失常均有对抗作用，能够抑制组胺引起的豚鼠哮喘；所含钩藤碱能够明显抑制花生四烯酸、胶原和腺苷二磷酸钠盐诱导的大鼠血小板聚集；能够使心室内压下降；能够改善红细胞的变形能力，抑制不良因素对红细胞变形能力的损害，防止血栓形成；能够阻止外 Ca^{2+} 内流和内 Ca^{2+} 释放，抑制催产素所致大鼠离体子宫的收缩，并随剂量的增大作用增强；能够抑制离体和在体的蛙心和兔心，抑制蛙和小鼠的呼吸；还有缩小瞳孔的作用。

（二）配伍功效

夜交藤甘平，功主补血，能通络安神。钩藤甘寒，功主清热，能平肝止痉安神。两药相互配伍应用，一养血一清热，血可充，热可平，安神功效益彰。适用于治疗血虚肝热所致的虚烦惊悸、惊啼、夜啼、坐立不安、失眠多梦、头昏目眩、急躁易怒、话多语快、亢奋冲动、周身肢体酸痛等症。这种配伍应用，与现代药理研究表明的夜交藤具有催眠、降血压、降血脂、保护肝脏、利尿、抗菌作用，以及钩藤具有镇静、抗惊厥、降低心率、抗心律失常、抑制心脏、抑制呼吸、降血压、解除肠痉挛、抗过敏、抑制子宫、缩小瞳孔作用相关。

七、鸡血藤、夜交藤

（一）单味功效

1. **鸡血藤**　详见鸡血藤、伸筋草一节。
2. **夜交藤**　详见合欢皮、夜交藤一节。

（二）配伍功效

鸡血藤功似当归，既能补血，又能活血，更具有舒筋活络的功效。夜交藤虽甘平，亦具有祛风通络的功效，此乃何首乌的藤，养血之功效亦存，更具有安神的作用。两药皆为藤类药物，配伍应用，加强通达四肢作用，舒筋通络功效增强；补血养血力量互增，血液得充，心神自安。一般多用于治疗血虚兼有瘀血引起的虚烦惊悸、坐立不安、失眠多梦、肢体瘫痪、手足麻木、关节酸痛等症。这种配伍应用，与现代药理研究表明的鸡血藤具有镇静、催眠、提高免疫功能、抗氧化、抑制心脏、降血压、升高红细胞和白细胞、抑制血小板聚集、降血脂、保护肝脏作用，以及夜交藤具有催眠、降血压、降血脂、保护肝脏、利尿作用相关。

八、酸枣仁、柏子仁

（一）单味功效

1. 酸枣仁　本品为鼠李科落叶灌木或乔木植物酸枣的成熟种子。煎服，10～60g。

【**性味归经**】性平，味甘、酸，归心、肝、胆经。

【**功效**】

· **养心安神**　治疗血不养心或虚火上炎出现的虚烦失眠、心悸怔忡等症。

· **益阴敛汗**　治疗阴虚所致的自汗、盗汗等症。

· **生津止渴**　治疗伤津引起的咽干、口渴等症。

【**现代药理**】

本品水溶液对戊四氮引起的惊厥有对抗作用，能快速恢复氯化钡和乌头碱所致大鼠心律失常。

小鼠热板法实验表明，本品煎剂5g/kg具有明显镇痛作用。煎剂灌服能抑制两肾包裹法所致的大白鼠肾型高血压的形成，能降低猫的体温，能明显提高小鼠耐缺氧能力。

本品的酸枣仁油灌服大白鼠，连续5天，可明显抑制二磷酸腺苷诱导的血小板聚集反应。

本品乙醇提取物可明显提高小鼠淋巴细胞转化值，并能明显增强小鼠的单核巨噬细胞的吞噬能力。

本品所含酸枣仁总甙具有降低血脂，抗脂质过氧化，镇静催眠和保护缺血性脑损伤的作用。本品能降低多巴胺和3，4-二羟基苯已酸的含量，能兴奋子宫，增加小鼠饮食量，增强体力。

2. 柏子仁　本品为柏科乔木植物侧柏的种仁。煎服，10～30g。

【**性味归经**】性平，味甘，归心、肾、大肠经。

【**功效**】

· **润心安神**　治疗血不养心引起的虚烦失眠、心悸怔忡等症。

·**润肠通便** 治疗阴虚、年老、产后等肠燥引起的便秘等症。

·**滋补阴液** 治疗阴虚引起的盗汗、小儿惊痫等症。

【现代药理】

本品醇提取物能改善小鼠记忆获得障碍；对前脑基底核破坏小鼠的被动回避学习障碍有改善作用；可使猫的慢波睡眠时间延长。

本品煎剂给大白鼠口服，无论白天或黑夜，均使其表现出良好的镇静及嗜眠效应。

本品石油醚提取物对鸡胚背根神经节突起有轻度促生长作用。

本品所含植物脂肪和挥发油有增强体质的作用。

（二）配伍功效

酸枣仁味酸甘性平，偏于酸敛，降心肝虚热，能养心阴、益肝血、敛降心肝虚热而宁心安神，为治虚烦不眠的要药。柏子仁味甘性平，质地滋润，偏于养阴血，能养心血、滋肾阴、润肠燥、安神宁志。两药相伍，一养一敛，相得益彰，养心安神疗效更甚，共同达到养阴血、降虚热而宁心安神的功效。多用于治疗血不养心或阴虚火旺出现的虚烦失眠、心悸怔忡、咽干口渴、潮热盗汗、便秘等症。这种配伍应用，与现代药理研究表明的酸枣仁具有抗惊厥、镇静、催眠、解热、镇痛、耐缺氧、降低多巴胺、保护缺血性脑损伤、抗心律失常、抗氧化、降血压、降血脂、抑制血小板聚集、增强免疫、增加饮食量，增强体力作用，以及柏子仁具有镇静、催眠、促进神经生长、增强学习记忆、增强体质作用相关。

九、酸枣仁、浮小麦

（一）单味功效

1. **酸枣仁** 详见酸枣仁、柏子仁一节。

2. **浮小麦** 本品为禾本科植物小麦的干瘪轻浮未成熟的颖果。煎服，15～30g。表虚汗出者忌用。

【性味归经】味甘，性凉，归心经。

【功效】

·**益气固表止汗** 治疗阳虚自汗，阴虚盗汗出现的体虚多汗，汗出不止诸症。

·**除热** 治疗午后或入夜低热，感觉有热自骨内向外蒸发。

【现代药理】

本品给高脂血症模型小鼠服用，能够显著降低血清胆固醇和甘油三酯含量，并能显著降低肝组织中的脂质和过氧化脂质含量。本品能够降低血糖、动脉硬化指数，并能明显提高高密度脂蛋白胆固醇（HDL）含量，从而有效防止动脉硬化。

本品麸皮所含膳食纤维能增加大鼠盲肠内短链脂肪酸含量，降低盲肠内 pH 值，从而抑制结肠肠道腐生菌的生长，减少致癌物质生成，吸附胆汁酸等致癌物质，使之随粪便排出体外；所含 β-葡聚糖和低聚木糖具有促进以双歧杆菌为代表的肠道有益菌群的增殖、抑制病原菌生长、抗氧化、改善油脂代谢、防止腹泻和便秘、增强机体免疫力、抗肿瘤、分解致癌物和促进人体对钙吸收等功能；所含黄酮类物质具有降低心肌耗氧量、使冠脉和脑血管流量增加、抗心律失常、软化血管、降血糖、调血脂、抗氧化、清除体内自由基、抗衰老和增强机体免疫力等功能。

（二）配伍功效

酸枣仁味酸而甘，酸甘化阴，益心阴，而敛汗安神。浮小麦味甘而凉，益气而除热，津液得生，热扰得除，卫表得固，汗出自止。两药相伍，直接解决汗出的三大原因，一使虚弱的卫表得以固护，二使过于开放的卫表得以收敛，三使虚热得除，亏虚的阴津得以补充；从而表固津生汗敛。多用于治疗阴血不足引起的自汗盗汗、多汗或汗出不止、虚烦失眠、心悸怔忡等症。这种配伍应用，与现代药理研究表明的酸枣仁具有抗氧化、增强免疫、耐缺氧、解热、镇痛、镇静、催眠、抗惊厥、降低多巴胺、保护缺血性脑损伤、抗心律失常、降血压、降血脂、增加饮食量、增强体力作用，以及浮小麦具有清除自由基、抗氧化、抗衰老、增强免疫、降低血脂、保护肝脏、抗动脉硬化、增加冠脉和脑血管流量、抗心律失常、降低血糖、促进钙吸收作用相关。

十、酸枣仁、琥珀

（一）单味功效

1. 酸枣仁 详见酸枣仁、柏子仁一节。

2. **琥珀** 详见琥珀、香蕉一节。

（二）配伍功效

酸枣仁、琥珀同入心肝经，酸枣仁酸甘化阴，生津止渴，敛汗安神；琥珀质重镇惊，利水通淋，引热下行，活血化瘀。两药配伍应用，一酸敛一重镇，共同达到安神镇惊的功效。多用于治疗各种神志异常引起的虚烦不宁、惊悸不安、失眠多梦、癫痫惊风、心悸怔忡等症。这种配伍应用，与现代药理研究表明的酸枣仁具有镇静、催眠、降低多巴胺、抗惊厥、保护缺血性脑损伤、解热、镇痛、抗心律失常、抗氧化、耐缺氧、增强免疫、降血压、降血脂、增强体力作用，以及琥珀具有镇静、催眠、抗惊厥、解热、镇痛作用相关。

十一、酸枣仁、五味子

（一）单味功效

1. **酸枣仁** 详见酸枣仁、柏子仁一节。

2. **五味子** 本品为木兰科落叶木质藤本植物北五味子和南五味子（华中五味子）的成熟果实。煎服，10～15g。凡表邪未解、内有实热、咳嗽初起、麻疹初期者，均不宜用。

【性味归经】性温，味酸、甘，归肺、心、肾经。

【功效】

·**敛肺滋肾、止咳平喘** 治疗肺肾两亏所致的久嗽、虚喘等症。

·**固津敛汗** 治疗阴虚津少引起的多汗、盗汗、自汗等症。

·**涩精止泻** 治疗肾虚不固引起的梦遗精滑、小便频数、久泻不止等症。

·**益气生津** 治疗津亏阴虚所致的口干口渴、消渴多饮等症。

·**补肾宁心** 治疗心阴亏虚导致的心悸、失眠、多梦等症。

【现代药理】

本品乙醇提取物可延长戊巴比妥钠睡眠时间，并促使戊巴比妥钠阈下睡眠剂量的动物进入睡眠；体外对炭疽杆菌、金黄色葡萄球菌、伤寒杆菌等均有抑制作用，并在体内体外都有抗病毒作用。

本品煎剂能兴奋呼吸使呼吸加深加快，并能对抗吗啡的呼吸抑制作用；给犬和兔静脉注射可使呼吸兴奋，血压下降，而对循环衰竭所致的血压下降动物，升压作用更为明显。

本品浸剂对兔在体和离体未孕子宫、妊娠子宫和产后子宫均有诱发自律性收缩的作用。

本品提取液能提高超氧化物歧化酶（SOD）活性，明显降低静脉血中脂质过氧化物含量，缩小心肌梗死范围，减轻心肌梗死程度。

本品粗提物能够对抗电休克和化学性惊厥，大剂量能产生类似安定药所致的木僵状态。

本品不仅能增强细胞免疫功能，还能增强体液免疫功能；还具有抗氧化，耐缺氧，抗疲劳，延缓衰老，降低自主神经兴奋性，抗溃疡，利胆，降低血清谷丙转氨酶（ALT），保护肝脏，促进肝糖原生成，促进肝再生，抗过敏，抗白细胞减少，增加冠脉流量作用。本品尚能明显减少由氨水刺激而引起的咳嗽次数，能增加酚红排出量。

（二）配伍功效

酸枣仁性平而味酸甘，补益心肝之阴血，止渴敛汗安神。五味子性温而润，不热不燥，五味俱备，酸味为多，酸涩收敛，能上敛肺气，下滋肾阴，功专收敛肺气而滋补肾水；能益肾固精、生津止渴、除烦渴、涩肠止泻、宁嗽定喘、固涩敛汗。无论阳虚自汗，阴虚盗汗，均能应用。两药皆味酸，相互配伍应用，酸敛的功效凸显，敛神宁心，敛汗止渴。多用于治疗阴血不足或虚火上炎导致神志异常引起的心神恍惚、虚烦不宁、精神急躁、自言自语、自笑多言、失眠多梦、心悸怔忡、多汗口渴等症。这种配伍应用，与现代药理研究表明的酸枣仁具有镇静、催眠、抗惊厥、降低多巴胺、保护缺血性脑损伤、解热、镇痛、降血压、抗心律失常、抗氧化、耐缺氧、增强免疫、增加饮食量，增强体力作用，以及五味子具有镇静、催眠、抗惊厥、兴奋呼吸、镇咳、祛痰、增强免疫、抗氧化、耐缺氧、抗疲劳、抗衰老、利胆、保护肝脏、增加冠脉流量、保护心脏、调节血压、抗白细胞减少作用相关。

十二、酸枣仁、夜交藤

（一）单味功效

1. **酸枣仁**　详见酸枣仁、柏子仁一节。

2. **夜交藤**　详见合欢皮、夜交藤一节。

（二）配伍功效

酸枣仁与夜交藤同入心肝经，都具有养心安神的功效。但酸枣仁味酸收敛，偏于养阴敛汗；夜交藤味甘而不酸，偏于养血通络祛风。两药相伍应用，一个重养阴，一个重养血，一敛一通，阴血得养，而不壅滞，养心安神的功效更加彰显。多用于治疗阴虚血少所致的失眠多梦、虚烦不宁、坐立不安、心悸怔忡等症。这种配伍应用，与现代药理研究表明的酸枣仁具有镇静、催眠、抗惊厥、降低多巴胺、保护缺血性脑损伤、解热、镇痛、抗心律失常、抗氧化、耐缺氧、增强免疫、增加饮食量、增强体力作用，以及夜交藤具有催眠、利尿、保护肝脏、降血压作用相关。

十三、麦冬、五味子

（一）单味功效

1. 麦冬　本品为百合科草本植物沿阶草或大叶麦冬须根上的小块根。煎服，10～30g。

【**性味归经**】甘、微苦，微寒，入肺、心、胃经。

【**功效**】

·**润肺养阴**　治疗肺阴亏虚引起的鼻燥咽干、干咳少痰、咯血等症。

·**清心除烦**　治疗心阴亏虚有热引起的心烦急躁、坐立不安、失眠多梦等症。

·**益胃生津**　治疗胃阴不足所致的舌干口渴、呃逆呕吐、胃脘隐痛等症。

【**现代药理**】

本品能显著增加小鼠的脾脏重量，增强巨噬细胞的吞噬作用，对抗由环磷酰胺引起的小鼠白细胞减少；

本品注射液能迅速使氯化钡所致大鼠双向性心动过速的心律失常转为正常窦性心律，并且对失血性休克大鼠的左心室功能有改善作用；腹腔注射能提高皮下注射异丙肾上腺素的小鼠在低压缺氧条件下的存活率。

本品注射液小剂量能增加离体豚鼠心脏的冠脉流量，增强心肌收缩力。本品口服液能显著加快胃肠道推进，缩短钡剂在胃肠道的通过时间。在体外对白色葡萄球菌、枯草杆菌、大肠杆菌和伤寒杆菌等均有较强抑制作用。

本品煎剂能加强氯丙嗪的镇静作用，增强戊巴比妥钠的催眠作用，拮抗咖啡因的兴奋作用，推迟回苏灵引起的抽搐、强直性惊厥以及死亡发生时间。

本品能减少小鼠长时间游泳后心肌细胞缺氧性损害，使已显著受损的心肌细胞获得修复，减少心肌细胞坏死。

2. 五味子　详见酸枣仁、五味子一节。

（二）配伍功效

麦冬味甘气凉，质柔多汁，为清润之品，长于滋燥泽枯，养阴生津，善治肺胃虚热，且能清心除烦。麦冬既能润肺止咳，又能清心降火，又有清热润燥滑肠之功。五味子性温而不热不燥，五味俱备酸咸为多，味酸收敛，故专收敛肺气而滋肾水，益气生津，补虚明目，强阴涩精，退热敛汗，止呕止泻，宁嗽定喘，除烦渴。两药相伍应用，一凉一温，药性平和；一清降一收敛，养阴生津，既能清心又能宁心，共同达到除烦的功效。一般多用于治疗心肺阴亏引起心烦急躁、坐立不安、失眠多梦、多汗、鼻燥咽干、干咳少痰、咯血等症。这种的配伍应用，与现代药理研究表明的麦冬具有镇静、催眠、抗惊厥、耐缺氧、增强免疫、抗白细胞减少、增加冠脉流量、保护心肌、抗心律失常、改善心功能、强心、抗菌作用，以及五味子具有镇静、催眠、抗惊厥、镇咳、祛痰、抗过敏、抗氧化、耐缺氧、增强免疫、抗疲劳、抗衰老、兴奋呼吸、增加冠脉流量、保护心脏、调节血压、利胆、保护肝脏、抗菌、抗白细胞减少作用相关。

第十二节　平肝熄风药对

一、生石膏、珍珠母

（一）单味功用

1. **生石膏**　详见生石膏、佩兰一节。
2. **珍珠母**　详见磁石、珍珠母一节。

（二）配伍功效

生石膏归肺、胃经，主清肺胃之热；而珍珠母归肝、心经，主清心肝之热；生石膏与珍珠母皆为性寒之药，都以清热为主要功效。两药相互结合，首先增强了清热作用，其次增加治疗脏腑的范围，既能清心肝热邪，又能清肺胃热邪，相得益彰。应用两药有针对性地清泄精神障碍存在的肝热、心热、肺胃之热，使热邪去除，神不受扰，脑神自主；并能够清除易侵诸脏的药毒热邪。多用于治疗热邪壅盛引起的高热口渴、大汗出、亢奋话多、烦躁易怒、冲动外跑、幻觉妄想、面红目赤、两目直视、情志不宁、心悸失眠、神昏谵语等症。这种配伍应用，与现代药理研究表明的生石膏具有选择性中枢镇痛、抑制骨骼肌兴奋、抑制心脏、解热、增强免疫、抗炎、解热止渴、抗菌、利尿、利胆作用，以及珍珠母具有抗晶体混浊、抗过敏、抗疲劳、抗衰老、抑制胃酸、抗胃溃疡、增强免疫、防治白内障作用相关。

二、珍珠母、钩藤

（一）单味功用

1. **珍珠母** 详见磁石、珍珠母一节。
2. **钩藤** 详见夜交藤、钩藤一节。

（二）配伍功效

珍珠母为贝壳类药物，咸寒质重，入肝经重镇平肝，凉肝泄热，尤以平肝潜阳的功效较强；其入心经安神定惊。钩藤入肝经平肝潜阳，凉肝泄热的力量和安神定惊之力皆不如珍珠母，相对擅长息风止痉。两药相须，增强平肝潜阳，凉肝泄热和安神定惊的作用，补充止痉的功效。常用于治疗心肝两经热盛引起的急躁易怒、两目直视、话多语快、兴奋冲动、四肢拘急、头晕目眩、心悸失眠等症。这种配伍应用，与现代药理研究表明的珍珠母具有抗晶体混浊、抗过敏、增强免疫、抗疲劳、抗衰老、抑制胃酸、抗胃溃疡、抗辐射、防治白内障、促进成骨细胞增殖作用，以及钩藤具有镇静、抗惊厥、降低心率、抗心律失常、抗过敏、解除肠痉挛、抑制心脏、抑制呼吸、缩小瞳孔、降血压、抗菌作用相关。

三、珍珠母、怀牛膝

（一）单味功效

1. **珍珠母** 详见磁石、珍珠母一节。
2. **怀牛膝** 详见鸡血藤、怀牛膝一节。

（三）配伍功效

珍珠母咸寒，为贝壳类药物，能清泄心肝之热，可达镇惊潜阳之功。怀牛膝酸苦，能引气血及热邪下行；其性平具有补益之功，补肝肾强筋骨；更具疗伤止痛，祛瘀通经功效。两药配伍应用，怀牛膝下行之力，使珍珠母泄热镇惊潜阳功效倍增；珍珠母得怀牛膝活血补益之功，使寒凉泄热潜阳的敛降之势不易滞涩和伤正。一般用于治疗肝热阳亢扰心引起的情志不宁、烦躁易怒、冲动、幻觉妄想、面红目赤、头痛眩晕、两目直视、心悸失眠、神昏谵语等症。这种配伍应用，与现代药理研究表明的珍珠母具有抗晶体混浊、增强免疫、抗过敏、抗疲劳、抗衰老、抑制胃酸、抗胃溃疡、防治白内障、促进成骨细胞增殖作用，以及怀牛膝具有镇痛、降低血压、抑制心脏、兴奋呼吸、抗炎、利尿作用相关。

四、钩藤、白芍

（一）单味功效

1. **钩藤**　详见夜交藤、钩藤一节。
2. **白芍**　详见柴胡、白芍一节。

（二）配伍功效

钩藤、白芍都归肝经，性皆寒；钩藤味甘，清热平肝，熄风止痉；白芍酸苦敛阴，平肝抑阳，柔肝止痛。二药相须为伍，一刚一柔，钩藤之刚可以熄风止痉；白芍之柔可以养血濡筋止痛；刚柔相济，能够使止痉止痛的疗效增强。一清一敛，钩藤主清，能清热以平肝；白芍主敛，能敛阴抑阳以平肝；清敛相济，能够使平肝阳的功效增强。二药既可止痉止痛，又可平肝阳。一般多用于治疗阴血不足、肝风内动引起的头颈扭转、挤眉弄眼、四肢及躯干扭动、四肢拘挛作痛、手足震颤、筋惕肉𦠄等症；或肝阳亢盛引起的头痛、眩晕、急躁易怒、话多语快，兴奋冲动等症。这种配伍应用，与现代药理研究表明的钩藤具有抗惊厥、降低血压、镇静、抑制心脏、抑制呼吸、解除肠痉挛、抗心律失常、抗过敏、抑制子宫、缩小瞳孔作用，以及白芍具有抗惊厥、降低血压、镇静、耐缺氧、抑制副交感神经、缓解消化道痉挛、改善记忆、扩张外周血管、降低血液黏度、扩张冠脉、保护肝脏、提高免疫等作用相关。

五、赤芍、白芍

（一）单味功效

1. **赤芍** 本品为毛茛科植物芍药、草芍药及川赤芍的根。煎服，6~30g。反藜芦。

【性味归经】苦，微寒，归肝经。

【功效】

· **清热凉血** 治疗热邪侵入营血分，或热邪迫血妄行所导致的发热、舌绛、身发斑疹、吐血、衄血等症。另外，还可治疗疮痈肿毒。

· **散瘀止痛** 治疗气血瘀滞引起的胁痛、经闭、痛经、癥瘕、腹痛等症。

· **清泻肝火** 治疗肝火上炎所致的目赤肿痛，目生翳障等症。

【现代药理】

本品能够抗氧化损伤；抑制炎性因子释放，改善肝脏微循环；降低肝脏 NO 的量，阻断 NO 对肝脏的损伤；升高大鼠血浆纤维连接蛋白，促进网状内皮系统功能，保护肝脏。本品体外对痢疾杆菌、伤寒杆菌、大肠杆菌、百日咳杆菌和葡萄球菌均有抑制作用。

本品提取液能够使胃液酸度分泌轻度上升，改善食欲。本品浸膏能对抗士的宁引起的惊厥。

本品所含芍药甙具有镇静作用；对正常小鼠体温有降温作用，对人工发热小鼠体温有解热作用；能够抑制大鼠和豚鼠肠管与胃运动，对抗乙酰胆碱引起的平滑肌痉挛；对大鼠子宫平滑肌有抑制作用。

本品煎剂给家兔口服可使血糖暂时升高，以 0.5~1 小时为高峰，遂即下降，至 5~6 小时恢复正常。芍药甙静脉注射能明显降低高血糖小鼠的血糖。

本品能抑制血小板聚集，抗血栓形成，促进动脉粥样硬化灶消退；能够扩张冠状动脉，增加冠状动脉血流量；能够抑制肿瘤细胞生长和转移，终致肿瘤细胞的死亡；也可抑制迟发性变态反应。

2. **白芍** 详见柴胡、白芍一节。

（二）配伍功效

赤芍与白芍同出一物，皆性寒。赤芍散而不敛，长于散瘀止痛；泻而不补，长于清热凉血，清泻肝火。白芍敛而不散，长于养血敛阴，柔肝止痛；补而不泻，长于养肝阴以抑阳平肝。二药配伍应用，一散一敛，既散瘀，又柔筋，止痛的功效更为明显；一泻一补，既泻火凉血，又益血养阴，清血分之实热，平抑肝阳的作用彰显。多用于治疗肝火上炎或肝阳亢盛引起的头痛、眩晕、目赤肿痛、目生翳障、急躁易怒、话多语快、兴奋冲动等症，也可用于治疗肝阴不足、气血瘀滞引起的胁痛、经闭、痛经、癥瘕、腹痛等症。这种配伍应用，与现代药理研究表明的赤芍具有镇静、抗惊厥、解热、抑制胃肠道和子宫痉挛、扩张冠状动脉、抗动脉粥样硬化、抑制血小板聚集、抗血栓形成、抗菌、抗炎、抗氧化、保护肝脏、调节免疫、抗肿瘤、促进胃液分泌、增强食欲作用，以及白芍具有镇静、催眠、抗惊厥、抑制副交感神经、缓解消化道痉挛、扩张冠脉、扩张外周血管、降低血压、抑制血小板聚集、降低血液黏度、抗菌、耐缺氧、改善记忆、保护肝脏、提高免疫等作用相关。

第十三节 开窍药对

一、菖蒲、远志

（一）单味功效

1. **菖蒲** 本品为天南星科草本植物石菖蒲的根茎。煎服，10~20g。

【**性味归经**】性温，味辛、苦，归心、胃经。

【**功效**】

·**开窍醒神** 治疗湿浊蒙蔽清窍所致的神志异常、情绪低落、悲观绝望、喜静卧床、独处沉默、呆滞发愣、疑心重重、生活懒散、幻觉妄想、记忆力减退、注意力不集中、健忘、嗜睡、耳鸣、耳聋等症。

·**化湿和中** 治疗湿阻中焦引起的脘腹痞满，胀闷疼痛等症，或湿浊蕴结肠中所致水谷不纳、噤口痢等症。

【**现代药理**】

本品能够增强记忆获得和记忆巩固，改善记忆障碍；显著抑制小鼠自主活动和苯丙胺的运动性兴奋，并具有镇静催眠作用；能够降低多巴胺、高香草酸、3，4-二羟基苯乙酸和5-羟吲哚乙酸的水平；能对抗大白鼠乌头碱诱发的心律失常，对抗肾上腺素和氯化钡诱发的家兔心律失常。

本品水浸剂在试管内对堇色毛癣菌、同心性毛癣菌、许兰氏黄癣菌等皮肤真菌有不同程度的抑制作用。本品煎剂能在体外全部杀死小鼠腹水癌细胞；1∶2的煎剂能够使蛔虫麻痹和死亡，高浓度浸出液对常见致癌性皮肤真菌有抑制作用；口服能促进消化液的分泌，制止胃肠异常发酵，能对抗氯化钡引起的肠管兴奋。

本品所含 α－细辛醚具有对抗电惊厥发作的作用，还能影响对抗戊四氮所致的阵挛性惊厥；能够拮抗气管致痉剂组胺和 5-HT 引起的猫支气管收缩，能减少动物的咳嗽次数；在一定浓度下能使豚鼠冠脉血管扩张；能够对抗垂体后叶素引起的子宫收缩；还可以显著降低高胆固醇血症小鼠的血清胆固醇。

本品挥发油对小鼠有较强的降温作用。

2. **远志**　本品为远志科草本植物远志或宽叶远志的根。煎服，10～20g。胃溃疡或胃炎患者慎用。

【**性味归经**】性微温，味辛、苦，归心、肾、肺经。

【**功效**】

·**宁神益志**　治疗心肾不交所致的心神不宁、惊悸、失眠、多梦、健忘、自言自语、疑心重重、生活懒散、注意力不集中等症。

·**豁痰开窍**　治疗痰阻心肺引起的言语错乱、神志恍惚、惊痫、咳嗽痰多、痰结难咯等症。

·**消散痈肿**　治疗痰阻经络所致的痈疽疮毒、乳痈肿痛、喉痹、鹤膝风等症。

【**现代药理**】

本品煎剂对肺炎双球菌有抑制作用，本品乙醇浸液在体外对革兰氏阳性菌和痢疾杆菌均有明显抑制作用。

本品煎剂给小鼠灌胃，能够促进支气管分泌，起到祛痰效果。

本品水溶性提取物能够对抗碱基置换突变的因子，明显抑制回变菌落数，起到抗突变和抗癌作用。甲醇冷浸液能够抑制充血性水肿的发生，具有利尿作用。

本品提取物有抗痴呆作用，给大鼠口服能够增强体力和智力；有助于修复因脑内胆碱能系统功能障碍引起的记忆缺陷，其对短期记忆的改善有助于修复东莨菪碱诱导的记忆缺陷；对氰化钾诱导的小鼠低氧脑损伤具有保护作用。

本品醇提物可显著提高慢性应激大鼠海马区 BDNF 及其受体 TrkBmRNA 的表达，

调控慢性应激抑郁模型大鼠海马区 BCL-2/Bax 比例，抑制神经细胞凋亡，明显降低慢性应激大鼠血清中促肾上腺皮质激素释放激素、促肾上腺皮质激素和皮质酮激素水平，改善抑郁症状。

本品所含远志皂苷能够抑制大鼠血清肌酸磷酸激酶升高和心肌组织中一氧化氮（NO）形成，提高 SOD 活力，减小大鼠心肌梗死范围。

本品给小鼠灌服可协同阈下剂量戊巴比妥钠的催眠作用，能够对抗五甲烯四氮唑所致惊厥。本品还具有降低血压，收缩子宫的作用。

（二）配伍功效

菖蒲与远志都是辛开苦燥温通之品。远志辛苦温，入心肾肺经，为心肾肺三经气分药，藏于肾而开于心，启肾气上达于心，善于交通心肾而宁心安神；偏于化痰，亦能散肿。菖蒲气味芳香走窜，善于辟秽浊而开窍醒神，偏于化湿而和中。两药相伍，化湿与化痰互相促进，开窍之力相叠，功效相得益彰。多用于治疗痰湿蒙蔽，心肾不交所致的神志异常、情绪低落、悲观绝望、喜静卧床、独处沉默、自言自语、呆滞发愣、疑心重重、生活懒散、幻觉妄想、记忆力减退、注意力不集中、心神不宁、惊悸、失眠、多梦、健忘、耳鸣、耳聋等症。这种配伍应用，与现代药理研究表明的菖蒲具有增强记忆、镇静催眠、降低多巴胺、平喘、止咳、扩张冠状动脉、抗心律失常、降低血脂、促进消化液分泌作用，以及远志具有抗抑郁、抗痴呆、增强体力和智力、保护脑损伤、催眠、祛痰、利尿、保护心肌损伤、降低血压作用相关。

二、郁金、天竺黄

（一）单味功效

1. 郁金　本品为姜科多年生宿根草本植物郁金、广西莪术、姜黄或莪术的块根。煎服，10～30g。

【性味归经】性寒，味辛、苦，归心、肝、胆经。

【功效】

·**理气解郁**　治疗肝气郁结引起的情绪不稳、胸胁胀痛、幻觉妄想等症。

·**清心化痰开窍**　治疗热病浊邪蒙窍引起的神昏不清，以及痰闭心窍所致的癫痫发狂等病症。

·**活血化瘀**　治疗肝气郁滞、瘀血内阻引起的胸胁脘腹刺痛、月经不调、痛经、癥瘕痞块等症。

·**清热凉血**　治疗血热妄行引起的吐血、衄血、尿血且兼有瘀滞现象等的病症。

·**利胆退黄**　治疗湿热壅阻引起的黄疸等症。

【现代药理】

本品挥发油对黄青霉有显著的抑制作用；能调节中毒性肝炎小鼠的体液免疫，具有免疫抑制剂的作用。但本品所含郁金多糖具有较强的网状内皮系统激活活性。

本品所含 F- 香豆阿魏酰甲烷对四氯化碳及半乳糖胺分别诱发的小鼠和大鼠肝损害均具有明显的抗肝毒作用。

本品提取液能够完全抑制辐射所引发的脂类过氧化，明显降低过氧化脂质含量；能抑制肥大细胞组胺游离，明显抑制迟发性过敏反应。姜黄醇提取物能够降低血浆纤维蛋白原；降低血浆胆固醇、β 脂蛋白和甘油三酯；降低主动脉中的总胆固醇、甘油三酯含量。

本品煎剂能够增加胃酸分泌，提高血清中胃泌素和胰泌素浓度，使十二指肠中碳酸氢根浓度增高。

本品所含姜黄色素和去氧胆酸钠能明显增加大鼠胆汁排出量，所含郁金二酮能明显延长家猫的各期睡眠。

本品水浸醇提物对实验性过敏性豚鼠脑脊髓炎具有良好的抑制效果，可明显降低豚鼠发病率和死亡率；对低张性缺氧小鼠脑组织有一定的保护作用。

本品醇提液给大耳白兔灌胃，能明显抑制兔体内血小板聚集。

本品温郁金提取物对胃癌细胞的生长有显著的抑制作用，且抑制率随药物浓度的升高而增高。

本品能显著升高兔胃底和胃体纵行肌条张力，减小胃体收缩波平均振幅，并呈剂量依赖关系。

2. **天竺黄**　详见瓜蒌、天竺黄一节

（二）配伍功效

郁金以功效命名，功效重点在于解郁；其性寒味辛苦，能够入气分以疏肝解郁，入血分以活血调经，并能化痰湿、开心窍、凉血热、止吐衄。天竺黄味甘性寒，擅入

心经，清心化痰定惊。两药协同应用，加强入心经的力度，两药皆寒，清心化痰功效增强，开窍定惊作用凸显；而且两药又皆能入肝胆两经，疏利清泄肝胆，使肝胆热邪得清，疏泄失常逐渐恢复；共达清泄心肝之热，化痰开窍定惊的功效。一般多用于治疗胆郁痰扰或痰热扰心所致的情绪不稳、胆怯易惊、幻觉妄想、胸胁胀满、口苦呕恶、惊悸不宁、烦躁不安、失眠多梦、冲动毁物、神昏不清、癫痫发狂、小儿惊风、夜啼不眠等症。这种配伍应用，与现代药理研究表明的郁金具有催眠、保护脑组织、抗氧化、调节免疫、利胆、降低血脂、调节胃和十二指肠分泌功能、增强胃张力、保护肝脏、抑制血小板聚集、抗血栓形成作用，以及天竺黄具有镇痛、抗炎、降低心肌收缩力、减慢心率、扩张血管、降低血压作用相关。

第十四节 补气药对

一、太子参、黄芪

（一）单味功效

1. **太子参** 详见太子参、生石膏一节。

2. **黄芪** 本品为豆科植物内蒙黄芪、膜荚黄芪或其他同属相近种植物的根。煎服，10 ~ 60g。

【**性味归经**】性微温，味甘，入脾、肺经。

【**功效**】

· **益气升阳** 治疗脾肺气虚引起的气短乏力、倦怠食少、情绪低落、兴趣索然、闭门不出、自罪自责；或中气下陷引起的久泻脱肛、子宫脱垂、崩漏等症。

· **固表止汗** 治疗卫气虚不固表引起的自汗出症。

· **敛疮生肌** 治疗气血不足引起的疮疡内陷、脓成不溃或久溃不敛等症。

· **利水退肿** 治疗气虚失运，水湿停聚引起的水肿、脚气、面目浮肿等症。

【**现代药理**】

本品对痢疾杆菌，肺炎双球菌，溶血性链球菌A、B、C及金黄色、柠檬色、白色葡萄球菌，水痘 – 带状疱疹病毒等均有抑制作用。本品对正常心脏有加强收缩的作用，使因中毒或疲劳而衰竭的心脏收缩振幅增大，排出血量增多；对心肌缺血缺氧、缺血／再灌注损伤、缺氧缺糖／复氧复糖损伤、感染病毒以及药物中毒的心肌均有明显的保护作用；能改善病毒性心肌炎患者的左心室功能，抗心律失常；对血压具有双向调节作用，轻用升血压，重用降血压；对大鼠缺氧性肺动脉高压和低氧性腺泡内肺动脉构形重组有明显阻抑作用。

本品及其多糖等成分可明显提高非特异性免疫功能；对体液免疫、细胞免疫等均有促进或增强作用。

本品能抑制大鼠 MDA 含量，提高 SOD 活性，清除自由基；能显著减少尿中蛋白质含量，减轻肾脏病变程度，增加尿量和氯化物排泄。

本品水煎剂给老年大鼠服用，可明显降低其主动脉和肺中胶原含量，使之接近青年大鼠；对黄曲霉素 B 诱发的小鼠活体细胞的骨髓细胞微核千分率和染色体畸变百分率的升高，有显著抑制作用；给小鼠连续饮用 15 天，能抑制小鼠旷野探求行为活动及自发活动，延长水合氯醛的睡眠时间。

本品能促进血清和肝脏的蛋白质更新，对蛋白质代谢有促进作用；使肝糖原增加，溶酶体及组织脱氢酶活跃。

本品所含黄芪甲苷可显著增加小鼠脑组织 ATP、ADP、AMP 的量，增强脑组织 GLUT3 基因和蛋白质表达；所含黄芪多糖对小鼠肉瘤、肝癌、裸小鼠的人肺腺癌、人结肠癌腹水型细胞瘤株均有明显的抑制作用，还能双向调节血糖；所含黄芪皂贰甲能显著对抗角叉菜胶引起的大鼠足跖肿胀，还具有明显镇痛作用。

本品灌服能够提高失血性贫血小鼠的红细胞数、网织红细胞数；增加溶血性贫血小鼠的红细胞数、血红蛋白值、红细胞压积值；显著对抗正常和异丙肾上腺素处理的小鼠常压和减压缺氧所致的脑缺氧，明显延长小鼠存活时间；增强小鼠持学习记忆。抑制去卵巢大鼠的骨吸收，抗骨质疏松；延长小鼠动情期。

（二）配伍功效

太子参性平偏凉，补益肺脾之气，兼能养阴润肺，为补气药中的"清补"之品。黄芪甘温健脾益气，长于升阳举陷，固护卫阳，实表而止汗，运阳而利水；温养脾胃而生肌，补益元气而托疮，故一般称为"疮痈要药"。黄芪和太子参一偏于升阳走表，一偏于益气走里；一性温，一性平偏凉，两药配伍，温凉相佐，表里兼顾，益气运阳而不伤阴，气阴互益，充于全身，神可达、气可充。多用于治疗气虚或气阴不足引起的情绪低落、兴趣索然、闭门不出、自罪自责、心悸怔忡、失眠多梦、神疲乏力、气短多汗等症。这种配伍应用，与现代药理研究表明的太子参具有抗疲劳、耐缺氧、提高免疫能力、升高白细胞等作用，以及黄芪具有增强学习记忆、延长动情期、保护脑组织损伤、抗氧化、镇静、催眠、抗炎、镇痛、促进蛋白质代谢、耐缺氧、增强免疫、促进造血系统功能、抗衰老、强心、抗心律失常、改善心功能、调节血压、抗骨质疏松、调节血糖等作用相关。

二、太子参、茯苓

（一）单味功效

1. **太子参**　详见太子参、生石膏一节。

2. **茯苓**　本品为多孔菌科真菌茯苓的菌核白色部分。煎服，10～30g。

【**性味归经**】性平，味甘、淡，归心、肺、脾、肾经。

【**功效**】

·**利水消肿**　治疗水饮内停引起的小便不利，水肿等症。

·**健脾渗湿**　治疗脾虚湿阻引起的情绪低落、四肢困重、独处自责、头晕目眩、泄泻带下、咳嗽痰多、肩背酸沉等症。

·**养心安神**　治疗心神不安所致的心悸怔忡、失眠多梦等症。

【**现代药理**】

本品10%煎剂对金黄色葡萄球菌、大肠杆菌均有抑制作用，本品乙醇提取物能杀死钩端螺旋体；水煎剂灌胃对盐水负荷大鼠、小鼠模型均有较显著的利尿作用；浸剂对家兔离体肠管有直接松弛作用，可使平滑肌收缩幅度降低，张力下降；水提取物、乙醇提取物、乙醚提取物均能使心肌收缩力加强，心率加快；水浸膏和乙醇浸膏对家兔有降血糖作用；菌核甲醇提取物对TPA诱导小鼠皮肤癌形成有抑制作用。

本品注射液给小鼠皮下注射可促进红细胞系统的造血功能；给大鼠皮下注射可对抗四氯化碳所致的肝损伤及谷丙转氨酶升高。

本品对大鼠幽门结扎所致的胃溃疡有抑制作用，并能降低胃液分泌和游离酸含量；能使玫瑰花结形成率和植物血凝素诱发淋巴细胞转化率显著上升，本品灌胃能增强小鼠巨噬细胞吞噬功能。

本品煎剂腹腔注射能明显降低小鼠自发活动，并能对抗咖啡因所致小鼠过度兴奋，对戊巴比妥钠的麻醉作用有明显的协同作用。

（二）配伍功效

太子参性平，不温不燥，为气阴双补之品，补气而不燥阴，补阴又不碍气，气阴两伤而不宜温补者最宜用之；其不仅入脾肺，更入于心，能补心益阴，而使心神得养，神安而燥。茯苓性平和缓，入脾肾，兼能入心，可益心气，以宁心安神；甘淡扶正而不峻补；虽然利水，但不峻利，更不伤正气；且利水渗湿，可使脾健，得以补益。两药相伍使用，一偏于气阴双补，一偏于健脾利湿，两偏相合，功效相叠，共入心脾两经，心气得充而不助热，水湿得利而不伤阴，平和补益。多用于治疗心气不足，水湿内停，微有热结引起的心悸怔忡、失眠多梦、情绪低落、四肢困重、独处自责、神疲乏力、水肿、舌淡胖等症。这种配伍应用，与现代药理研究表明的太子参具有抗疲劳、耐缺氧、增强免疫、升高白细胞的作用，以及茯苓具有镇静、催眠、增强免疫、促进造血功能、强心、保护肝脏、抑制肠管、利尿、抗胃溃疡、抗肿瘤作用相关。

三、白术、茯苓

（一）单味功效

1. 白术　本品为菊科草本植物白术的根茎。煎服，6～30g。燥湿利水宜生用，补气健脾宜炒用，健脾止泻宜炒焦用。

【**性味归经**】性温，味苦、甘。入脾、胃经。

【**功效**】

·**益气健脾**　治疗脾胃虚弱引起的饮食无味、纳少乏力、四肢倦怠、情绪低落、兴趣索然、闭门不出、自罪自责、脘腹胀满、消瘦便溏、完谷不化等症。

·**渗湿利水**　治疗水湿停留引起的痰饮、水肿、便秘等症。

·**固表止汗**　治疗卫表气虚所致的自汗等症。

·**安胎**　治疗妊娠气虚引起的胎气不安等症。

【**现代药理**】

本品能够降低脂质过氧化物含量，减轻脂质过氧化反应，还有保护肝脏、扩张血管；抑制心脏的作用；本品还能够明显的抑制家兔、豚鼠、大鼠和小鼠的子宫平滑肌。

在试管内能够抑制许兰氏毛菌、堇色毛菌、须癣毛菌和同心性毛菌，也能抑制金黄色葡萄球菌、绿色链球菌、肺炎双球菌、脑膜炎球菌和白喉杆菌。

本品挥发油具有抑制小鼠肉瘤、艾氏腹水癌和腹壁淋巴肉瘤的作用。

本品煎剂口服能够提高老龄小鼠红细胞 SOD 活性，同时可以明显抑制脑单胺氧化酶活性，并且能够抑制红细胞自氧化溶血，直接清除自由基。煎剂和流浸膏对大鼠、兔和狗均有持久显著的利尿作用，能够促进钠的排泄。

本品能提高淋巴细胞转化率和自然玫瑰花环形成率，促进细胞免疫功能，明显增加 IgG 含量，能够增强网状内皮系统的吞噬功能。

本品能够使大鼠甘油三酯明显降低，抑制体重增长，使脂肪沉着量减少，能明显抑制血压上升。

本品浸膏和煎剂给大鼠灌胃，能够降低血糖。本品煎剂给大鼠灌胃，能显著延长凝血酶原时间；大剂量时能够促进小鼠胃肠运动。

本品丙酮提取物 300mg/kg 给大鼠灌胃，可明显减少胃液量，提高胃液酸碱度，降低胃蛋白酶活性，保护胃黏膜，显著抑制应激性胃溃疡。

本品乙酸乙酯提取物给大白鼠十二指肠给药，能够明显增加胆汁分泌量。

2. 茯苓　详见太子参、茯苓一节。

（二）配伍功效

白术苦甘温，入脾胃两经，善于益气健脾、燥湿利尿，为补气健脾燥湿的要药，补益的功效偏强。茯苓性平和缓，甘淡利水而不伤正气，祛邪而不猛烈，扶正而不峻补，为利水渗湿的要药。两药配伍，一偏补一偏泻，补泻结合，补中有泻，泻有利于补，补益健脾功效增强；一个苦燥湿一个淡渗湿，燥渗参合，祛湿力量加强。多用于治疗脾虚湿阻引起的饮食无味、纳少乏力、四肢倦怠、情绪低落、兴趣索然、闭门不出、自罪自责、头晕目眩、肩背酸沉、脘腹胀满、完谷不化、便溏带下、咳嗽痰多等症。这种配伍应用，与现代药理研究表明的白术具有促进胃肠运动、抑制胃酸、抗胃溃疡、利胆、保护肝脏、抗氧化、增强免疫、扩张血管、抑制心脏、降血脂、降血压、降低血糖、利尿、抗凝血、抑制子宫等作用，以及茯苓具有镇静、催眠、增强免疫、抗胃溃疡、促进造血功能、抑制肠管、利尿、保护肝脏、强心、降低血糖等作用相关。

四、白术、炒枳壳

（一）单味功效

1. **白术** 详见白术、茯苓一节。

2. **枳壳** 本品为芸香科小乔木植物香橼、酸橙等的成熟果实（去瓤）。煎服，10～30g。

【性味归经】性微寒，味辛、苦、酸，归脾、胃、肺、大肠经。

【功效】

·**理气开胸** 治疗气滞所致的胸胁胀痛、脘腹痞闷等症。

·**宽中除胀** 治疗食积停滞引起的脘腹胀满、腹痛便秘、嗳腐吞酸、不思饮食、肠鸣泄泻等症。

【现代药理】

本品煎剂能使小白鼠增强胃肠蠕动；使兔离体子宫明显兴奋，子宫收缩幅度加大；使兔离体十二指肠自动活动的张力下降，振幅减小，甚至出现完全松弛的抑制状态；明显拮抗乙酰胆碱引起的离体回肠强直性收缩，使肠管紧张性逐渐下降，振幅加大。

本品所含挥发油能显著减少大鼠胃液分泌量，降低胃蛋白酶活性；能明显抑制大鼠离体肠平滑肌的正常运动。

本品水煎液能显著促进大鼠胆汁流量，有一定利胆作用；水提液经乙醚萃取后的水相能够抑制血小板聚集。

本品提取物辛弗林可以提高交感神经末端去甲肾上腺素释放激活磷酸化酶，加快体内脂肪代谢。

本品所含川陈皮素对肺癌、腹膜肿瘤、胃癌、结肠癌、纤维瘤有较强的抗肿瘤活性，所含柠檬烯有镇痛和促进神经中枢维持觉醒作用。

本品还具有舒张血管、升高血压、调节肠道菌群作用。

（二）配伍功效

白术性温，味苦甘，入脾胃经，而苦燥脾湿，甘健脾气，为补益之品，以守为要。枳壳味既辛又酸，并兼苦味，其性温，归于脾、胃、肺、大肠经，长于行气，善行胃肠之气滞，以宽中消胀，行胸肺之气滞，以开胸除满，为畅行之品，以走为主。两药相伍，一守一走，一补一行，相互制约，相互参合，共入脾胃，补而不滞，行而不伤气，健脾除胀，以助中焦升清降浊之力。多用于治疗脾胃虚弱引起的情绪低落、兴趣索然、闭门不出、自罪自责、四肢倦怠、饮食无味、纳少乏力、脘腹胀满、消瘦便溏、完谷不化等症。这种配伍应用，与现代药理研究表明的白术具有促进胃肠运动、抑制胃酸、抗胃溃疡、抗氧化、增强免疫、利尿、利胆、保护肝脏、扩张血管、降血脂、降血压、降低血糖、抗凝血作用，以及枳壳具有调节醒觉规律、镇静、增强胃肠运动、抑制十二指肠、兴奋子宫、缓解回肠痉挛、减少胃液分泌、调节肠道菌群、舒张血管、升高血压、利胆、抑制血小板聚集、降低血脂作用相关。

第十五节 补阳药对

一、补骨脂、杜仲

（一）单味功效

1. **补骨脂** 本品为豆科草本植物补骨脂的种子。煎服，10～20g。本品性质温燥，易伤阴助火，属阴虚火旺，大便秘结者，不宜应用。

【性味归经】性大温，味辛、苦，归脾、肾经。

【功效】

·**温肾壮阳** 治疗肾阳亏虚引起的阳痿、阴囊湿冷、腰膝冷痛等症。

·**固精缩尿** 治疗肾关不固所致的遗精、早泄、小便频数、遗尿等症。

·**温脾止泻** 治疗脾肾阳虚导致的五更泄泻等症。

·**纳气平喘** 治疗肾不纳气引起的喘咳等症。

【现代药理】

本品能抑制和杀灭多种细菌，并杀灭阴道毛滴虫；对小鼠肉瘤、艾氏腹水癌等有抑制作用；能增加雌鼠阴道角化，增加子宫重量；能提高海马内 ER-β 基因的表达水平，改善血管性痴呆大鼠学习记忆；能够延长家蚕幼虫期以及家蚕寿命；能升高实验小鼠巨噬细胞吞噬指数，升高 E-玫瑰花结率；可以明显舒张组胺引起的气管收缩；能抑制超抗原 T 细胞增殖，从而治疗银屑病。

本品提取物能兴奋离体和在体肠管平滑肌，松弛豚鼠离体子宫；醇提取物能明显激活酪氨酸酶，促进黑色素生成；醇提液皮下注射，能够升高环磷酰胺所致的白细胞下降，并促进粒系祖细胞生长。

本品所含补骨脂乙素具有强心和扩张冠状动脉，增加冠脉血流量的作用；对家兔实验性缓慢心律有明显提高作用；所含香豆素类成分能通过调节单胺氧化酶（MAO）活性、下丘脑－垂体－肾上腺轴功能和氧化应激，发挥抗抑郁作用。

本品可促进大鼠颅骨成骨细胞碱性磷酸酶活性，促进细胞增殖；能抑制分离的破骨细胞在骨片上形成的吸收陷窝的增加与扩张，改善骨质疏松。

2. 杜仲　本品为杜仲科落叶乔木植物杜仲的树皮。煎服，10～30g。

【性味归经】性温，味甘，归肝、肾经。

【功效】

· **补肝肾强筋骨**　治疗肝肾不足所致的腰膝酸痛、痿软无力、阳痿、尿频等症。

· **安胎**　治疗肝肾亏虚、冲任不固引起的胎动不安或习惯坠胎之症。

【现代药理】

本品煎剂体外对金黄色葡萄球菌、福氏痢疾杆菌、大肠杆菌、绿脓杆菌、炭疽杆菌、肺炎杆菌、乙型溶血性链球菌等均有不同程度的抑制作用。

本品煎服能够提高小鼠吞噬碳墨粒，使 S180 小鼠外周血中 T 淋巴细胞百分比增高和腹腔巨噬细胞吞噬功能增强。

本品水煎醇沉液灌服，能够显著延长小鼠的游泳时间和常压缺氧的存活时间。

本品水溶性提取物皮下注射，能够明显促进 DL-^{3}H- 亮氨酸对小鼠血清、肝脏、骨髓蛋白质的渗入。本品水煎液灌胃能够使醋酸可的松造成的类阳虚小鼠红细胞超氧化物歧化酶活性增加。

本品煎剂能够扩张蛙血管，浓度越高作用越明显；能够降低大鼠离体子宫的收缩强度，抑制子宫自发活动，降低频率。

本品煎剂和醇提取物给麻醉犬、猫、兔静脉注射，均有明显降压作用；本品的各种制剂对麻醉犬都有利尿作用。

本品水煎剂灌胃能够显著增高小鼠肝糖原含量和血糖含量。本品提取物能够显著增加脂肪细胞中葡萄糖的转运和消耗，有很强的降糖作用。

本品醇提取液能够显著降低大鼠的血清总脂、胆固醇浓度；抑制大鼠蛋清性足跖肿胀。

本品煎剂灌胃能够减少小鼠自发活动，镇静作用有量效关系。

本品煎剂给小鼠皮下注射能够对抗醋酸所致扭体反应。

本品提取物能明显预防因雌激素减少而致的骨质疏松。

（二）配伍功效

补骨脂辛苦温燥，助阳的力量较强，作用偏于肾，长于补肾温脾；能益肾固精而缩尿，温运脾阳以止泻，且可补肾纳气而平喘。杜仲甘温而燥性略缓，长于补益肝肾，强筋健骨，为治疗肾虚腰痛的要药，且安胎力量也较强。两药相伍，补肾壮阳，强筋壮骨的力量倍增。多用于治疗肾阳虚衰引起的兴趣缺乏、情绪低落、腰膝冷痛、痿软无力、阳痿、尿频等症。这种配伍应用，与现代药理研究表明的补骨脂具有调节 MAO 活性、抗抑郁、抗衰老、增强记忆、增强雌激素功能、增强免疫、扩张冠状动脉、强心、提高心率、升高白细胞、兴奋肠管、松弛子宫、平喘作用，以及杜仲具有抗疲劳、耐缺氧、抗衰老、增强免疫、抗骨质疏松、扩张血管、调节血糖、降低血脂、抑制子宫、利尿、镇静、镇痛作用相关。

二、杜仲、桑寄生

（一）单味功效

1. **杜仲** 详见补骨脂、杜仲一节。

2. **桑寄生** 本品为桑寄生科常绿小乔木植物槲寄生或桑寄生的带叶茎枝。煎服，10~30g。

【**性味归经**】性平，味苦、甘，归肝、肾经。

【**功效**】

· **祛风除湿** 治疗风寒湿邪引起的腰痛、肢体疼痛、关节不利等症。

· **补益肝肾、强筋壮骨** 治疗肝肾不足所致的头晕目眩、腰膝酸软、下肢痿弱等症。

· **安胎** 治疗肝肾亏虚、冲任不固所致的胎漏下血、胎动不安、崩漏、月经过多等症。

【**现代药理**】

本品 10% 煎剂或浸剂在体外对骨髓灰质炎病毒和其他肠道病毒有明显抑制作用，

并且本品还能抑制伤寒杆菌、葡萄球菌的生长，抑制乙型肝炎病毒表面抗原活性。本品水浸液、乙醇 - 水浸出液和 30% 乙醇浸出液，均能降低麻醉动物血压。

本品能够明显抑制咖啡因对小鼠的兴奋作用，延长戊四氮引起的小鼠死亡时间。

本品注射液对于正常和颤动的离体豚鼠心脏冠状血管有扩张作用，能够明显增加冠状动脉流量；本品还对氯仿所致小鼠室颤有显著对抗作用。

本品不同提取物都具有一定降低血脂作用，能够提高 SOD 活性，增强清除过氧化物自由基能力，使过氧化脂质含量降低。

本品所含桑寄生甙给麻醉犬以 0.5mg/kg 的量静脉注射，具有利尿作用。

（二）配伍功效

杜仲性温味甘，偏于补益肝肾、强筋壮骨，调补冲任以安胎。桑寄生性平味苦甘，苦能燥湿，祛风除湿通痹力量强，补益肝肾、强筋壮骨力弱。两药相伍为用，补益肝肾、强筋壮骨、安胎力量突出，兼能祛风除湿通痹。多用于治疗肝肾不足引起的担心惧怕、烦躁不安、头晕目眩、腰膝酸痛、下肢痿痹、关节不利、阳痿、尿频、胎动不安等症。这种配伍应用，与现代药理研究表明的杜仲具有镇静、镇痛、降低血压、抗骨质疏松、抗疲劳、耐缺氧、调节血糖、降低血脂、增强免疫、抗衰老、扩张血管、抑制子宫、利尿作用，以及桑寄生具有镇静、降低血压、扩张冠状动脉、抗心律失常、抗氧化、降低血脂、利尿作用相关。

三、肉苁蓉、巴戟天

（一）单味功效

1. **肉苁蓉**　本品为列当科植物肉苁蓉的肉质茎。煎服，10 ~ 30g。阴虚内热者不宜使用。

【性味归经】性温，味甘、咸，入肾、大肠经。

【功效】

· **温肾助阳**　治疗肾阳亏虚引起的情绪低落、悲观绝望、喜静卧床、独处沉默、呆滞发愣、记忆力减退、注意力不集中、阳痿、遗精、早泄、腰膝冷痛、筋骨痿弱等症。

· **润肠通便**　一般多用于治疗老年人及病后、产后津液不足引起的肠燥便秘等症。

【现代药理】

本品提取物能够显著抑制兔血和小鼠肝脏的脂质过氧化物生成，可以明显增强小小鼠红细胞 SOD 活性，明显降低心肌脂褐质含量，延长果蝇的平均寿命、半数致死天数和最高寿命。

本品水提液给小鼠灌胃，能显著增加脾脏和胸腺的重量，明显增加腹腔巨噬细胞的吞噬能力，增加溶血素和溶血空斑形成细胞值，提高淋巴细胞转化率和迟发性超敏反应指数。

本品稀酒精浸出物能够促进大鼠生长发育。

本品能够提高利血平化小鼠下丘脑去甲肾上腺素、纹状体多巴胺和脑干 5- 羟色胺的含量，降低 5- 羟吲哚醋酸的含量。

本品水煎剂能够显著抑制家兔动脉粥样硬化模型平滑肌细胞变性增殖，改善其超微结构，提高其 SOD 活性，降低细胞内过氧化脂质含量。

本品能够促进小鼠唾液分泌，激活肾上腺释放皮质激素，增强下丘脑 – 垂体 – 卵巢的促黄体功能，提高垂体对促性腺激素释放激素的反应性，以及卵巢对黄体生成素的反应性；可明显增加大鼠的排出尿量；显著提高小鼠小肠推进和大肠蠕动、抑制大肠水分吸收、缩短排便时间。

本品水浸出液、乙醇 – 水浸出液和乙醇浸出液能够降低麻醉兔、猫、狗等的血压。

本品所含肉苁蓉总苷能改善三氯化铝所致学习记忆障碍，增加脑组织中 SOD 活性，降低 MDA 含量，使脑重系数增加；所含肉苁蓉多糖能通过促使骨髓抑制贫血小鼠骨髓细胞细胞周期的转化，促进骨髓造血功能的恢复。所含苯乙醇总苷能提高小鼠缺血再灌注心肌 SOD 和硒谷胱甘肽过氧化酶（SeGPX）的活性，减轻心肌超微粒结构损伤，减小心肌梗死面积。

2. **巴戟天**　本品为茜草科植物巴戟天的根。煎服，10～30g。阴虚内热者不宜使用。

【性味归经】性微温，味辛、甘，入肾经。

【功效】

·**补肾助阳**　治疗肾阳亏虚引起的情绪低落、悲观绝望、喜卧床、独处沉默、呆滞发愣、记忆力减退、注意力不集中、阳痿、遗精早泄，腰膝痿软等症。

·散风祛寒湿 治疗下元虚冷所致的下肢寒湿痹痛等症。

【现代药理】

本品水煎剂对正常雌性大鼠血中黄体生成素水平没有明显影响，但却能使垂体前叶、卵巢和子宫的重量明显增加，能够提高卵巢绒毛膜促性腺激素／黄体生成素受体功能，能够使去卵巢大白鼠垂体对注射黄体生成素释放激素后黄体生成分泌反应明显增加。

本品提取物能够显著拮抗氢化可的松导致的动物胸腺、肾上腺萎缩，降低血浆皮质酮；拮抗氢化可的松导致的血浆谷丙转氨酶升高作用；明显抑制小鼠 HepA 肝癌肿瘤生长。本品水溶性提取物能在不影响小鼠自发活动的情况下，产生明显抗抑郁作用；乙醇渗漉物给小鼠灌胃，能使戊巴比妥钠诱导的小鼠睡眠时间显著缩短，肝脏重量增加。

本品水煎液口服能够增加甲状腺功能低下模型小鼠的耗氧量，使大脑中升高的 M- 受体最大结合容量恢复正常；本品水煎剂给小鼠灌胃，能够增加胸腺重量、白细胞数和体重，延长持续游泳时间。

本品能抵抗环磷酰胺引起的小鼠造血抑制，促进造血干细胞的增殖和分化，升高血浆中红细胞和白细胞数目；还能诱导骨髓基质细胞向成骨细胞分化。

本品所含巴戟素对大鼠脑缺氧损伤有保护作用，能增强大鼠的记忆功能。

（二）配伍功效

肉苁蓉性温而味甘柔润，温而不燥，补而不峻，能补肾助阳，润肠通便，是一味既能补阳，又能益阴的药物。巴戟天虽然味辛而性温，可以散风祛寒湿，但是其味甘质润而不燥，补益而不易滞，能够温补肾阳、强壮筋骨。两药相伍，甘润助阳的功效增加，以温阳开郁，提高情绪；兼有通便、强筋的功效。一般多用于治疗肾阳亏虚引起的情绪低落、悲观绝望、喜卧床、独处沉默、呆滞发愣、记忆力减退、注意力不集中、阳痿、遗精早泄、腰膝痿软、便秘等症。这种配伍应用，与现代药理研究表明的肉苁蓉具有提高脑内递质、增强记忆、增强性腺功能、促进生长发育、抗氧化、抗衰老、增强免疫、促进骨髓造血功能、抗动脉粥样硬化、促进唾液分泌、泻下作用，以及巴戟天具有兴奋中枢神经、抗抑郁、增强性腺激素功能、增强肾上腺皮质激素功能、增强甲状腺功能、促进造血功能、促进骨生长、增强免疫、抗疲劳作用相关。

四、沙苑子、菟丝子

（一）单味功效

1. **沙苑子**　本品为豆科草本植物扁茎黄芪的成熟种子。煎服，10 ~ 30g。

【**性味归经**】性温，味甘，入肝、肾经。

【**功效**】

·**补肾固精**　治疗肾虚引起的喜静恶动、独处寡言、自言自语、阳痿、遗精、早泄、小便频数、遗尿、耳鸣、腰痛及带下过多等症。

·**养肝明目**　治疗肝肾不足所致的目暗不明、头昏目花等症。

【**现代药理**】

本品水煎剂能使正常小鼠血清溶菌酶提高，使脾脏淋巴细胞转化明显提高；能够显著延长小鼠痛反应潜伏期；显著减少因化学刺激引起的小鼠扭体反应次数；能降低伤寒 – 副伤寒甲、乙混合疫苗致发热家兔及小鼠体温；延长小鼠游泳时间和低温存活时间。

本品水提液灌服高脂血症大鼠，能降低血中甘油三酯、总胆固醇、肝脏中脂肪含量，升高血清高密度脂蛋白。本品给小鼠灌胃，可减少 10% 小鼠尿量，作用持续 4 小时以上。

本品水煎醇沉剂能抑制角叉菜胶、组胺引起的关节肿和炎性肉芽肿的形成；能够减慢心率，降低心肌张力指数，增加脑血流量。本品所含沙苑子黄酮能明显降低血压，降低血液黏度，抑制血小板聚集、抗肿瘤、抗肝损伤。

2. **菟丝子**　本品为旋花科寄生性草本植物菟丝子或大菟子的成熟种子。煎服，10 ~ 60g。

【**性味归经**】性平，味辛、甘，入肝、肾、脾经。

【**功效**】

·**补肾固精**　治疗肾虚所致的喜静恶动，独处寡言，自言自语、阳痿、遗精、早泄、耳鸣、小便频数、腰痛、带下过多、宫冷不孕等症。

·**养肝明目**　治疗肝肾不足引起的两目昏糊等症。

·**止泻**　治疗脾肾阳虚引起的便溏泄泻等症。

·**安胎**　治疗肾虚所致的胎动不安。

【现代药理】

本品能够延长蚕幼虫期和全虫生存期；促进粒系祖细胞生长；能够提高精子运动能力和膜功能，具有抗不育作用；对小脑神经元具有保护作用。

本品水煎剂能够使老龄小鼠红细胞膜 SOD 活性增高，血清 LPO 水平和脑脂褐素含量显著降低，肝脏 MAO-B 活性降低，保护肝损伤，延缓衰老。

本品醇提取物灌胃，能明显提高烧伤小鼠血清溶血素水平，增强腹腔巨噬细胞的吞噬功能，还能增加心肌冠脉血流量；水提物可显著改善脑缺血所致大鼠的记忆障碍。

本品水煎液给由氢化可的松造成阳虚的雄性小鼠灌胃，可显著增加小鼠体重、胸腺重量、白细胞、红细胞、血红蛋白和 SOD 活力。本品水提液可使黑腹果蝇交配率明显增加。

本品水提物给小鼠灌胃，能够促进阴道上皮细胞角化，使垂体前叶、卵巢、子宫重量增加。给服用半乳糖的大鼠灌胃，可以延缓大鼠白内障形成。

本品浸剂能增强离体蟾蜍心脏的收缩力，增加心率；给麻醉犬静脉注射，可使其血压下降。本品所含菟丝子多糖能显著降低糖尿病小鼠血糖，增加肝糖原含量，延长游泳时间。

（二）配伍功效

菟丝子柔润而多液，性平不温不燥，补而不腻，入肝肾经，既能补肾阳，又能益肾精，是一味平补阴阳的药物；补肝血，强腰膝，固下元，以明目、止泻安胎。沙苑子甘温，亦入肝肾经，补益肝肾，但补益之力不如菟丝子；偏于固涩，固精缩尿止带力量强。两药相伍，补益肝肾与固涩之功都加强。一般多用于治疗精神障碍肾阳亏虚的喜静恶动、独处寡言、自言自语、记忆力减退、注意力不集中、阳痿、遗精、早泄、耳鸣、小便频数、腰痛、带下过多、宫冷不孕等症。这种配伍应用，与现代药理研究表明的沙苑子具有增加脑血流量、增强免疫、抗疲劳、镇痛、利尿、降血压、降血脂、降低血液黏度、抑制血小板聚集、抗肝损伤作用，以及菟丝子具有增强记忆、促进性腺激素功能、增加冠脉流量、增加心肌收缩力、促进造血功能、提高精子活动和膜功能、抗氧化、抗衰老、增强免疫、降血压、保护肝脏、延缓白内障形成作用相关。

五、山药、黄精

（一）单味功效

1. 山药 本品为薯蓣科蔓生草本植物薯蓣的块根。水煎服，10 ~ 60g。湿盛中满或有积滞者忌服。

【性味归经】味甘，性平，入肺、脾、肾经。

【功效】

·**益肾涩精** 治疗肾亏所致的生活懒散、独居独处、梦遗精滑、发呆发愣、自言自语、偶尔自笑、小便频数，及妇女白带过多等症。

·**补脾养胃** 治疗脾胃虚弱引起的食少体倦、泄泻等症。

·**生津益肺** 治疗肺虚所致的久咳、虚喘等症。

·**益气养阴** 治疗气阴两虚引起的口渴多饮、多尿的消渴症诸症。

【现代药理】

本品能够显著增加小鼠的脾脏重量，显著增加碳粒廓清作用。本品水煎液灌胃给药，可提高氢化可的松致免疫功能低下小鼠脾系数、胸腺系数及耐缺氧能力。

本品所含山药多糖能极有效地对抗环磷酰胺抑制免疫的作用；还能够降低维生素C– 还原型辅酶 Ⅱ 以及 Fe^{2+}– 半胱氨酸诱发微粒体过氧化脂质的含量，并且对黄嘌呤 – 黄嘌呤氧化酶体系产生的超氧自由基、Fenfon 反应体系产生的羟自由基有清除作用；能够降低自由基对细胞膜的脂质过氧化作用。

本品具有刺激小肠运动，促进肠管内容物排空作用，能够使肾上腺素所致紧张性降低的肠管恢复节律。

本品能够显著降低正常小鼠的血糖，对四氧嘧啶引起的小鼠糖尿病有预防和治疗作用；并能明显对抗肾上腺素以及葡萄糖引起的小鼠血糖升高。

本品 20% 水煎液浸泡桑叶后，阴干，喂蚕，能显著延长家蚕龄期。

本品灌胃预处理对大鼠肾脏缺血再灌注损伤有保护作用，并促进肾脏再生修复。

2. 黄精 本品为百合科植物黄精的根茎。水煎服，10 ~ 30g。作用缓慢，尚需久服。

【性味归经】味甘，性平，入脾、肺、肾经。

【功效】

·**补肾益精**　治疗肾虚精亏所致的腰酸足软、记忆力减退、头晕目眩、独处发呆等症。

·**健脾益气**　治疗脾胃虚弱出现的体倦乏力、食欲不振、口干无味、大便不调等症。

·**滋阴润肺**　治疗阴虚肺燥引起的劳嗽久咳、干咳少痰、消渴等症。

【现代药理】

本品水提物体外对伤寒杆菌、金黄色葡萄球菌、抗酸杆菌以及腺病毒有抑制作用，对多种真菌也有抑制作用。

本品煎剂能明显提高小鼠红细胞和肝脏中超氧化物歧化酶活性，降低小鼠心肌和脑组织中脂褐素的含量；可显著延长小鼠游泳时间，提高小鼠活动能力。

本品煎剂 20% 浓度浸泡桑叶，喂养家蚕，有延长家蚕幼虫期作用。

本品甲醇提取物对正常和链脲霉素诱发的血糖升高小鼠均有降糖作用，并能明显对抗肾上腺素引起的血糖升高。所含多糖能明显对抗环磷酰胺所致小鼠外周血白细胞减少，也能使免疫低下小鼠脾脏重量增加。

本品能降低高脂血症大鼠的血清总胆固醇、血清甘油三酯；能使实验性动脉粥样硬化兔的主动脉内膜斑块减少和冠状动脉粥样硬化程度减轻。

本品能提高人体免疫功能，促进 DNA、RNA 和蛋白质的合成，对小鼠红细胞膜 Na^+-K^+-ATP 酶的活性具有增强作用。

本品能明显增强大鼠心肌收缩力，明显增加离体兔心灌流量，抑制肾上腺皮质功能，还有提高和改善记忆、抗骨质疏松、抗肿瘤等作用。

（二）配伍功效

山药与黄精皆味甘性平，同入肺脾肾三经，都能益气养阴，平补肺脾肾。山药补而不滞，不热不燥，偏于益气健脾，兼能涩精，补肺益肾的作用则较弱；黄精性质滋腻，偏于养阴益肾，而补脾益气的功效较弱。两药配伍，互补不足，互用其长，涩精可以益肾，益肾更可涩精，补脾益气、养阴益肺的功效得到进一步加强。多用于治疗脾气不足，肾气虚弱所致的纳少乏力、大便不调、口中无味、头晕目眩、记忆力减退、腰酸足软、独处发呆、喃喃自语、梦遗滑精、白带过多等症。这种配伍应用，与现代药理研究表明的山药具有增强免疫、抗氧化、抗衰老、保护肾脏、促进肠管运动、降低血糖作用,以及黄精具有抗疲劳、增强免疫、抗氧化、降血糖、降血脂、强心、抗动脉粥样硬化、增强记忆、抗骨质疏松、抗衰老作用相关。

六、山药、山茱萸

(一)单味功效

1. **山药**　详见山药、黄精一节。

2. **山茱萸**　本品为山茱萸科落叶小乔木植物山茱萸的成熟果肉。煎服,10~30g。素有湿热而小便淋涩者不宜应用。

【性味归经】性微温,味酸、涩,归肝、肾经。

【功效】

·**补益肝肾**　治疗肝肾不足引起的头晕耳鸣,注意力、记忆力、理解力减退,腰膝酸软等症。

·**固精缩尿**　治疗肾虚不固所致的遗精、滑精、遗尿、小便频数等症。

·**收涩敛汗**　治疗肾气不足引起的体虚欲脱、大汗不止等症。

·**固经止血**　治疗肝肾亏损、冲任不固所致的崩漏下血、月经过多等症。

【现代药理】

本品煎剂能杀死小鼠腹水癌细胞,在体外能抑制金黄色葡萄球菌生长。

本品具有抗脂质过氧化作用,能明显提高小鼠(SOD)和谷胱甘肽过氧化物酶(GSH-P$_x$)活性,能够明显增加小鼠血红蛋白含量,明显增强小鼠体力、抗疲劳能力、耐受缺氧能力和记忆能力。能显著升高小鼠血清IgG的含量,并对二硝基氯苯(DNCB)所至的接触性皮炎起到明显抑制作用。本品有明显的对抗肾上腺素性高血糖的作用,能升高肝糖原,降低高血糖大鼠的全血比黏度,抑制高血糖大鼠血小板聚集。能使休克动物血压回升,心搏动波振幅增大。

本品浸膏对麻醉犬有利尿作用,能降低血压。

(二)配伍功效

山药味甘而性平,兼有涩性,入肺脾肾三经,既能补益肺脾肾之气,又能补肺脾肾之阴,为平补肺脾肾三经之良药,还能涩精,肺脾肾气阴两虚者皆宜。山萸肉酸涩且质润,性微温而不热不燥,补而不峻,入肝肾二经,既能补肾益精,又能温肾助阳，是一味平补阴阳的药品；而且又有收敛固涩的功效。两药皆为平补之品，配伍应用，同入肾经，补肾气、益肾精、温肾阳、养肾阴、涩肾精，功效相得益彰，又不热不燥。多用于治疗肾亏所致的头晕耳鸣、注意力不集中、记忆力和理解力减退、生活懒散、独居独处、梦遗精滑、发呆发愣、自言自语、偶尔自笑、腰膝酸软、小便频数，妇女月经过多、崩漏下血及白带过多等症。这种配伍应用，与现代药理研究表明的山药具有抗衰老、增强免疫、抗氧化、降低血糖、保护肾脏作用，以及山茱萸具有增强记忆、利尿、降低血压、抗氧化、抗疲劳、耐缺氧、抑制免疫、抗休克、降低全血比黏度、抑制血小板聚集作用相关。

七、菟丝子、益智仁

（一）单味功效

1. **菟丝子**　详见沙苑子、菟丝子一节。

2. **益智仁**　本品为姜科植物益智的成熟种仁。煎服，10～30g。

【性味归经】性温，味辛，入脾、肾经。

【功效】

·**补肾固精缩尿**　治疗下元虚冷，不能固摄所致的遗精、早泄、尿频、遗尿、尿浊、尿有余沥、夜尿增多等症。

·**温脾止泻摄唾**　治疗脾阳不振，运化失常引起的泄泻、腹部冷痛、口涎多而自流等症。

【现代药理】

本品挥发油对大肠杆菌、金黄色葡萄球菌和绿脓杆菌有明显的抑制作用。

本品甲醇提取物在兔的大动脉中有拮抗钙活性作用，能够明显抑制氯化钾引起的大动脉收缩，能够增强豚鼠左心房收缩力，可以抑制前列腺素合成酶活性。

本品氯仿提取物能抑制离体子宫平滑肌收缩。

本品乙醇提取物能拮抗乙酰胆碱引起的豚鼠膀胱逼尿肌兴奋，可降低肌条收缩的平均张力；能对抗番泻叶诱导的小鼠腹泻，并抑制正常小鼠的小肠推进和胃排空；具有较强的清除 H_2O_2、羟自由基的性能；能够显著降低谷氨酸诱导的小鼠皮质神经元细胞的凋亡，提高细胞生存能力。

本品水提物能显著改善运动对肝脏细胞的损伤，延长游泳小鼠达到体力衰竭的时间；还能抑制肉瘤细胞增长；抑制大鼠腹膜间皮细胞（RPMC）中组胺的释放，瞬间增加 RPMC 中环磷酸腺苷（cAMP）的水平；加快多刺裸腹蚤生长，提高生育能力，延长其平均寿命；提高小鼠海马 SOD 活力，显著提高脑老化小鼠的学习记忆能力。

本品丙酮提取物能抑制脂多糖（LPS）诱导的巨噬细胞炎症反应。

（二）配伍功效

菟丝子性平而不燥，辛甘化阳，益精血作用偏强，补益肝肾，固精明目。益智仁辛开温通，温阳力量偏强，暖脾胃而和中，善于温脾摄涎唾，助肾阳而固下，涩精缩尿。两药相合，益精血与温阳作用互补互增，固精缩尿力量增强。多用于治疗肾虚所致的喜静恶动、独处寡言、自言自语、阳痿、遗精、早泄、耳鸣、小便频数、遗尿、尿浊、尿有余沥、夜尿增多、腰痛、带下过多、宫冷不孕等症。这种配伍应用，与现代药理研究表明的菟丝子具有增强记忆、促进性腺激素功能、强心、促进造血功能、增加冠脉流量、抗氧化、抗衰老、增强免疫、延缓白内障形成、保护肝脏、提高精子活动和膜功能等作用，以及益智仁具有增强记忆、保护神经、强心、扩张血管、抗衰老、抗氧化、抑制膀胱子宫小肠收缩、抗疲劳、保护肝脏等作用相关。

八、益智仁、山茱萸

（一）单味功效

1. **益智仁**　详见菟丝子、益智仁一节。
2. **山茱萸**　详见山药、山茱萸一节。

（二）配伍功效

益智仁辛温，偏于补益之功，能补肾温脾，有固精缩尿止泻的功效。山茱萸酸涩，偏于固敛功效，有固精缩尿敛汗作用，兼具补益肝肾。两药配伍使用，补益与固涩之偏相加，功效相得益彰。多用于治疗肾虚不固所致的记忆力和理解力减退、注意力不集中、遗精、滑精、早泄、尿频、遗尿、尿浊、尿有余沥、夜尿增多、小便频数、头晕耳鸣、腰膝酸软等症。这种配伍应用，与现代药理研究表明益智仁具有增强记忆、抑制膀胱子宫小肠收缩、强心、保护神经、扩张血管、保护肝脏、抗疲劳、抗炎、抗衰老、抗氧化作用，以及山茱萸具有增强记忆、利尿、抗疲劳、耐缺氧、抑制免疫、抗氧化、降低血糖、降低全血比黏度、抑制血小板聚集、降低血压作用相关。

九、淫羊藿、茯苓

（一）单味功效

1. 淫羊藿　本品为小檗科草本植物淫羊藿、箭叶淫羊藿或心叶淫羊藿的干燥地上部分。煎服，6~30g。

【性味归经】性温，味辛、甘，入肝、肾经。

【功效】

·**补肾壮阳**　治疗肾阳亏虚引起的情绪低落、喜卧于床、阳痿不举、遗精早泄、宫冷不孕等症。

·**强筋壮骨**　治疗肝肾亏虚引起的腰膝痿软、筋骨萎弱等症。

·**祛风湿**　治疗风寒湿侵袭引起的肌肉关节痹痛、四肢拘挛麻木等症。

【现代药理】

本品对白色葡萄球菌、金黄色葡萄球菌、肺炎双球菌、流感嗜血杆菌、奈氏卡他球菌、脊髓灰质炎病毒、柯萨奇病毒均有抑制作用。

本品鲜品粗提物和干品的乙酸乙酯提取物均具有祛痰功效。本品甲醇提取物能够完全抑制用电刺激猫喉上神经引起的咳嗽，对豚鼠组胺性哮喘具有平抑作用。

本品水煎剂给小鼠灌胃能显著增加血浆睾酮的含量和提睾肌的重量，显著促进睾丸组织增生和分泌；给大鼠灌胃能够提高垂体对黄体生成释放激素的反应性和卵巢黄体生成素的反应性，明显增加垂体前叶卵巢和子宫的重量，提高卵巢绒毛膜促性腺激素/促黄体生成素受体特异结合力。

本品煎剂能使蟾蜍离体或在体心肌收缩力明显增强，使心肌张力明显增强。

本品渗出液和水溶液对垂体后叶素所致的大鼠急性心肌缺血都有保护作用。

本品提取物的非氨基酸部分能使离体兔和豚鼠的心脏冠脉流量显著增加，使麻醉犬冠脉流量明显增加，显著减少冠脉阻力。

本品煎剂和提取物能使家兔、大鼠、猫的血压降低，并且可使肾性高血压大鼠血压明显下降。

本品煎剂能显著降低健康人 ADP 诱导的血小板聚集率，能促进部分受试者血小板解聚，降低健康人全血黏度，加快血液循环。

本品煎剂给高脂血症家兔灌胃，可降低 β - 脂蛋白和胆固醇。

本品提取物给高血糖大鼠灌胃有明显降低血糖作用。

本品煎剂给小鼠腹腔注射，有明显镇静作用，对小鼠缺氧致死有一定保护作用。

本品所含淫羊藿黄酮给小鼠口服，能延长小鼠游泳时间，具有明显的抗衰老作用，能显著恢复 D- 半乳糖衰老模型小鼠 T 和 B 淋巴细胞增殖反应，明显提高小鼠肝脏总 SOD 的活性，减少肝组织过氧化脂质的形成，减少心、肝等的脂褐素形成。

本品所含总黄酮能使绵阳红细胞免疫小鼠血清溶血素水平提高，促进脾脏抗体生成细胞数增多；能够提高淋巴细胞转化率，增强免疫功能，使小鼠腹腔巨噬细胞吞噬功能增强；减慢大鼠心率；降低家兔全血黏度，抑制红细胞聚集和体外血栓形成；增强戊巴比妥钠的镇静催眠作用。

本品所含的淫羊藿多糖能显著提高羟基脲所致阳虚小鼠的骨髓细胞增殖率和脱氧核糖核酸合成率。

所含的淫羊藿甙经动脉和静脉给药，能显著增加麻醉家兔和狗脑血流量，降低脑血管阻力。

2. 茯苓　详见太子参、茯苓一节。

（二）配伍功效

淫羊藿性温而不热，功能补命门、助肾阳，是临床上治肾阳不足的常用药物；味甘益精血，补肝肾，强筋骨；气香辛散，能祛风除湿以疗寒痹。茯苓淡渗利水，又能健脾，利水而不伤正，健脾而不留湿。两药配伍，一补阳除湿，一利水健脾，共同去除水湿，使脾肾之阳得健。多用于治疗肾阳亏虚兼有水湿所致的情绪低落、四肢困重、独处自责、头晕目眩、阳痿不举、遗精早泄、宫冷不孕、腰膝痿软、筋骨萎弱、小便不利，水肿等症。这种配伍应用，与现代药理研究表明的淫羊藿具有镇静、催眠、增加脑血流量、增强性腺功能、抗骨质疏松、降血压、强心、降血脂、耐缺氧、抗疲劳、抗衰老、增强免疫、抗氧化、止咳、平喘、化痰、抗心肌缺血、增加冠脉流量、抑制血小板聚集、降低血糖、减慢心率、降低全血黏度、抗溶血、抗血栓形成作用，以及茯苓具有利尿、镇静、催眠、增强免疫、促进造血功能、强心、抑制肠管、保护肝脏、抗胃溃疡、降血糖作用相关。

十、淫羊藿、仙茅

（一）单味功效

1. **淫羊藿**　详见淫羊藿、茯苓一节。

2. **仙茅**　本品为石蒜科植物仙茅的根茎。煎服，3～15g。

【性味归经】性热，味辛，有小毒，入肾经。

【功效】

·**温肾壮阳**　治疗肾阳不足、命门火衰所致的神疲倦怠、独处不语或自言自语、自笑、发呆发愣、阳痿精寒等症。

·**祛寒除湿**　治疗肾阳亏虚引起的腰膝风冷、筋骨痿痹等症。

【现代药理】

本品煎剂对史氏、福氏、宋氏痢疾杆菌有抑制作用。本品浸剂在体外对金黄色葡萄球菌有明显抑制作用。

本品水煎剂给大鼠灌胃，能够显著增加垂体前叶、卵巢和子宫重量，使卵巢绒毛膜促性腺激素/促黄体生成素受体特异结合力明显提高。

本品水提液具有扩张冠状动脉，强心，加快心率，抑制嘌呤系统转化酶活性和胆囊收缩素释放作用；能明显增加小鼠体质量，并延长游泳时间。

本品醇浸剂给雄性大鼠灌胃，能使精囊腺重量明显增加，具有雄性激素样作用；给小鼠灌胃，能明显提高腹腔巨噬细胞吞噬百分数和吞噬指数；能明显对抗环磷酰胺所致的小鼠免疫功能抑制，使T淋巴细胞百分率显著升高；能够延长小鼠在常压缺氧状态下的存活时间。

本品醇浸剂给小鼠腹腔注射，可以降低小鼠在高温环境下的死亡率；能够明显延长小鼠睡眠时间，对抗印防己毒素所致小鼠惊厥，使惊厥潜伏期明显延长。

本品提取物给骨质疏松大鼠灌胃，大鼠胫骨骨小梁的骨矿含量和骨矿密度显著提高。

本品甲醇提取物给四氯化碳致肝损害的雄性小鼠服用，能使小鼠血清中碱性磷酸酶（ALP），γ-谷氨酰转肽酶（γ-GGT）、总蛋白和总脂肪水平降低并接近正常值。

本品乙醇提取物能够在$1mg \cdot kg^{-1}$～$200mg \cdot kg^{-1}$范围内呈剂量依赖性地抑制四氧嘧啶诱导糖尿病大鼠的血糖水平升高。

（二）配伍功效

淫羊藿辛甘温，偏于守，补肾强筋骨；其补肾壮阳力量强，长于壮阳起痿。仙茅辛热性猛，偏于走，温阳逐寒；能补命门而兴阳道，除寒湿而暖腰膝。两药相伍，一守一散，补肾温阳功效倍增，以达兴阳起痿之效。多用于治疗肾阳不足，命门火衰所致的情绪低落、喜卧于床、神疲倦怠、独处不语、自言自语、自笑、发呆发愣、遗精早泄、阳痿精寒、宫冷不孕等症。这种配伍应用，与现代药理研究表明的淫羊藿具有增加脑血流量、增强性腺功能、镇静、催眠、抗骨质疏松、耐缺氧、抗疲劳、抗衰老、增强免疫、抗氧化、强心、止咳、平喘、化痰、抗心肌缺血、扩张冠状动脉、降低血脂、降低全血黏度、抗溶血、抗血栓形成作用，以及仙茅具有抗惊厥、催眠、增强性腺功能、抗高温、抗疲劳、增强免疫、耐缺氧、强心、加快心率、扩张冠状动脉、保护肝脏作用相关。

十一、淫羊藿、益智仁

（一）单味功效

1. **淫羊藿** 详见淫羊藿、茯苓一节。
2. **益智仁** 详见菟丝子、益智仁一节。

（二）配伍功效

淫羊藿偏于补肾壮阳、强筋壮骨的功效；益智仁偏于固精缩尿摄唾的功效。两药性味同为辛温，同入肾经，相互配合应用，功效相加，补肾壮阳、固精缩尿、强筋壮骨力量增强。多用于治疗肾阳亏虚，不能固摄所致的遗精早泄、宫冷不孕、尿频、遗尿、尿浊、尿有余沥、夜尿增多、阳痿不举、情绪低落、喜卧于床等症。这种配伍应用，与现代药理研究表明的淫羊藿具有增加脑血流量、增强性腺功能、强心、镇静、催眠、抗骨质疏松、耐缺氧、抗疲劳、抗衰老、增强免疫、抗氧化、扩张冠脉、降血脂、抑制血小板聚集、降低全血黏度、抗溶血、抗血栓形成作用，以及益智仁具有增强记忆、保护神经、强心、扩张血管、保护肝脏、抗疲劳、抗衰老、抗氧化、抑制膀胱子宫小肠收缩作用相关。

第十六节　补血药对

一、当归、鸡血藤

（一）单味功效

1. **当归**　本品为伞形科植物当归的根。煎服，10～30g。

【性味归经】性温，味辛、甘，归肝、心、脾经。

【功效】

·**补血**　治疗血虚引起的面白无华或萎黄、乏力少神、失眠心悸等症。

·**调经**　治疗血虚血瘀导致的月经不调、痛经、经闭、崩漏等症。

·**活血止痛**　治疗跌打损伤瘀痛、痈肿血滞疼痛、产后瘀滞腹痛、痹痛麻木等经络瘀滞的各种症状。

·**润肠通便**　治疗血虚肠燥引起的便秘。

【现代药理】

本品对脑缺血缺氧后再灌注脑组织脂质过氧化物增高有明显抑制作用；具有明显抗血栓作用；对离体动物子宫主要呈现抑制作用，对在体子宫主要呈现兴奋作用；能对抗心律失常；具有镇痛和抑制中枢神经作用；能改善兔肾脏缺血60分钟后肾小球滤过功能和肾小管重吸收功能，减轻肾损害，促进肾小管病变的恢复；能使心肌毛细血管开放增多，增加心肌血液供应。本品体外对痢疾杆菌、伤寒杆菌、副伤寒杆菌、大肠杆菌、白喉杆菌等都有抗菌作用。

本品水提取物对 X 射线诱发的遗传损伤具有明显的抑制作用。

本品浸膏能显著扩张离体豚鼠冠状动脉，有降低大鼠血脂作用。

本品提取物中藁本内酯和丁烯酰内酯能抑制胶原诱发的血小板聚集活性，能够松弛气管平滑肌，对抗组胺、乙酰胆碱引起的支气管哮喘。

本品所含的当归多糖对贫血小鼠的红细胞、血红蛋白、白细胞和股骨有核细胞的恢复有显著促进作用；能够增加对正常小鼠、肿瘤小鼠和 X 线照射的肿瘤小鼠的外周血 T 和 B 淋巴细胞数量。本品所含当归总酸能提高细胞免疫和体液免疫，所含当归素对醋氨酸酚和四氯化碳所致肝损伤有保护作用，本品挥发油对兔离体胃底、胃体、十二指肠、空肠和回肠平滑肌均具有舒张作用，且呈现浓度依赖关系。

2. **鸡血藤**　详见鸡血藤、伸筋草一节。

（二）配伍功效

当归性温，且味甘而质润，能够补血；其味辛香，善于行走，又能够活血；故有和血的功效，为治血病的要药。因其长于调经，尤为妇科所重视，为妇女月经不调、血虚经闭、胎产诸症的常用的药品。鸡血藤与当归一样，同入肝经；既能活血，也能补血，达到调经舒络的作用。二者相伍，当归偏于补血，鸡血藤偏于活血，补血活血叠加，功效益彰，共同完成调理月经、舒筋活络的作用。一般多用于治疗抗精神病药物之药毒等因素导致血虚血瘀引起的月经不调、痛经、经闭、崩漏、肢体麻木痹痛、关节酸痛、心烦不安等症。这种配伍应用，与现代药理研究表明的当归具有促进造血功能、抑制血小板聚集、抗血栓形成、抑制中枢神经、镇痛、兴奋子宫、增强免疫、抗氧化、降低血脂、抗心律失常、保护肾脏、增加心肌供血、保护肝脏、降低胃肠肌张力作用，以及鸡血藤具有抑制血小板聚集、升高红细胞和白细胞、提高免疫能力、镇静、催眠、抗氧化、降血脂、抑制心脏、保护肝脏作用相关。

二、当归、白芍

（一）单味功效

1. **当归**　详见当归、鸡血藤一节。
2. **白芍**　详见柴胡、白芍一节。

（二）配伍功效

当归味甘辛，甘以补血，辛以活血；其性温，辛温相合，兼能散寒；其质润，能润肠通便。补血活血散寒相兼，而具止痛之功。白芍味苦酸，苦能坚阴，酸以敛阴养血；其性微寒，坚阴清热，敛阴养血，缓急止痛。当归走而不守，补中有动，行中有补；白芍守而不走，主静而缓急。两药配伍，一走一守，动静结合，补血缓急不壅滞，活血散寒不耗散，养血柔肝止痛之功增强。一般多用于治疗抗精神病药物之药毒等因素导致血虚引起的肢体麻木痹痛、关节酸痛、心烦不安等症。这种配伍应用，与现代药理研究表明的当归具有促进造血功能、镇痛、抑制中枢神经、增加心肌供血、扩张冠状动脉、抗心律失常、抗血栓形成、抗氧化、兴奋子宫、保护肾脏、降低血脂、抑制血小板聚集、抗肿瘤、增强免疫、保护肝脏、抗辐射、降低胃肠肌张力作用，以及白芍具有镇静、催眠、抗惊厥、抑制副交感神经、扩张冠脉、扩张外周血管、缓解消化道痉挛、改善记忆、耐缺氧、降低血液黏度、抑制血小板聚集、保护肝脏、降低血压、提高免疫功能等作用相关。

第十七节 补阴药对

一、百合、沙参

（一）单味功效

1. **百合** 详见合欢皮、百合一节。

2. **沙参** 本品为伞形科草本植物珊瑚菜的根（称为北沙参），或者为桔梗科沙参属草本植物杏叶沙参、轮叶沙参或阔叶沙参的根（称为南沙参）。煎服，10～30g。

【**性味归经**】性微寒，味甘，入肺、胃经。

【**功效**】

·**养阴清肺** 治疗阴虚肺燥有热引起的干咳少痰、久咳声哑等症。

·**益胃生津** 治疗胃阴不足引起的口舌干燥、咽干口渴、食欲不振等症。

【**现代药理**】

北沙参可延长家兔抗甲胎球蛋白抗体的存在时间，对2，4-二硝基氯苯所致小鼠耳迟发型超敏反应有显著抑制作用，具有抗突变和镇痛作用。其乙醇提取物能使正常兔的体温轻度降低；对由伤寒疫苗引起的发热兔有降温作用。北沙参水浸液低浓度时，能够使蟾蜍心脏收缩力加强；浓度增加，则出现心脏抑制。南沙参浸剂对离体蟾蜍心脏也有明显强心作用。

南沙参水煎剂给大鼠灌胃，能够明显改善血液黏性和易凝倾向，能够使红细胞解聚。南沙参水浸液在试管内对奥杜益氏小芽孢癣菌、羊毛状小芽孢癣菌等皮肤真菌有抑制作用。

南沙参煎剂能够提高淋巴细胞转换率；对小兔有祛痰作用，可持续4个小时以上。

（二）配伍功效

沙参、百合皆甘润，性微寒，都能养肺胃之阴，清肺胃之热，而复生津液。沙参养阴清肺益胃的功效略强，百合的养阴清肺益胃的功效虽然偏弱，但能入心经，长于清心安神。两药配伍应用，养阴清肺益胃力量叠加，效力突出，又兼有清心安神的功效。用于治疗抗精神病药物之药毒的热伤阴津，阴虚内热所致的心烦急躁、心悸易惊、失眠多梦、神思恍惚、干咳少痰、咽干音哑、口舌干燥、咽干口渴、胃脘不适等症。这种配伍应用，与现代药理研究表明的百合具有镇静、抗抑郁、抗疲劳、耐缺氧、升高白细胞、抑制迟发过敏反应、抗氧化、增加肺灌流量、祛痰、止咳、平喘、保护肾上腺皮质功能、提高免疫功能等作用，以及沙参具有镇痛、解热、增强免疫、祛痰、强心、改善血液黏度、抗溶血、抗菌作用相关。

二、沙参、麦冬

（一）单味功效

1. **沙参**　详见百合、沙参一节。
2. **麦冬**　详见麦冬、五味子一节。

（二）配伍功效

沙参味甘而微寒，入肺经，养阴润燥清热，入胃经，养胃生津。麦冬甘苦微寒，不仅入肺胃两经功同沙参，还可入心经，养心阴，清心热，除烦宁心。两药相伍，沙参加强麦冬润肺养胃的功效，共同达到补肺胃之阴而制阳。一般多用于治疗抗精神病药物之药毒、久病等因素导致阴虚燥热引起的心烦急躁、坐立不安、失眠多梦、干咳少痰、声音嘶哑、口舌干燥、舌红苔少或舌面光滑无苔等症。这种配伍应用，与现代药理研究表明的沙参具有镇痛、解热、强心、改善血液黏度、增强免疫、抗突变、抗溶血、祛痰、抗菌作用，以及麦冬具有镇静、催眠、抗惊厥、抗心律失常、增强免疫、抗白细胞减少、耐缺氧、改善心功能、保护心肌、抗菌作用相关。

三、枸杞子、女贞子

（一）单味功效

1. **枸杞子**　本品为茄科植物宁夏枸杞子的成熟果实。煎服，5～30g。因其滋阴润燥，外邪实热、脾虚湿滞及肠滑便溏者不宜服用。

【性味归经】味甘，性平，入肝、肾、肺经。

【功效】

·**补肾益精**　治疗肾精不足引起的头昏、思维迟缓、注意力不集中、记忆力和理解力下降、腰膝酸软、遗精消渴等症。

·**养肝明目**　治疗肝阴不足引起的头晕、目昏内障、两目干涩、视力减退等症。

·**滋阴润肺**　治疗肺阴虚引起的干咳、口干、口渴等症。

【现代药理】

本品提取物对淋巴细胞呈现双向调节作用。本品煎剂能明显增加小鼠空斑形成细胞数量，能够明显提高小鼠血清中抗羊红细胞抗体效价。本品还能对丝裂原诱导的 T、B 淋巴细胞增殖反应有明显促进作用；降低大鼠血糖，提高糖耐量。

本品能够降低肝组织丙二醛含量，对抗脂质过氧化，保护肝细胞膜，能够轻度抑制脂肪在肝脏的沉积，促进肝细胞再生。本品能够提高 DNA 损伤后修复能力，促进淋巴细胞正常增殖周期；促进正常小鼠骨髓造血干细胞增殖，增加骨髓单系细胞数量；提高羟脯氨酸浓度，增强抗疲劳能力，具有耐缺氧作用。

本品提取液能够明显抑制血清和肝脏过氧化脂质的生成。

本品能够降低大鼠血胆固醇，轻度对抗家兔动脉粥样硬化形成；能够对抗应激；可以降低麻醉兔血压，兴奋呼吸；对离体兔心呈抑制作用。本品能够调节神经元细胞间效应和神经元细胞内效应，适度激活小胶质细胞，调节细胞存活和凋亡通路，改善青光眼的病理损害和症状。

2.　**女贞子**　本品为木犀科植物女贞的成熟果实。煎服，10～30g。多用易致滑肠，脾胃虚寒泄泻者不宜应用。

【性味归经】味甘、苦，性凉，归肝、肾经。

【功效】

·**滋补肾阴**　治疗肾阴不足引起的健忘失眠、腰膝酸软、心烦潮热、头发早白、遗精早泄等症。

·**养肝明目**　治疗肝阴亏虚引起的两目干涩、目昏不明、视力减退、耳鸣如蝉、头晕目眩或手足蠕动等症。

·**清虚热**　治疗阴虚内热引起的五心烦热、口咽干燥等症。

【现代药理】

本品浸出液对白色葡萄球菌、金黄色葡萄球菌、乙型链球菌、甲型链球菌、变形杆菌、绿脓杆菌、枯草芽孢杆菌、大肠杆菌等均有一定的抑制作用。

本品对组胺引起的大鼠皮肤毛细血管通透性增高，角叉菜胶、蛋清、甲醛性大鼠足趾肿胀等急慢性炎症均有抑制作用。

本品小剂量可以增强网状内皮系统的活性，中剂量不明显，大剂量可以抑制其活性；能双向调节内分泌系统；能对抗血卟啉衍生物（HpD）的光氧化作用；能够提高小鼠肝 SOD 活性，延缓衰老。

本品水煎醇提液能使离体兔冠脉流量增加，降低心肌收缩力；其醋酸乙酯总提物对垂体后叶素所致急性心肌缺血具有保护作用；还有利尿，缓泻，强心作用。

本品醇提取物能回升环磷酰胺所致白细胞减少，纠正强的松龙所致白细胞下降。

本品煎剂对变态反应有明显抑制作用，能对由环磷酰胺、乌拉坦引起的染色体损伤具有保护作用，能够明显抑制微核率升高。

本品对体液免疫和细胞免疫都有增强作用；能对抗由肾上腺素、葡萄糖引起的小鼠血糖升高；能够明显降低高脂血症患者的血清总胆固醇、甘油三酯，升高血清高密度脂蛋白，阻止和消减主动脉粥样硬化斑块的活性，减少冠状动脉病变数量和病变程度。

本品醋酸总提取物可延长小鼠在急性减压缺氧条件下的存活时间。

本品水浸剂对小鼠子宫癌有抑制作用，并能抑制动物某种移植性肿瘤的生长。

本品所含齐墩果酸对实验性急性肝损伤有一定的治疗作用，并能降低血清谷丙转氨酶。

本品还具有降低家兔眼压、促进头皮毛囊生长、促进黑色素合成、保护神经细胞的作用。

（二）配伍功效

女贞子味甘性凉，只能滋阴，不能助阳，偏于滋养肝肾之阴，无补益肾精的作用，兼有清虚热之功，是一味清补之品，补而不腻。枸杞子味甘性平，柔润多液，既能滋补肝肾之阴，又能补肾精、益肝血，并能滋阴润肺，为平补肾精肝血之品。两药味皆甘，性质平和，都能补益肝肾、滋阴养肝明目。两药相须为用，加强补益肝肾的功效，又兼有润肺和清虚热之功，补而不助热，相得益彰。多用于治疗肝肾不足引起的思维迟缓、注意力不集中、记忆力和理解力下降、腰膝酸软、遗精消渴、两目干涩、目昏幻视、翳云内障、视力减退、耳鸣如蝉、头晕目眩、手足蠕动等症。但两药作用较缓，久服始能见功。这种配伍应用，与现代药理研究表明的枸杞子具有抗动脉硬化、抑制心脏、兴奋呼吸、增强造血功能、改善青光眼病变、调节免疫功能、抗疲劳、耐缺氧、抗应激、降低血糖、保护肝脏、抗脂肪肝、降低胆固醇、降血压作用，以及女贞子具有保护神经细胞、抗动脉粥样硬化、保护染色体、降低眼压、调节内分泌、抗氧化、抗衰老、增强免疫、耐缺氧、抑制变态反应、升高白细胞、增加冠脉流量、降低心肌收缩力、保护心肌缺血、降血糖、降血脂、保护肝脏、利尿、缓泻、强心作用相关。

四、女贞子、旱莲草

（一）单味功效

1. **女贞子**　详见枸杞子、女贞子一节。

2. **旱莲草**　本品为菊科植物鳢肠的地上部分。煎服，10～30g。脾胃虚寒泄泻者，不宜服用。

【性味归经】味甘、酸，性寒，入肝、肾经。

【功效】

·**滋补肝肾**　治疗肝肾阴亏引起的记忆力减退、头晕目眩、头发早白等症。

·**凉血止血**　治疗阴虚血热所致的咯血、衄血、吐血、尿血、便血以及崩漏等各种出血症。

【现代药理】

本品体外对金黄色葡萄球菌有较强抑制作用。本品水煎剂对多种致炎剂引起的组织水肿、炎症渗出增加、急性毛细血管通透性增高和慢性炎症有明显抑制作用。

本品水煎剂均能明显缩短凝血酶原时间和部分凝血活酶时间，升高血小板数量和纤维蛋白原含量；能增强小鼠胸腺重量，明显提高小鼠碳粒廓清速率。本品还能够显著提高小鼠外周血T淋巴细胞百分率。

本品醇提液对实验性白细胞减少症小鼠的外周血液白细胞数有升高作用。

本品乙醇提取物对四氯化碳诱导的鼠肝损伤呈现明显的保护作用。本品水提物能显著抑制光热辐射所致的小鼠疼痛和冰醋酸所致的小鼠扭体反应，还能激活酪氨酸酶。

本品提取液灌胃给药，能明显抑制短尾蝮蛇毒、蛇岛蝮蛇毒、白眉蝮蛇毒及尖吻蝮蛇毒所致大鼠足坏肿胀的急性炎症和皮下出血。

本品能使豚鼠离体心脏冠状动脉血流量增加；对小白鼠镇静作用显著；能抗骨质疏松；对环磷酰胺诱发的小鼠骨髓多染红细胞微核具有明显的抑制效应；能提高小鼠在减压缺氧环境下的存活率，明显延长小鼠在常压缺氧情况下的生命。

本品所含三萜皂苷类化合物具有抗肝星形细胞增殖的活性。

本品所含蟛蜞菊内酯、旱莲苷 B、木犀草素均可抑制肿瘤细胞的生长。

本品黄酮类提取物可显著增强小鼠血清 SOD、GSH-Px 性，降低丙二醛（MDA）含量，清除羟自由基和超氧自由基。

（二）配伍功效

女贞子和旱莲草皆味甘，归肝肾两经，同样具有滋补肝肾之阴的功效。女贞子性凉，还能清虚热；旱莲草性寒，能凉血止血。两药相伍，寒凉相加，清虚热和凉血止血力量增强；甘味相叠，滋补肝肾之阴的功效益彰。用于治疗肝肾阴虚引起的记忆力减退、失眠多梦、腰膝酸软、心烦潮热、头发早白、遗精早泄等症；亦可用于治疗阴虚内热，迫血妄行所致的崩漏、咯血、衄血、吐血、尿血以及便血等各种出血症。这种配伍应用，与现代药理研究表明的女贞子具有保护神经细胞、保护染色体、降低眼压、促进头皮毛囊生长、促进黑色素合成、升高白细胞、调节内分泌、抗氧化、抗衰老、增强免疫、耐缺氧、降低血脂、抗动脉粥样硬化、增加冠脉流量、降低心肌收缩力、保护心肌缺血、利尿、缓泻、强心、抑制变态反应、降低血糖、保护肝脏、抗炎作用，以及墨旱莲具有镇静、镇痛、耐缺氧、抗染色体损伤、激活酪氨酸酶、升高白细胞、抗纤维化、促进凝血、抗炎、抗氧化、保护肝脏、增加冠脉流量作用相关。

五、何首乌、枸杞子

（一）单味功效

1. 何首乌 本品为蓼科草本植物何首乌的块根。煎服，10～30g。大便溏泄及痰湿重者不宜用。

【性味归经】性微温，味苦、涩，制熟则味兼甘，入肝、肾经。

【功效】

·**补益精血**　治疗精血亏虚引起的记忆力减退、面色萎黄、头晕目眩、失眠多梦、头发早白、腰膝酸软、筋骨不健等症。

·**润肠通便**　治疗血虚肠燥引起的便秘等症。

·**解毒消痈**　治疗瘰疬疮痈等症。

·**截疟**　用于治疗体虚久疟等症。

·**祛风止痒**　治疗血虚风燥引起的皮肤瘙痒等症。

【现代药理】

本品对金黄色葡萄球菌、白色葡萄球菌、福氏痢疾杆菌、伤寒杆菌、白喉杆菌、乙型溶血链球菌有抑制作用；能够延缓胸腺退化与萎缩，对抗免疫抑制剂作用，增加免疫器官重量，提高 T、B 淋巴细胞免疫功能；能够促进肾上腺皮质功能，增加肾上腺重量，使血中甲状腺素含量增加。

本品可以降低醋酸强的松引起的小鼠肝脂肪蓄积，减缓四氯化碳中毒引起的小鼠肝大症状和肝重系数降低。

本品对粒系祖细胞的生长有促进作用，能够使造血干细胞增加，提高小鼠骨髓粒—单系组细胞产生率。

本品能提高大鼠中枢神经系统纹状体多巴胺受体的水平，改善老年大鼠中枢神经系统功能。

本品醇溶部分和水溶部分都能够促进细胞分裂增殖，延长大鼠皮肤二倍体成纤维细胞的传代数，降低衰老细胞的三磷酸腺苷酶活性。

本品能够降低血浆总胆固醇、甘油三酯和 β - 脂蛋白，能够将降低主动脉中胆固醇含量和肝中甘油三酯含量，能够延缓动脉粥样硬化。

本品 20% 注射液能减慢离体蛙心率；能够对抗异丙肾上腺素引起的心率加快；轻度增加离体兔心的冠脉流量。

本品水煎液和醇提物乙酸乙酯萃取部位能够抑制未成熟成骨细胞、促进成骨细胞的分化形成，抑制破骨细胞的数量及活性。

本品水提取物能改善高胆固醇血症模型大鼠的学习记忆障碍，具有益智和抗抑郁作用；还能缩短小鼠凝血时间。

2. **枸杞子**　详见枸杞子、女贞子一节。

（二）配伍功效

制首乌味涩甘厚，性微温，不燥不腻，既能补肝肾，又能益精血，兼有收敛固肾的功能，偏于补肾益精。枸杞子味甘性平，柔润多液，是一味平补肾精肝血之品，滋阴之功略胜于助阳，兼能明目润肺，偏于补肝养阴。两药配伍，一重补肾，一重补肝；一偏于益精，一偏于养阴，共同达到肾精肝阴平补的功效。一般多用于治疗肝肾阴精亏虚引起的头昏、思维迟缓、注意力不集中、记忆力和理解力下降、面色萎黄、目昏内障、两目干涩、视力减退、口干、口渴、头晕目眩、失眠多梦、头发早白、腰膝酸软、筋骨不健、遗精消渴等症。这种配伍应用，与现代药理研究表明的何首乌具有提高多巴胺受体水平、抗抑郁、增强记忆、提高肾上腺和甲状腺功能、促进造血功能、抗骨质疏松、增强免疫、抗衰老、保护肝脏、降血脂作用，以及枸杞子具有抗应激、增强造血功能、兴奋呼吸、抗疲劳、耐缺氧、调节免疫功能、改善青光眼病变、降血压、降血糖、保护肝脏、抗脂肪肝、降低胆固醇、抗动脉硬化作用相关。

六、何首乌、黑芝麻

（一）单味功效

1. **何首乌**　详见何首乌、枸杞子一节。
2. **黑芝麻**　本品为胡麻科植物芝麻的成熟种子。煎服，10~30g。宜炒熟用。

【**性味归经**】性平，味甘，入肝、肾、大肠经。

【**功效**】

·**滋养肝肾**　治疗病后体虚，肝肾亏虚所致的健忘恍惚、神情呆钝、头晕目眩、须发早白、耳鸣耳聋、失眠遗精等症。

·**润燥滑肠**　治疗津枯血燥引起的大便秘结。

【**现代药理**】

本品能够降低动物肝脏和睾丸中脂褐质水平，提高血浆中生育酚含量，从而推迟衰老现象发生。

本品所含亚油酸能够降低血中胆固醇含量。

本品提取物能够降低大鼠血糖，增加肝脏和肌肉糖原含量，但大剂量反而会降低糖原含量。

本品所含脂肪油能够润燥滑肠，所含营养成分能够补充营养。所含芝麻素具有抑制人类淋巴样白血病 Molt 4B 细胞的生长，同时诱导细胞编程性死亡的生物活性；可降低人体脐静脉内皮细胞中内皮素（ET-1）的水平，同时可增加内皮细胞中 NO 水平，起到调节血压作用。

本品油喂养大鼠，能够增加肾上腺中抗坏血酸和胆甾醇含量，特别是妊娠后期，抗坏血酸含量的增加更为明显；并且能够增加大鼠血细胞溶剂的倾向。

（二）配伍功效

何首乌味甘苦涩，黑芝麻味甘，两药同入肝肾两经，都具有益肾精、补肝血的功效；两药皆为质润之品，具有润肠通便的作用。两药相伍，相得益彰，补益精血的功效增强，润肠通便的作用加强。一般多用于治疗肝肾精血亏虚引起的健忘恍惚、神情呆钝、记忆力减退、须发早白、头晕眼花、耳鸣耳聋、腰膝酸软、便干难行等症。这种配伍应用，与现代药理研究表明的何首乌具有增强记忆、抗抑郁、提高多巴胺受体水平、抗衰老、促进造血功能、提高肾上腺和甲状腺功能、抗骨质疏松、增强免疫、增加冠脉流量、降低血脂作用，以及黑芝麻抗衰老、调节血压、泻下、降血脂、降血糖、补充营养、抑制肾上腺皮质功能等作用相关。

七、何首乌、山茱萸

（一）单味功效

1. **何首乌** 详见何首乌、枸杞子一节。
2. **山茱萸** 详见山药、山茱萸一节。

（二）配伍功效

山茱萸微温而质润，其性温而不燥，补而不峻，既能补肾益精，又能温肾助阳，既能补阴，又能补阳，为补益肝肾之要药，是一味平补阴阳的药品。其味酸涩，又能收敛固涩，能补能涩，固精敛汗。制何首乌微温味甘，性质平和而燥，补而不腻，补肝肾、益精血，其味亦涩，兼能收涩固肾，为滋补之良药。两药相伍，共入肝肾，补益精血，同具涩味，以固肾精；以使精血充足，生髓养脑。一般多用于治疗肝肾亏虚引起的头发早白、记忆力减退、反应迟钝、遗精早泄、头晕目眩、失眠多汗、流涎多唾、腰膝酸软、筋骨不健等症。这种配伍应用，与现代药理研究表明的何首乌具有提高多巴胺受体水平、增强记忆、提高肾上腺和甲状腺功能、抗骨质疏松、抗抑郁、促进造血功能、抗衰老、增强免疫、保护肝脏、降血脂作用，以及山茱萸具有增强记忆、降低血压、抗氧化、抗疲劳、耐缺氧、降低全血比黏度、抑制血小板聚集、抑制免疫、降低血糖作用的结果相关。

八、桑椹、黑芝麻

（一）单味功效

1. **桑椹**　本品为桑科植物桑树的未成熟果实。煎服，10 ~ 30g。脾胃虚寒作泻者忌服。

【性味归经】性寒，味甘、酸，入心、肝、肾经。

【功效】

·**滋阴补血**　治疗阴血不足引起的头晕目眩、须发早白、耳鸣耳聋、失眠遗精等症。

·**生津止渴**　治疗津伤所致的口干舌燥、口渴或消渴等症。

·**滋润肠燥**　治疗血虚所致的肠燥便秘。

【现代药理】

本品水煎剂对小鼠淋巴细胞 ANAE 阳性率有促升作用。

本品能增强动物巨噬细胞的吞噬能力，对 3 月龄小鼠体外抗体形成细胞有明显促进作用，能够中度促进淋巴细胞转化，可以防止环磷酰胺所致白细胞减少症发生，降低红细胞膜上 Na^+-K^+-ATP 酶活性。

本品桑椹液给血虚证小鼠灌服，小鼠红细胞和血红蛋白的数值在第 5 天恢复正常，小鼠症状明显改善。本品新鲜汁对环磷酰胺（CY）诱发小鼠骨髓嗜多染红细胞微核和染色体畸变有抑制作用。

本品黑桑椹果粉对高脂血症大鼠具有显著的降脂、抗动脉粥样硬化作用；本品黑桑椹提取液能使肝脏过氧化脂质（LPO）明显降低；全血 GSH-Px 和过氧化氢酶（CAT）活性显著提高；心肌脂褐素明显减少。

本品还可阻止致癌物质引起的细胞突变，使细胞内的溶酶体破裂释放出水解酶，使癌细胞溶解死亡。本品所含白藜芦醇，能抑制癌细胞的生长。

2. **黑芝麻**　详见何首乌、黑芝麻一节。

（二）配伍功效

桑椹味甘而性寒，滋阴补血，生津止渴，润燥通便，但偏于滋阴之功。黑芝麻油润多脂，性平而味甘，能补益肝肾，填补脑髓，又能养血润燥，滑肠通便，但偏于益精。两药相伍，互补功效不足，益精滋阴补血功效加强，润肠通便功效亦增。一般多用于治疗肝肾亏虚所致的记忆力减退、头晕目眩、须发早白、耳鸣耳聋、目暗眼花、失眠遗精、便秘等症。这种配伍应用，与现代药理研究表明的桑椹具有抗衰老、抗氧化、增强免疫、促进造血、升高白细胞、降血脂、抗动脉粥样硬化作用，以及黑芝麻抗衰老、调节血压、降血脂、降血糖、泻下、补充营养、保护肝脏、抑制肾上腺皮质功能等作用相关。

九、桑椹、黄精

（一）单味功效

1. **桑椹**　详见桑椹、黑芝麻一节。
2. **黄精**　详见山药、黄精一节。

（二）配伍功效

桑椹性寒，味甘而酸，偏于入肝肾，滋肾阴，补肝血，以润肠通便。黄精甘平，入肾经，补益肾精，入脾经，补气健脾；入肺经，养阴润肺，总以气阴两补，为平补肺脾肾三经之良药。两药相伍，一补精一补阴，一补血一补气，互相叠加，精阴气血同补。一般多用于治疗阴精气血亏虚所致的腰酸足软、记忆力减退、头晕目眩、独处发呆、须发早白、耳鸣耳聋、失眠遗精、神疲乏力、口干无味等症。这种配伍应用，与现代药理研究表明的桑椹具有抗衰老、促进造血、抗氧化、增强免疫、升高白细胞、降血脂、抗动脉粥样硬化作用，以及黄精具有增强记忆、抗骨质疏松、抗氧化、抗衰老、强心、增强免疫、抗疲劳、降血糖、降血脂、抗动脉粥样硬化、抑制肾上腺皮质功能作用相关。

十、山茱萸、桑螵蛸

（一）单味功效

1. **山茱萸**　详见山药、山茱萸一节。

2. **桑螵蛸** 本品为螳螂科动物大刀螂或小刀螂或薄翅螳螂或巨斧螳螂等的卵块。煎服，10～20g。阴虚火旺、膀胱有热者忌服。

【**性味归经**】味甘咸，性平，入肝、肾经。

【**功效**】

·**固精缩尿** 治疗肾虚不固引起的遗精、滑精、小便频数、小便失禁、白浊、白带过多、小儿遗尿等症。

·**补益肝肾** 治疗肝肾亏虚所致的头晕、腰酸、阳痿等症。

【**现代药理**】

本品能够促进红细胞发育，增加小鼠胸腺和睾丸指数；具有增加阳虚小鼠的体温，抗利尿和敛汗作用。本品所含磷脂具有减轻动脉粥样硬化的作用。

本品中小刀螂能明显延长小鼠常压缺氧时间，延长游泳时间。

本品石油醚提取物可以显著降低四氧嘧啶糖尿病小鼠的血糖水平，增加小鼠体重和减少饮水量。

（二）配伍功效

山茱萸性微温，酸涩收敛，入肝肾经，质润不燥。能益精助阳补阴，既补肝，又益肾，为阴阳双补之药，更兼固涩之功，偏于补益肝肾。桑螵蛸性平，味甘咸，亦入肝肾两经，补肾收涩，助阳固精，偏于收涩固精缩尿。两药相伍，同入肝肾两经，一重补肝肾一重固涩，相得益彰，共达补益肝肾，固涩收敛的功效。多用于治疗肝肾不足引起的头晕耳鸣、注意力不集中、记忆力和理解力减退、腰膝酸软、遗精滑精、尿频白浊、白带过多、遗尿等症。这种配伍应用，与现代药理研究表明的山茱萸具有增强记忆、降血压、利尿、抗氧化、抗疲劳、耐缺氧、降血糖、降低全血比黏度、抗菌作用，以及桑螵蛸具有促进红细胞发育、增强免疫、抗利尿、抗疲劳、耐缺氧、降血糖、抗动脉粥样硬化作用相关。

十一、龟板、怀牛膝

（一）单味功效

1. **龟板** 本品为龟科动物乌龟的腹甲。煎服，10～30g。宜先煎。

【**性味归经**】味咸甘，性平。入肾、心、肝经。

【功效】

·**滋阴潜阳**　治疗肾阴不足、阴虚阳亢、热病阴伤动风、阴虚风动引起的头晕目眩、心烦急躁、手足蠕动、肢体痉挛等症。

·**益肾健骨**　治疗肾精亏虚引起的腰脚痿弱、筋骨不健、悲观健忘、思维贫乏、呆愣少语、小儿囟门不合等症。

·**滋阴清热**　治疗阴虚火旺所致的骨蒸劳热、潮热盗汗、遗精等症。

·**养血补心**　治疗阴血亏虚引起的惊悸、健忘、失眠等症。

·**止血**　治疗阴虚血热、冲任不固所致的崩漏、月经过多等症。

【现代药理】

本品龟板胶制剂能够显著增加贫血小鼠红细胞数量和红细胞压积，缩短小鼠出血时间；酒煎液对实验动物离体子宫具有明显兴奋作用，可显著增加子宫收缩力。

本品能够使甲亢阴虚大鼠萎缩的胸腺恢复生长，提高细胞免疫和体液免疫功能，提高淋巴细胞转化率，使血清中 IgG 含量增多。

本品能够有效降低甲亢阴虚大鼠的甲状腺功能，使萎缩的甲状腺恢复生长，减慢心率，提高痛阈，降低整体耗氧量，升高血糖，降低红细胞膜 Na^+-K^+-ATP 酶活性，血浆 cAMP 和血浆黏度。

本品能够降低甲亢阴虚大鼠的肾上腺功能，使肾上腺皮质恢复生长，皮质球状带增厚，囊状带单位面积细胞数虽然减少，但是胞体增大，胞浆丰满，肾上腺重量增加，降低血浆皮质醇和尿 17- 羟类固醇的含量。本品对帕金森病（PD）模型大鼠多巴胺能神经元凋亡具有明显的保护作用，能通过促进骨髓间充质干细胞向肝脏组织归巢加速肝损伤修复。本品还具有抗突变活性，增加冠状动脉流量，降低血清中铜含量，抑菌等作用。

本品水煎液治疗脑缺血模型大鼠和脊髓损伤模型大鼠可减轻神经损伤症状，并对局灶性脑缺血后内源神经干细胞有促进增殖作用。本品提取物能够维持骨髓间充质干细胞活性。

2. **怀牛膝**　详见鸡血藤、怀牛膝一节。

（二）配伍功效

龟板咸能入肾，甘能补益，益肾阴，潜浮阳，退虚热，通任脉，健筋骨。怀牛膝入肝肾二经，性善下行，擅长补益肝肾、强筋壮骨，又能通血脉、利关节，为治腰膝下肢病症常用药；苦泄下降，能引血下行，导热下泄，利水通淋；兼可以祛瘀疗伤，活血通经。两药相伍为用，龟板得怀牛膝，潜浮阳下行力量加强；怀牛膝得龟板，强筋壮骨之用更加彰显；二药相得，补肝肾、潜浮阳、强筋骨功效益彰。多用于治疗肝肾不足，阳亢风动引起的腰膝酸痛、足膝萎软无力、头晕目眩、心烦急躁、手足蠕动、肢体痉挛、手足蠕动等症。这种配伍应用，与现代药理研究表明的龟板具有镇痛、保护脑和脊髓神经、促进神经干细胞增殖、增强免疫、降低甲状腺和肾上腺功能、促进造血、耐缺氧、抑制产热机制、降低血浆黏度、增加冠脉流量、降低血清铜含量作用，以及怀牛膝具有镇痛、降低血压、抑制心脏、兴奋呼吸、兴奋肠管、利尿作用相关。

第十八节 收涩药对

一、地骨皮、浮小麦

（一）单味功效

1. **地骨皮** 详见地骨皮、青蒿一节。
2. **浮小麦** 详见酸枣仁、浮小麦一节。

（二）配伍功效

地骨皮性寒，入肺肾两经，清泄肺肾之热，生津凉血，清退虚热。浮小麦味甘而益气，性凉而除热，入心经，而能益气养心除热，津液得充而不受热扰，自汗、盗汗皆可自然缓解。二药相须为用，清除肺、肾、心的虚热和实热的力量增强，内热消除，汗出自止，血行其道，津液自生。一般多用于治疗阴虚内热引起的体虚多汗，甚则汗出不止，午后或入夜低热，感觉有热自骨向外蒸发，心烦懊恼等症。这种配伍应用，与现代药理研究表明的地骨皮具有解热、镇痛、促进成骨样细胞的增殖、减慢心率、抗氧化、降血压、降血脂、降血糖、双向调节免疫功能、调节睡眠等作用，以及浮小麦具有抗心律失常、增加冠脉和脑血管流量、促进钙吸收、清除自由基、抗氧化、抗衰老、增强免疫、抗动脉硬化、降血脂、保护肝脏、降血糖、调节肠道菌群和功能等作用相关。

二、菟丝子、龟板

（一）单味功效

1. **菟丝子** 详见沙苑子、菟丝子一节。
2. **龟板** 详见龟板、怀牛膝一节。

（二）配伍功效

菟丝子辛甘平，补肾阳而不燥，又能补益肾精，实为平补阴阳之品，更具固精之功。龟板甘咸平，偏于补肾阴，益肾精，更具清热固精之功。两药配伍使用，一阴阳同补，一专于补阴，阳中求阴，补阴而不滞腻，虚热可清，固精功能叠加，相得益彰。多用于治疗肾阴不足引起的遗精、早泄、耳鸣、小便频数、心烦急躁、手足蠕动、肢体痉挛等症。这种配伍应用，与现代药理研究表明的菟丝子具有促进性腺激素功能、提高精子活动和膜功能、增强记忆、促进造血功能、增强免疫、抗氧化、抗衰老、增加冠脉流量、强心、降血压、降血糖作用，以及龟板具有镇痛、兴奋子宫、抑制甲状腺和肾上腺功能、保护脑和脊髓神经、促进神经干细胞增殖、促进造血、增强免疫、耐缺氧、抑制产热机制、增加冠脉流量、降低血清铜含量等作用相关。

参考文献

[1] 王彦恒. 实用中医精神病学 [M]. 北京：人民卫生出版社，2000.

[2] 王彦恒. 中西医结合论治抑郁障碍 [M]. 北京：人民卫生出版社，2006.

[3] 王彦恒. 中医治疗脾虚性慢性精神分裂症 48 例临床观察 [J]. 北京中医，1997（1）:11-12.

[4] 王彦恒. 中医治疗癫病的研究——附 122 例临床报告 [J]. 北京中医，1997（2）:56-57.

[5] 王彦恒，冯秀杰. 迟发性运动异常辨治 24 例临床观察 [J]. 北京中医，1995（4）:19-20.

[6] 王彦恒，景明时. 辨证治疗抗精神病药所致肝损害 21 例报告 [J]. 天津中医，1988（1）:12-13.

[7] 王彦恒. 中医药治疗迟发性运动障碍 70 例观察 [J]. 中医杂志，1987（4）:32-33.

[8] 王彦恒，薛国维. 200 例精神分裂症的辨证论治报告 [J]. 北京中医，1983（1）:17-19.

[9] 薛国维，王彦恒. 石麦汤对抗精神病药物副作用的观察 [J]. 中医杂志，1986（2）:28-29.

[10] 周小波，王彦恒，薛国维. 抗精神病药物所致闭经的中医治疗 [J]. 北京中医杂志，1987（2）:15-16.

[11] 耿小英，王彦恒. 白虎汤加减治疗抗精神病药物所致副反应性病证临床体会 [J]. 中国医药学报，1997（4）:43-44.

[12] 李文咏，王彦恒. 白虎养阴汤治疗迟发性运动障碍 22 例临床观察 [J]. 北京中医，2002（4）:220-221.

[13] 张宏耕. 中西医结合精神病学 [M]. 北京：中国中医药出版社，2005.

[14] 郝伟. 精神病学 [M]. 5 版. 北京：人民卫生出版社，2005.

[15] 郝伟，于欣. 精神病学 [M]. 7 版. 北京：人民卫生出版社，2013.

[16] 沈渔邨 . 精神病学 [M]. 5 版 . 北京：人民卫生出版社，2009.

[17] 范肖冬，汪向东，于欣，等译 . ICD-10 精神与行为障碍分类 [M]. 北京：人民卫生出版社，1993.

[18] 王永炎，张伯礼 . 中医脑病学 [M]. 北京：人民卫生出版社，2007.

[19] 王永炎，鲁兆麟 . 中医内科学 [M]. 2 版 . 北京：人民卫生出版社，2014.

[20] 高学敏，钟赣生 . 中药学 [M]. 2 版 . 北京：人民卫生出版社，2013.

[21] 李德新，刘燕池 . 中医基础理论 [M]. 2 版 . 北京：人民卫生出版社，2014.

[22] 朱文峰，袁肇凯 . 中医诊断学 [M]. 2 版 . 北京：人民卫生出版社，2012.

[23] 谭新华，何清湖 . 中医外科学 [M]. 2 版 . 北京：人民卫生出版社，2014.

[24] 刘敏如，谭万信 . 中医妇产科学 [M]. 2 版 . 北京：人民卫生出版社，2011.

[25] 贾建平，陈生弟 . 神经病学 [M]. 7 版 . 北京：人民卫生出版社，2013.

[26] 郑瞻培，王善澄 . 精神医学临床实践 [M]. 上海：上海科学技术出版社，2006.

[27] David Semple，Roger Smyth，Jonathan Burns，等 . 牛津临床精神病学手册 [M]. 唐宏宇，郭延庆译 . 北京：人民卫生出版社，2006.

[28] 韩春美 . 精神疾病误诊医学 [M]. 北京：军事医学科学出版社，2003.

[29]Matthew Castle，Rachel Jones. 精神科急症 [M]. 王红星译 . 北京：北京大学医学出版社，2011.

[30] 许又新 . 精神病理学 [M]. 2 版 . 北京：人民大学医学出版社，2011.

[31] 杨宝峰 . 药理学 [M]. 8 版 . 北京：人民卫生出版社，2013.

[32] 蔡永敏，任玉让，王黎，等 . 最新中药药理与临床应用 [M]. 北京：华夏出版社，1999.

[33] 王本祥 . 现代中药药理与临床 [M]. 天津：天津科技翻译出版公司，2004.

[34] 孟凡红，刘从明，杨建宇 . 单味中药临床应用新进展 [M]. 北京：人民卫生出版社，2007.

[35] 沈丕安 . 中药药理与临床运用 [M]. 北京：人民卫生出版社，2006.

[36] 田德禄 . 中医内科学 [M]. 北京：人民卫生出版社，2007.

[37] 杜文东 . 中医心理学 [M]. 北京：中国医药科技出版社，2005.

[38] 中国中医药报社 . 哲眼看中医——21 世纪中医药科学问题专家访谈录 [M]. 北京：北京科学技术出版社，2005.

[39] 刘力红. 思考中医 [M]. 2 版. 桂林：广西师范大学出版社，2004.

[40] 中华中医药学会. 中医内科常见病诊疗指南·西医疾病部分 [M]. 北京：中国中医药出版社，2008.

[41] 中华中医药学会. 中医内科常见病诊疗指南·中医病证部分 [M]. 北京：中国中医药出版社，2008.

[42] 国家中医药管理局. 中医病证诊断疗效标准 [M]. 南京：南京大学出版社，1994.

[43] 吕文纲，王鹏程. 佩兰化学成分、药理作用及临床应用研究进展 [J]. 中国中医药科技，2015，22（3）:349-350.

[44] 付国辉，马香芹. 黄芩的化学成分及药理作用研究进展 [J]. 中国当代医药，2015，22（22）:18-20.

[45] 许雪燕，周鹏. 板蓝根的药理作用及临床应用 [J]. 海峡药学，2014，26（8）:33-35.

[46] 崔体圣，苗明三. 夏枯草的化学、药理及临床应用探讨 [J]. 中医学报，2014，29（3）:386-388.

[47] 窦景云，于俊生. 夏枯草药理作用及临床应用研究进展 [J]. 现代医药卫生，2013，29（7）:1039-1041.

[48] 瞿璐，王涛，董勇喆，等. 菊花化学成分与药理作用的研究进展 [J]. 药物评价研究，2015，38（1）:98-104.

[49] 张文海. 川芎的药理作用及临床应用 [J]. 中国卫生标准管理，2015，6（26）:117-118.

[50] 宋广青，刘新民，王琼，等. 石斛药理作用研究进展 [J]. 中草药，2014，45（17）:2576-2580.

[51] 宁娜，韩建军. 地骨皮的化学成分与药理作用 [J]. 现代药物与临床，2010，25（3）:172-176.

[52] 李彬，郭力城. 鳖甲的化学成分和药理作用研究概况 [J]. 中医药信息，2009，26（1）:25-27.

[53] 金欣，陈勤. 桔梗的药理作用研究新进展 [J]. 现代中药研究与实践，2015，29（2）:79-82.

[54] 郭晶，江蔚新，范明松. 马勃化学成分及药理作用研究进展 [J]. 现代医药卫生，2013，29（3）:386-389.

[55] 刘金荣. 白茅根的化学成分、药理作用及临床应用 [J]. 山东中医杂志，2014，33（12）:1021-1024.

[56] 吴栋，孙彩玲. 中药灯心草的中药学研究概况 [J]. 中国实用医药，2015，10（14）:288-289.

[57] 贺海波，石孟琼. 火麻仁的化学成分和药理活性研究进展 [J]. 中国民族民间医药杂志，2010（15）:56-57.

[58] 沈亚芬，孙元龙，沈金银. 中药莱菔子药理作用研究进展 [J]. 中国中医药科技，2011，18（3）:271.

[59] 马东. 中药莱菔子的化学成分及药理作用研究进展 [J]. 中国社区医师（医学专业），2014，30（20）:5-6.

[60] 元艺兰. 郁李仁的药理作用与临床应用 [J]. 现代医药卫生，2007，23（13）:1987-1988.

[61] 余弯弯，双鹏程，张凌. 鸡血藤化学成分及药理作用研究概况 [J]. 江西中医学院学报，2014，26（4）:89-92.

[62] 滕婧，梁敬钰，陈莉. 鸡血藤的研究进展 [J]. 海峡药学，2015，27（3）:1-6.

[63] 蔡卓亚. 周自桂. 李萍，等. 伸筋草化学成分及药理作用研究进展 [J]. 中草药，2015，46（2）:297-304.

[64] 张明发，沈雅琴. 白鲜皮药理作用的研究进展 [J]. 抗感染药学，2012，9（2）:95-99.

[65] 谢明，杨爽爽，王亮亮，等. 中药车前子的研究进展 [J]. 黑龙江医药，2015，28（3）:474-476.

[66] 田婷，陈华，冯亚龙，等. 泽泻药理与毒理作用的研究进展 [J]. 中药材，2014，37（11）:2103-2108.

[67] 刘洪超，杨小龙，王淑英. 猪苓药理作用研究进展 [J]. 河南科技大学学报（医学版），2011，29（2）:159-160.

[68] 陈亚双，孙世伟. 柴胡的化学成分及药理作用研究进展 [J]. 黑龙江医药，2014，27（3）:630-633.

[69] 张利 . 白芍的药理作用及现代研究进展 [J]. 中医临床研究，2014，6（29）：25-26.

[70] 严玮 . 佛手化学成分和药理作用研究进展 [J]. 实用中医药杂志，2015，31（8）:788-790.

[71] 刘淑花，李世纪，于开明 . 磁石赭石微量元素及药理作用研究 [J]. 微量元素与健康研究，2008，25（4）:18-20.

[72] 宋美卿，冯玛莉，马澜，等 . 对药香橼佛手对抑郁大鼠 T 细胞亚群的影响 [J]. 山西中医，2015，31（11）:54-56.

[73] 李珊，马玲云，李向日，等 . 中药娑罗子的现代研究进展 [J]. 亚太传统医药，2012，8（8）:178-181.

[74] 姜静岩，苗桂玲 . 青皮的药理及临床应用 [J]. 时珍国医国药，2003，14（6）:374-375.

[75] 徐艳，张秀国，童万平，等 . 毛蚶的生物活性成分研究进展 [J]. 中国药房，2014，25（19）:1805-1807.

[76] 李振华，鞠建明，华俊磊，等 . 中药川楝子研究进展 [J]. 中国实验方剂学杂志，2015，21（1）:219-223.

[77] 张霄潇，李正勇，马玉玲，等 . 中药枳实的研究进展 [J]. 中国中药杂志，2015，40（2）:185-190.

[78] 蔚冬红，乔善义，赵毅民 . 中药合欢皮研究概况 [J]. 中国中药杂志，2014，29（7）:619-624.

[79] 李艳，苗明三 . 百合的化学、药理与临床应用分析 [J]. 中医学报，2015，30（7）:1021-1023.

[80] 蔡子微，杨旭东，胡静，等 . 中药神曲及其肠道菌群调整和肠保护作用的实验研究 [J]. 牡丹江医学院学报，2006，27（1）:1-5.

[81] 申德堰，陈永顺 . 草豆蔻挥发油的抗炎作用研究 [J]. 中国药业，2012，21（17）:20-21.

[82] XIN Ben-ru，REN Shou-juan，LI Jie. A new flavonone from seeds of Alpinia katsumadai and its neuroprotective effect on PC12 cells[J]. 中国中药杂志，2014，39（14）:2674-2678.

[83] 张淑洁，钟凌云. 厚朴化学成分及其现代药理研究进展 [J]. 中药材，2013，36（5）:838-843.

[84] 植飞，孔令义，彭司勋. 中药大蓟的化学及药理研究进展 [J]. 中草药，2001，32（7）:664-667.

[85] 李丹，吴莲波，吴秉纯. 中药小蓟的药理作用研究进展 [J]. 黑龙江中医药，2010，39（3）:46-47.

[86] 洪阁，戴永红，刘培勋，等. 仙鹤草化学成分和药理作用研究进展 [J]. 药学服务与研究，2008，8（5）:362-366.

[87] 叶招浇，阎澜，李洪娇，等. 中药地榆的药理作用及临床应用研究进展 [J]. 药学服务与研究，2015，15（1）:47-50.

[88] 顾月丽，顾江红. 益母草药理作用的研究进展 [J]. 中国中医药科技，2008，15（4）:320-321.

[89] 张静，彭海燕. 泽兰药理作用研究进展 [J]. 河北中医，2015，37（3）:460-463.

[90] 万丽娟，卢金清，许俊洁，等. 瓜蒌子化学成分和药理作用的研究进展 [J]. 中国药房，2015，26（31）:4440-4443.

[91] 刘金娜，温春秀，刘铭，等. 瓜蒌的化学成分和药理活性研究进展 [J]. 中药材，2013，36（5）:843-848.

[92] 张明发，沈雅琴. 浙贝母药理研究进展 [J]. 上海医药，2007，28（10）:459-461.

[93] 刘宁，牛晓娜，李冰洁，等. 香蕉皮药理作用及应用现状研究进展 [J]. 中国食物与营养，2003，19（6）:72-74.

[94] 杨丽，刘友平，韦正，等. 贝壳类药材牡蛎石决明珍珠母的研究进展 [J]. 时珍国医国药，2013，24（12）:2990-2992.

[95] 何丹丹，孙闯，陈文鹏，等. 柏子仁现代药理研究概况进展 [J]. 科技致富向导，2014（17）:204.

[96] 韩淑芬，金仲品. 柏子仁的传统认识与现代药理研究概况 [J]. 辽宁中医药大学学报，2008，10（3）:141-142.

[97] 张翼，李毓，王建，等. 小麦麸皮中有效成分及药理活性研究进展 [J]. 中国

中药杂志，2014，39（2）:175-178.

[98]陆小华，马骁，王建，等.赤芍的化学成分和药理作用研究进展[J].中草药，2015，46（4）:595-600.

[99]刘大伟，康利平，马百平.远志化学及药理作用研究进展[J].国际药学研究杂志，2012，39（1）:32-36.

[100]刘华钢，刘俊英，赖茂祥，等.郁金化学成分及药理作用的研究进展[J].广西中医学院学报，2008，11（2）:81-83.

[101]孙政华，邵晶，郭玫.黄芪化学成分及药理作用研究进展[J].中医临床研究，2015，7（25）:22-25.

[102]孙晓生，谢波.山药药理作用的研究进展[J].中药新药与临床药理，2011，22（3）:353-354.

[103]孙洋，梅伦方.山药药理作用研究进展[J].亚太传统医药，2013，9（3）:50-51.

[104]王婷，苗明三.黄精的化学、药理及临床应用特点分析[J].中医学报，2015，30（5）:714-715.

[105]章斌，金剑，金芝贵，等.枳壳的药理作用与临床应用进展[J].医药导报，2013，32（11）:1462-1464.

[106]吴疆，魏巍，袁永兵.补骨脂的化学成分和药理作用研究进展[J].药物评价研究，2011，34（3）:217-219.

[107]邱蓉丽，李磷，乐巍.补骨脂的化学成分与药理作用研究进展[J].中药材，33（10）:1656-1659.

[108]张京京，杜红岩，李钦，等.杜仲药理与毒理研究进展[J].河南大学学报（医学版），2014，33（3）:217-220.

[109]胡佳琦，冯佳媛.肉苁蓉的化学成分和药理作用[J].中医临床研究，2012，4（15）:26-28.

[110]陈彩英，詹若挺，陈蔚文.巴戟天的药理研究进展[J].中药新药与临床药理，2009，20（3）:291-293.

[111]刘丽君，佟海宁.沙苑子药理作用研究进展[J].亚太传统医药，2012，8（1）:181-183.

[112] 王焕江，赵金娟，刘金贤，等 . 菟丝子的药理作用及其开发前景 [J]. 中医药学报，2012，40（6）:123-125.

[113] 陈萍，王培培，焦泽沼，等 . 益智仁的化学成分及药理活性研究进展 [J]. 现代药物与临床，2013，28（4）:617-623.

[114] 杨光义，叶方，潘红，等 . 仙茅药理作用和临床应用研究概述 [J]. 中国药师，2011，14（7）:1039-1041.

[115] 尹辉 . 当归化学成分及药理活性研究进展 [J]. 重庆科技学院学报（自然科学版），2015，17（1）:100-101.

[116] 滕俊，袁佳，叶莎莎 . 枸杞子化学成分及药理作用相关性概述 [J]. 海峡药学，2014，26（6）:36-37.

[117] 姜南辉 . 女贞子的化学成分及药理作用 [J]. 河南中医，2015，35（11）:2848-2849.

[118] 刘亭亭，王萌 . 女贞子化学成分与药理作用研究进展 [J]. 中国实验方剂学杂志，2014，20（14）:228-234.

[119] 方悦，李熙晨，张朝凤 . 墨旱莲化学成分与药理活性的研究进展 [J]. 海峡药学，2015，27（6）:1-3.

[120] 任笑传，程凤银 . 墨旱莲的化学成分、药理作用及其临床应用 [J]. 解放军预防医学杂志，2013，31（6）:559-561.

[121] 楼招欢，吕圭源，俞静静 . 何首乌成分、药理及毒副作用相关的研究进展 [J]. 浙江中医药大学学报，2014，38（4）:495-500.

[122] 白金权，车成日 . 芝麻素的提取及药理作用研究现状 [J]. 延边大学医学学报，2012，35（3）:229-232.

[123] 黄勇，张林，赵卫国，等 . 桑椹的化学成分及药理作用研究进展 [J]. 广西蚕业，2006，43（3）:15-19.

[124] 林璐璐，牛长缨，雷朝亮 . 桑螵蛸及其粗提物对四氧嘧啶糖尿病小鼠的影响 [J]. 时珍国医国药，2009，20（8）:1901-1903.

[125] 李彩霞，周健洪，陈东风，等 . 龟板提取物诱导神经干细胞向神经元分化过程中相关 microRNA 表达变化 [J]. 广州中医药大学学报，2015，32（3）:481-484.

[126] 邓汝东，李伊为，陈东风，等 . 龟板抗 Parkinson 病大鼠多巴胺能神经元凋

亡的作用 [J]. 神经解剖学杂志，2008，24（3）:301-306.

[127] 张海玲，郑二来，陈金锋，等 . 龟板提取物调控骨髓间充质干细胞中 Id1 表达的研究 [J]. 时珍国医国药，2014，25（4）:784-786.

[128] 张海玲，陈金锋，陈东风，等 . 龟板提取物对骨髓间充质干细胞中分化抑制蛋白 1 表达的影响 [J]. 药物评价研究，2013，36（5）:346-350.

[129] 韩克强，李靖，梁平，等 . 龟板促 MSCs 肝脏归巢在大鼠肝损伤后修复中的作用研究 [J]. 局解手术学杂志，2013，22（2）:151-153.

[130] 庞铁良，袁海宁，王琳 . 王彦恒治疗精神障碍的经验 [J]. 中华中医药学刊，2013，31（4）:897-899.

[131] 庞铁良，袁海宁，王琳 . 王彦恒治疗抗精神病药物致不良反应经验 [J]. 中医药临床杂志，2015，27（2）:266-268.

方剂索引

五画

左归丸《景岳全书》：山茱萸　熟地黄　山药　枸杞子　鹿角胶　菟丝子　川牛膝　龟板胶

龙胆泻肝汤《兰室秘藏》：龙胆草　柴胡　木通　泽泻　车前子　生地黄　当归（近代方有栀子、黄芩）

去郁醒神汤《实用中医精神病学》：菊花　丹参　白芍　白蒺藜　枸杞子　山茱萸　女贞子　菟丝子　炒酸枣仁

归脾汤《济生方》：人参　茯神　白术　炙甘草　黄芪　当归　远志　木香　生姜　大枣　酸枣仁　龙眼肉

四物汤《太平惠民和剂局方》：当归　白芍　熟地黄　川芎

生脉散《医学启源》：人参　麦冬　五味子

白虎汤《伤寒论》：生石膏　知母　粳米　甘草

半夏厚朴汤《金匮要略》：半夏　厚朴　紫苏　茯苓　生姜

六画

当归六黄汤《兰室秘藏》：当归　黄芪　黄芩　黄柏　黄连　生地黄　熟地黄

血府逐瘀汤《医林改错》：当归　桃仁　红花　赤芍　枳壳　生地黄　川芎　柴胡　甘草　牛膝　桔梗

朱砂安神丸《医学发明》：朱砂　黄连　当归　生地黄　炙甘草

导痰汤《校注妇人良方》：枳实　天南星　半夏　陈皮　茯苓　炙甘草　生姜

七画

补中益气汤《脾胃论》：人参　黄芪　陈皮　白术　炙甘草　当归　升麻　柴胡

补肾地黄丸《活幼心书》：熟地黄　山茱萸　山药　茯苓　丹皮　泽泻　鹿茸　川牛膝

苍附导痰丸《叶天士女科》：苍术　香附　枳壳　神曲　陈皮　茯苓　胆南星　甘草　生姜

还少丹《医方集解》：熟地黄　山药　山茱萸　肉苁蓉　巴戟天　杜仲　怀牛膝　小茴香　菖蒲　远志　人参　茯苓　大枣　枸杞子　楮实子　五味子

八画

青蒿鳖甲汤《温病条辨》：青蒿　鳖甲　生地黄　知母　丹皮

肾气丸《金匮要略》：附子　肉桂　熟地黄　山药　山茱萸　泽泻　丹皮　茯苓

知柏地黄丸《医宗金鉴》：知母　黄柏　熟地黄　山药　山茱萸　茯苓　泽泻　丹皮

九画

洗心汤《辨证录》：菖蒲　人参　附子　甘草　神曲　茯苓　半夏　陈皮　生酸枣仁

养心汤《证治准绳》：柏子仁　酸枣仁　当归　川芎　肉桂　炙甘草　黄芪　茯苓　茯神　人参　五味子　远志　半夏曲

香砂六君子《时方歌括》：木香　砂仁　陈皮　半夏　党参　白术　茯苓　甘草

保和丸《丹溪心法》：神曲　山楂　茯苓　陈皮　连翘　莱菔子　半夏

十画

柴胡疏肝散《景岳全书》：柴胡　枳壳　白芍　炙甘草　香附　陈皮　川芎

通窍活血汤《医林改错》：桃仁　红花　川芎　赤芍　麝香　老葱　鲜姜　大枣　酒

逍遥散《太平惠民和剂局方》：当归　白芍　柴胡　茯苓　白术　薄荷　生姜　炙甘草

消迟汤《经验方》：生石膏　知母　黄连　麦冬　天花粉　石斛　瓜蒌　大黄

十一画

黄连阿胶汤《伤寒论》：黄连　阿胶　黄芩　芍药　鸡子黄

黄连温胆汤《备急千金要方》：黄连　竹茹　枳实　半夏　陈皮　茯苓　甘草　大枣

黄石藤汤（王彦恒经验方）：生地黄　生石膏　鸡血藤

菊参汤《实用中医精神病学》：菊花　川芎　丹参

清心滚痰丸《寿世保元》：青礞石　大黄　黄芩　沉香　皂角　麝香　朱砂　犀

角（水牛角）

十二画

温胆汤《三因极一病证方论》：竹茹　枳实　半夏　陈皮　茯苓　甘草　大枣　生姜

十四画

膈下逐瘀汤《医林改错》：香附　枳壳　乌药　延胡索　五灵脂　桃仁　红花　丹皮　赤芍　当归　川芎　甘草

缩泉丸《妇人良方》：乌药　益智仁　山药

十五画

镇肝熄风汤《医学衷中参西录》：怀牛膝　生代赭石　生白芍　天冬　玄参　龟板　茵陈　生龙骨　生牡蛎　生麦芽　怀牛膝　甘草　川楝子

十八画

礞石滚痰丸《丹溪心法附余》：青礞石　黄芩　大黄　沉香

图书在版编目（CIP）数据

王彦恒医术经验继承心悟：精神障碍中医挈要 / 庞铁良著.--北京：华夏出版社，2017.9

（全国名老中医传承系列丛书）

ISBN 978-7-5080-8871-6

Ⅰ.①王… Ⅱ.①庞… Ⅲ.①精神障碍－中医临床－经验－中国－现代 Ⅳ.①R277.79

中国版本图书馆 CIP 数据核字（2017）第 079015 号

王彦恒医术经验继承心悟：精神障碍中医挈要

著　　者	庞铁良	
责任编辑	梁学超　颜世俊	
出版发行	华夏出版社	
经　　销	新华书店	
印　　刷	三河市少明印务有限公司	
装　　订	三河市少明印务有限公司	
版　　次	2017 年 9 月北京第 1 版	
	2017 年 9 月北京第 1 次印刷	
开　　本	787×1092　1/16 开	
印　　张	18	
插　　页	2	
字　　数	303 千字	
定　　价	69.00 元	

华夏出版社　地址：北京市东直门外香河园北里 4 号　邮编：100028
网址：www.hxph.com.cn　电话：（010）64663331（转）

若发现本版图书有印装质量问题，请与我社营销中心联系调换。